JN002062

誰でもわかる

精神医学入門

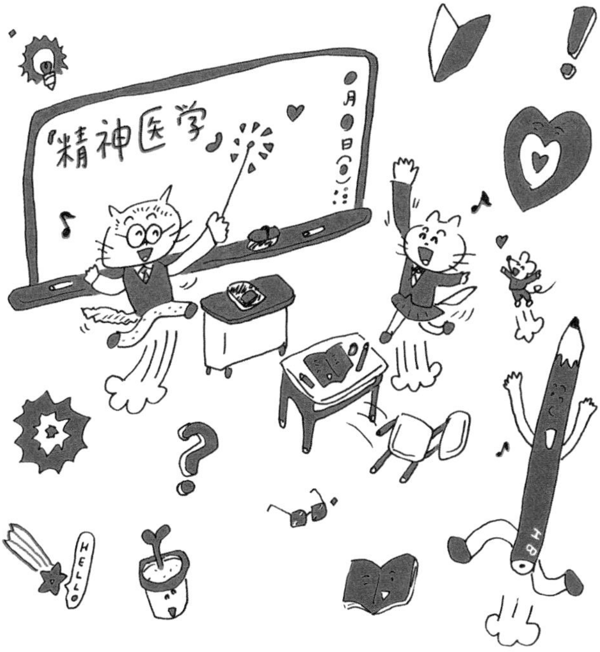

精神科医

東 徹 著

日経メディカル

精神医学はお嫌いですか?

はじめまして。精神科医の東 徹と申します。本書は連続講義形式で、主に看護師さんを読者と想定して、精神医学について入門的なお話をしていきます。できれば看護師さんだけでなく、薬剤師、医学生、研修医、身体科医師、精神科専攻医の方にも参考にしていただけるように、また一般の方、患者さんやそのご家族にも分かるような目線で説明していきたいと思います。

医学、医療といえば身体疾患が中心ですが、精神科はそうではない領域。医学の中でも、やや辺縁にある分野。普段の生活でもあまりなじみがない、特殊な世界。もしかしたらそんなイメージをお持ちかもしれません。

別にそれも否定しませんが、でも、それだけではないんです。精神医学は実は、ときに「医学」という領域をはるかに超えるぐらいの守備範囲があります。考えようによっては人間全体や社会全体、場合によっては宇宙全体のことまで含むこともあります。向き合い方によってはとても面白いものです。それどころか、よくよく考えたら、精神医学を抜きにしたら何も語れないんじゃないか、とすら思えてきます。全ての物事の根底とも言えるんじゃないか。だって、あなたが生きている世界は全て、あなたの精神を通してしか見ることも感じることもできないのですから。

などと、まずは大風呂敷を広げさせてもらいました。でも、そんな大それたことを話すつもりはありません。ただただ、精神医療の現場からの目線で、精神医学について理解してもらいたい、そのためになるべく分かりやすく紹介したい、というだけです。

精神科的自己紹介

改めまして、自己紹介をしたいと思います。私は精神科医を始めて 14 年目です。若手でもベテランでもなく、中堅といったところです。何でも知っているわけではありませんが、だいたいのことは経験したので精神医学のおおまかなことは紹介できるのではないかと思っています。

もう少し詳しく自己紹介させてください。同胞 2 人中第 1 子。広島県出身。発育発達歴特記事項なし。小学校では特に問題なし。交友関係は普通。成績は良い方だった。中学で兵庫県の進学校に入学。関西弁の勢いにとまどい、しばらくは友人ができなかった。バスケットボール部に入るも、勉学の苦痛によるストレスのためアトピー性皮膚炎を発症し、部活は欠席しがちになった。中学 3 年生時、阪神大震災があった。休校が続き、それをきっかけに勉学への意欲は低下し成績は著しく下がった……。

いったい何を聞かされているのだろう、なんて思いましたか。いきなりすみません。実は、これが精神科の初診時、カルテに記載される内容なんです。精神科以外にこんなことを聞いたり書いたりする科はないでしょう。こんなことが今の状態といったいどんな関係があるのか、と思うかもしれませんが、実は意外と関係あるんです。

自分で書いてみて思いましたが、これだけ見ると何だか神経質そうな印象ですね（神経質？ これはどういう意味でしょう……？ それはまたおいおい説明していきます）。ともかく、このように、生まれたときから全ての生活が観察、治療の対象となる。それが精神科の面白さの一つです。

私が精神科医になろうと思ったきっかけ

私が初期研修医として内科で研修していた時に、食思不振の患者さんを担当していて、指導医が精神科に対診を出した（相談した）ことがあったんですね。そのときに、カルテにこんな感じの生い立ちが書いてあって、本当にビックリしました。今なら、これが今の状態と関係があることはよく分かりますが、それまで精神医学に全然関心がなかった私はこんなことを聞き出す必要があることをほとんど知りませんでした。でも初めてこのようなカルテを見て、とても面白いと思いました。これが精神科医になろうと思った一つのきっかけです。

よく医学に対する心構えとして、「病気を見るのではなく人を見ろ」なんて言われます。それは全くその通りですね。と思っていたら、「検査データだけではなくベッドサイドで尿の色を見るんだ」なんて言葉が続いたのを聞いたことがありました。おそらく、実際に患者さんのところに足を運んで自分の目で見るべきだ、という趣旨で、それ自体は大事なことだと思いますし、身体科ならそれでも

「人を見る」ことになるときもあるのかもしれません。でも精神科医からしたら違和感を覚えます。尿の色を見てその「人」を知ることができたら、どんなに楽だろう、と思います。いえ、嫌みを言いたいわけではありません。それぐらい、身体科と精神科は見ている対象、守備範囲が違うのかもしれない、ということです。

そういう意味でも、精神医学は看護師さんにとってはなじみやすいのではないかと思います。現場の看護師さんは、検査データだけ見ているわけでもなければ、尿の色を見れば十分、なわけがないですよね。どんな病気であれ、その人の背景にはその人の生活があり人生があり、価値観があり、精神があるわけです。もちろん、それが身体的な今の状態に関係することだっていくらでもあります。

というわけで、「精神医学にも関心を持ってくださいね」ということを切に訴えた、というのがここまでの話です。「そんなこと言われなくても分かっている、やる気はあるんだから早く内容の説明を始めなさい」とおっしゃる方には大変申し訳ありませんでした。

でも、身体科の医師は精神医学にあんまり関心がない方もいますよね。それに患者さんだって精神科と聞いたら毛嫌いされたりするんです。そういう差別的な問題も精神医学にはあるんです。だから恐る恐る話をするしかないんです。これは冗談でもただの泣き言でもなくて、結構深刻な問題だったりします。そのあたりの話もところどころに挟みながら説明できたらと思っています。

タイトルに「入門」と付けたワケ

さて、それではもう少し内容の話に入っていきます。本書は「入門」と名付けています。それはどういう意味か、ということも説明しておきたいと思います。

学問的な話、専門的な話については教科書を見てもらうのが一番いいです。しかし、教科書はなかなか読むのが大変ですよね。一つには、教科書は堅苦しい、というのは否めない面があります。正しいことを書かないといけませんし、間違ったことを書いてはいけないので。

そして、細か過ぎる、とも感じます。詳しく書かれている、というのは良いことでもありますが、教科書なので書き漏らしてはいけません。そのため、実際の現場ではそれほどお目にかからないことでも全部網羅して書いておかないといけなくなります。そうすると、必然的に分量が増えてしまいます。

決して教科書を否定しているわけではありません。特に看護師向けの精神科の教科書はとても分かりやすく実践的で読みやすいと思います。ですから、本当は教科書を読んでいただければいいのです。

しかし、その前段階として、もっと大まかに考え方や捉え方を知ってもらった方がいいのではないか、と思いました。細かいことは省いて、「要するにこういうこと」と把握してもらうこと、あるいは、「現場ではこんな感じ」と実際的な話を念頭に置いてもらうことが大事だと思います。それから教科書を読んでもらえたら、より読みやすく理解しやすくなるはずです。

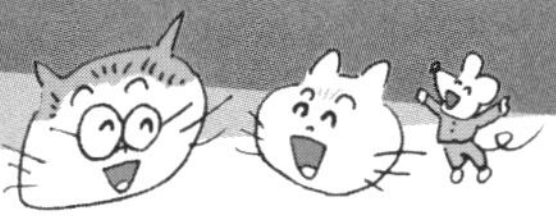

それに、教科書はとてもよくできた教材なので、一回読んで終わるわけではありません。気になったときに、気になった箇所を読み直す、そういう使い方をするものです。特に初めての現場に出たときなどに、また勉強したくなるときがあるはずです。その時に精読していただくのがいいと思います。今お話ししたいことは、そういう来るべき時のための準備です。イントロです。まさに「入門」です。

精神医学という広大でえたいの知れない世界に足を踏み入れるための「門」から「入」るお手伝いをしたい、というお節介です。なので厳密さよりは大ざっぱに、網羅するよりは要点を絞って、学問的というよりは現場目線で、雑談のようにお話しさせていただければと思っています。

さらに、私は精神科医ですので、医師目線から看護師さんに知っておいてほしいことを重点的に説明していきたいと思います。また、精神看護専門の方より、精神科以外、身体科の看護師の方がはるかに多いでしょうから、そういう方にも知っておいてほしい精神医学の見方、という面をより強調してお話しできればと思います。

また、冒頭にも書いた通り、医療職から患者さんまで、なるべくいろんな方に伝わる目線で書いていきます。誰でも同じ目線で話ができる、というのは精神科だからこそではないか、とも思っています。その延長線上で、患者さんに説明するときにも参考になる、ということも目指しています。この精神医学入門の取扱説明書としては、だいたいこんな感じになっています。よろしくお願いします。

第１章から、早速、精神疾患の分類を通じて、精神医学の全体像を一気に一望の下に見ていく予定です。お楽しみに。

目 次

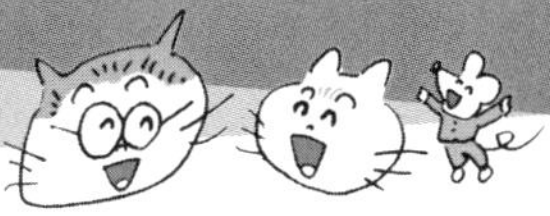

第3章　気分症（気分障害）

第4章　その他の精神疾患

第5章 認知症

第１章

精神医学とは？

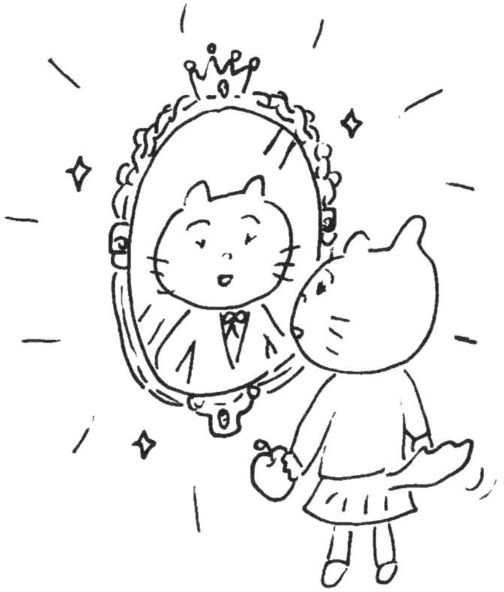

精神疾患の分類なんて簡単だなんて言わないよ絶対

「はじめに」で、本書の趣旨は「まず大ざっぱに精神医学を理解してほしい」ということだと説明しました。ここから、精神医学の内容に入っていきます。まずは全体像として、精神疾患の分類についてお話ししていきたいと思います。

図1　精神疾患の分類の一例

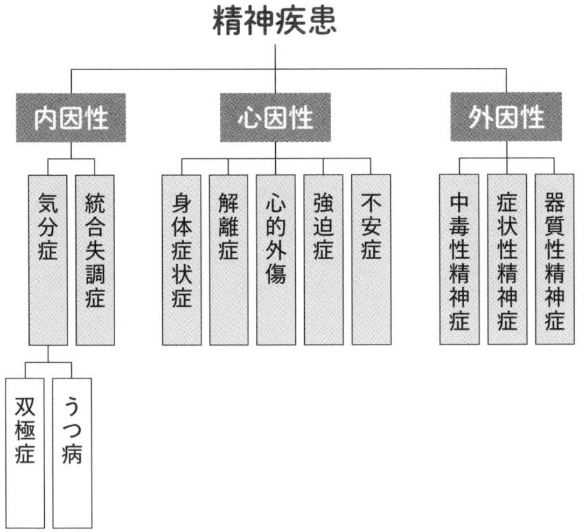

上の図は、精神疾患の分類法の一つの例を提示したものです。実は、精神疾患の分類の仕方は歴史的には諸説あり、いまだに一つに定まっているとは言えません。無数の分類法の中には「単一精神病説」といって「全ての精神疾患は一つにまとめられる」と主張するものや、反精神医学という立場から「全ての精神疾患は社会が作り出した虚像で本当は病気ではない」と主張するものまであります。

とはいえ、現在の世界標準としては一応、DSM（Diagnostic and

Statistical Manual of Mental Disorders：精神疾患の診断・統計マニュアル）という米国精神医学会が出版した書籍が使われています。これは現時点で第5版の改訂版（通称DSM-5-TR）が出版されており、数年ごとに大幅に改訂されています。正式に、科学的に、学問的にはこのマニュアルに沿って話すのがいいですし、本書でも基本的にはそうしていきます。しかし、それで精神疾患の全体像がつかめるかというと、なかなか難しいものがあります。前述の通り、この種の教科書、マニュアルは、誤りなく、網羅的に書かないといけないため分かりづらいのは否めません。

というわけで、いったんは**図1**の形に大ざっぱにまとめて説明してみたいと思います。これは従来よく使われていた分類法で、精神疾患を大きく3つに分けて考えるものです。それぐらいがまずは理解しやすいのではないでしょうか。それに長年使われていただけあって、よく整理されています。まずはこの図に沿って見ていきましょう。

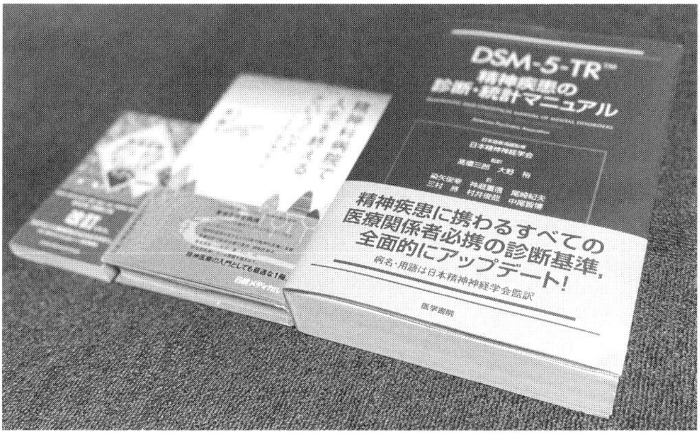

右が1000ページを超えるDSM-5-TR（日本語版）。中央は拙著、『精神科病院で人生を終えるということ』（日経BP）。左はポケットサイズの『精神診療プラチナマニュアル』（メディカル・サイエンス・インターナショナル）。

図にある通り、精神疾患はたくさんあります。中段には10項目もありますが、これでもまだまだ大ざっぱな分類で、もっと細かく分けると無数にあります。先ほど紹介したDSM-5-TRでは全部で150以上、細かく言うと約600にも及びます。それらを一つひとつ解説していくのはさすがに入門の範囲を超えてしまいます。DSM-5-TR（日本語版）は1000ページ以上、電話帳数冊分の重厚さがあるのです。電話帳とは、(最近は見かけなくなりましたが)タウンページをはじめとする巨大な冊子で、片手では持てないぐらいの重量感があります。ですから、そんな電話帳を上回る重厚さを持つDSM-5-TRの内容について細かく話す前に、まずは大ざっぱに理解することが大事になってくるわけです。

「外因性」？「心因性」？「内因性」？

では、一番大きな分類から見ていきましょう。大きく分けると、「外因性」「心因性」「内因性」になります。この言葉、意味がよく分かりませんよね。学術的に厳密な話になるととてもややこしく、私も十分には理解できていないところはあるのですが、とにかく何よりも大ざっぱに把握しましょう。

最初は「外因性」です。「なぜ最初に『外』因性の話からなんだ」というお声があるかもしれませんが、これが一番分かりやすいのです。核心に近づくにつれて分からなくなっていく、というのが精神科の不思議で興味深いところなのです。

外因性は「外傷や炎症など脳の器質的な変化による」疾患

外因性とは「外傷や炎症など脳の器質的な変化によるもの」です。

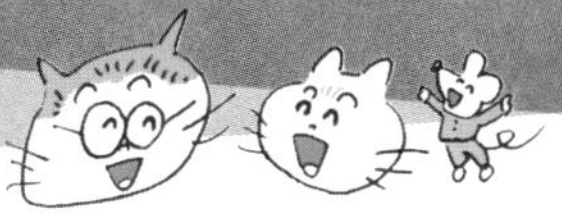

器質的、という言葉が出てきました。器質的の器は臓器の器、つまり身体の臓器。精神科の場合、主に脳のことを指しています。だから器質的変化、というのは脳の変化と考えて大きな間違いはありません。

でも「病気って全部器質的変化じゃないの？」と思いますよね。身体疾患の多くは、基本的に「器質的」な病気です。臓器に何らかの支障を来しているわけです。精神科でわざわざ「器質的」という言葉を使うからには、「そうでないものがある」ということを示しています。それについては後ほど説明します。

その前にもう少し外因性の説明をしておくと、要するに脳梗塞、脳出血、脳炎など脳の臓器としての病気の結果、精神に異常を来す、ということです。精神疾患って単に脳の病気だろう、と思っていませんでしたか？ それはある意味では正しいのですが、精神医学的には脳というのは精神の「外」にある、そう捉えているんです。不思議な話ですね。それについてはこの後解説したいと思います。

外因性にはこれらの他に、症状性精神症、中毒性精神症と呼ばれるものもあります。症状性精神症は、脳以外の疾患が原因の精神症。代表的には甲状腺機能低下症、亢進症や内分泌疾患に伴う精神疾患があります。中毒性精神症は薬物などの精神作用物質によって起こる精神疾患。覚醒剤、麻薬などの違法薬物もそうですが、アルコールなどの合法ドラッグもそうですし、ステロイドのような治療薬でも精神に異常が起こります。カフェインなどの嗜好品もありますし、糖分も高血糖、低血糖で精神症状を起こします。いずれも元の疾患は脳以外ですが、結果的には臓器、器質としての脳に影響を及ぼして精神疾患となるので、考え方として、外因性は全て脳の病気と捉えて差し支えありません。

つまり外因性を分かりやすく言い換えると、身体の病気としての精神疾患です。物質的な因果関係が分かっているもの、とも言えますし、原因が分かっているもの、とも言えます。原因が分かっていない病気もあるのでしょうか？　もちろんです。精神疾患は、原因が分かっているものの方が珍しいのです。ともかく、これが精神疾患の最も外側にある「外因性」でした。

心因性は「心の病」

では次に「心因性」です。これは葛藤や不安などの心理的な原因で生じる疾患のことです。「神経症」とも言います。先ほど「外因性は原因が分かっているもの」と言いましたが、心因性も比較的原因が分かっています。ただし、物質的な原因ではなく、「心」因、心の病ということです。心因性は一般的な精神疾患のイメージに近いようで、わりと理解しやすいかもしれません。

生きているといろんなストレスがありますね。葛藤、不安、理不尽、不条理。そういうストレスによって心が病んでしまう。これが心因性です。神経症もほとんど同じ意味で使いますが、一昔前はよく「ノイローゼ」と一般用語としても使われていました。とはいえ、ストレスによるものが全てではなく、強迫症（強迫性障害）や不安症（不安障害）、身体症状症など結局、原因が分からないものも含まれます。完全にきっちり分けられるものではない、というところが精神科の分類の限界かもしれません。

別の言い方では、心因性は「了解可能」とも言います。「了解」という言葉も精神科の一つのキーワードです。了解とは何かを議論し出すと本当にキリがないのですが、これも大ざっぱに言うと、他人が見ても何となく分かる、ということです。その人の立場に立って想像すると、そのような心情や行動が理解できる、という意味になります。

例えば、社交不安症は、人前で過剰に緊張してしまう、という症

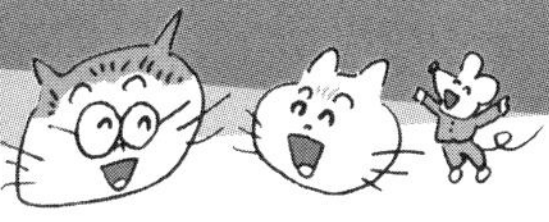

状がある疾患ですが、人前で緊張する、という気持ちは何となく分かりますよね。想像してそういう心理状態になるのだな、と理解することができると思います。これが了解可能ということです。そして心因性の疾患はおおむね了解可能です。

逆にこう言われると、「何も想像がつかない、了解できないという病気があるのか」という疑問が湧いてくると思うのですが、それがあるんです。ということで、次に内因性に移りましょう。

内因性は「原因不明」な疾患

「内因性」とは、特定の原因がなく人間の内側から自然に生じてくるように見える疾患のことです。「どういうこと？」と思いましたか？ その感覚、合ってます。まさにそういう、「どういうこと？」と考えても分からない病気のことです。その代表が統合失調症であり、気分症（気分障害）です。

統合失調症は全ての精神疾患を代表する疾患です。「精神症」と書いたら、統合失調症の主症状のことを指すほどです。気分症とはうつ病と双極症（双極性障害、躁うつ病）の総称です。これらの疾患は、まさに、特定の原因がなく人間の内側から自然に生じてくるように見える疾患、なんです。そして「了解不能」です。何でそうなるか分からない、という症状が表れてきます。これらは、外因性ではない、つまり身体をいくら調べても何も異常がありません。血液検査で何の異常もなければ、脳のCTを撮ってもMRIを撮っても血流シンチグラフィーを撮っても分かりません。大人数を統計的に解析したら僅かに差が出てくることはあるにはあるのですが、個別の診断において参考になる物理的な、化学的な、生物学的な手がかりはありません。そういう意味で、外因性ではありません。

また、何かストレスによってそうなった、とも思えない。ストレスが誘引やきっかけになることもあるのですが、しかし、それだけでそんな状態にはならないだろう、と他人からは思えてしまう。そういう意味で「了解不能」です。つまり心因性でもない。それが内因性です。

内因性を一言で表すと「原因不明」です。正直、何がどうしてどうなっているのか、ほとんど手がかりがありません。困りますよね。そうなんです。今もどうしたらいいのか、現場でも現在進行形で困っています。もっと困ったことに、精神疾患のほとんどが内因性なのです。ほとんどというのは、病名の数、というよりは体感上、実務上の話です。具体的には、精神科病院に入院している人のほとんどが内因性精神疾患です。

どうしたらいいのか分からない、といっても何とかしないといけません。手がかりがない中で少しでも医療を進めるためには、客観的に見て、観察して、記述して、分析して、行動していくしかありません。そして、少ない情報を科学的に考えていくしかありません。科学こそが頼りです。そういう意味では精神医学は最も科学的な学問と言っても過言ではありません。いや……ちょっと言い過ぎたかもしれません。でもそういう側面もある、ということは頭の片隅に置いてもらってもいいと思います。

さて、「内因性」という言葉からは、一見、いかにも原因が分かっていそうな感じがしませんか？ 原因は内側にある、だから見つけやすそう。そういうイメージ。私は最初、そう感じました。でも違うんです。逆なんですね。ではなぜこんな名前がついたのでしょうか。その理由は「精神」というものの捉え方にあるかもしれません。次ページから、脳、神経、心、精神、その他諸々、一気呵成（かせい）に理解してしまいましょう。

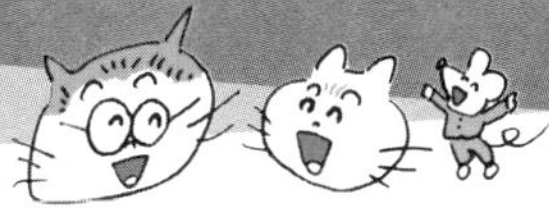

脳、神経、心、意識、主観 ～「精神」とは何か～

ここまで、精神疾患の分類法の一つ、「外因性」「心因性」「内因性」について紹介しました。その中で、「『脳』は『精神』の外部である」とか「『心』因性は『神経』症とも呼ばれる」など、似たような意味の言葉がいくつか出てきました。各論に入る前に、このあたりの用語の使い分け、精神医学での考え方を整理してみましょう。精神医学入門としては少し寄り道になるかもしれませんが、一度、総体として捉えてみると、今後の理解に意外と役立つと思います。

これらの用語は厳密に定義されているわけではないので、私の捉え方、主観が入っています。そこは意識的に差し引いて聞いてください。あ、今「主観」、「意識」という言葉も出てきましたね。これもついでに説明してみます。何度も繰り返していますが、大事なことは大ざっぱに捉えることです。

「精神」って何のこと?

医学、医療の中での精神医学、精神科の特徴としては「身体ではないものを扱っている」ということです。それをまさに「精神」を呼んでいるわけですが、精神って何のことでしょうか。実は私もよく分かっていません。「これが精神だ」という分かりやすい医学的な定義はありません。というのも、英語では精神科は「psychiatry」、精神疾患は「mental disorder」。「spirit」は霊的や魂的な意味もあり、精神医学の精神とは意味が違うようです。では「psycho」は精神といえるかというと、psychology は心理学の意味になります。このように「精神」科という意味での日本語の「精神」に当たる英単語はありません。「精神」というのは日本独自の用語のようです。

「精神」に、学術的に正式な定義はないのですが、「こういうことなんじゃないか」という私なりの捉え方はあります。私独自の発想というよりは、多くの精神科医、精神医療に携わる人はおそらくこれを精神と呼んでいるのではないか、という見解です。そのようなものとして、参考程度に聞いてください。

多くの精神科医が思い浮かべるであろう「精神」の定義

人が生きていると、常に外から何かが来ます。音や光や風などの刺激や情報が、五感を通じて人間にやってきます。それに対して、何か反応しますよね。動いたり、しゃべったり、瞬きをしたりと、何かしら反応、情報のアウトプットがある。そのインプットとアウトプットの間のところを「精神」と呼んでいるのではないかと思います。数学で例えると関数みたいなものでしょうか。情報の入力と出力の間の何かしら変換する部分。それを精神と言うんじゃないか

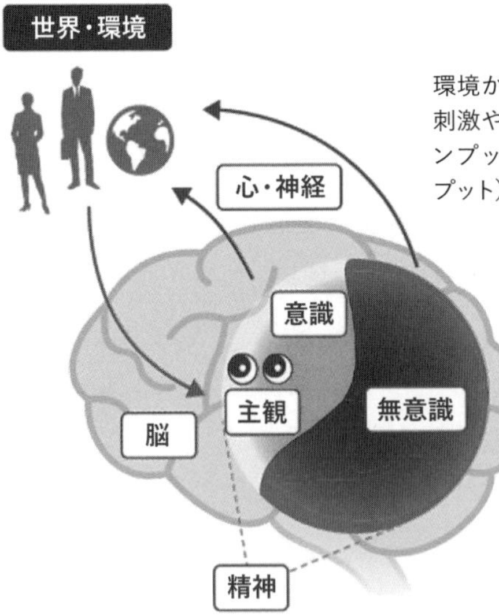

環境から五感を通じてやってくる刺激や情報（インプット）と、インプットに対する反応（アウトプット）の間に「精神」がある。

というのが、私のイメージです。

もう一つ、コンピューターに例えてみると、ハードウエアではなくソフトウエアの部分を精神と呼んでいるのではないでしょうか。コンピューターのハードウエアとは、あの箱型やタブレット型の物体のことであり、画面やキーボード、CPUやメモリやあれこれの物質のことです。ソフトウエアとはアプリケーションやプログラムなどの物質としては取り出せない、抽象的な計算、情報処理のことです。情報そのものと言ってもいいかもしれません。

これらの例えを逆に当てはめて考えてみましょう。この場合、脳はコンピューターにおけるハードウエアと考えられます。ハードウエアがないとソフトウエア（精神）は動きません。同じように脳がなければ精神も存在できません。ハードウエアである脳に支障を来せば、ソフトウエアである精神も正常には動かないでしょう。そして精神、ソフトウエアを中心に見ると、ハードウエアである脳は精神の「外」側と見ることもできる。脳の疾患を外因性と呼ぶのはそういう発想に近いのではないかと思います。

ソフトウエアの問題は現行の検査では検出できない

精神医学でいう「心」とは、インプットとの関係のことを指すのではないでしょうか。インプットとはつまり、環境のことです。自分という精神を取り巻く、様々な環境。それらとの作用の仕方を「心」あるいは「心理」と呼ぶようです。精神との違いは、精神がインプットからアウトプットに至る過程全体、過程そのものを指すのに対して、心は、その変換の仕方、特性に注目した呼び方なのだと思います。コンピューターでいうとソフトウエアの特性ですね。単純化して言えば、ある環境ではうまく振る舞えない、というのが心因性精神疾患ですが、そういう環境でもうまく振る舞える人もいるし、以前は問題なかったのにある時から難しくなった、ということもあります。そういう反応の「仕方」を「心」、「心理」と呼んでいるようです。

これはある意味では不思議なのですが、心のことを「神経」とも呼びます。神経細胞とは脳の中のニューロン一つひとつの細胞を指しますが、精神医学で使う「神経」は物質としてではなく、「心」とほとんど同じ意味で使われます。神経を使う、神経質、などの用法が代表的です。これは日本語だけでなく、英語でも nerve は神経のことですが、nervous は神経質という意味です。ドイツ語由来のノイローゼ(neurose)の neuro も神経という意味です。神経と心は、国際的にほとんど同じ意味で使われているのです。

そして内因性精神疾患は、精神そのものの疾患。つまり精神の内側に原因があるとしか思えない疾患のことですね。「精神というのはインプットとアウトプットの間の未知の領域、ブラックボックスのことを指している」というのが私の解釈ですが、その未知の領域の内側に原因があっても分かるわけがありません。ハードウエアの問題ではないわけですからいくら検査をしても分かりません。プログラムがおかしくなったパソコンの中を開けても、CT や MRI を撮っても原因が分かるわけがありませんよね。それと同じことで、ソフトウエアの問題は現行の検査では検出できないのです。でも、何かしら動作がおかしい。このインプットでこんなアウトプットが出てくるのはちょっと変わったプログラム（了解可能）ではなく、プログラム自体に支障がある（了解不能である）としか考えられない。そんなイメージでしょうか。

今まで話してきた「精神」は外から、他人から見たときの「精神」です。自分にとっての精神のことではありません。自分にとっての精神のことを「主観」あるいは「主観性」と呼びます。自分の精神はそれぞれ皆さんにあるはずですが、皆さんの精神の内面には誰も

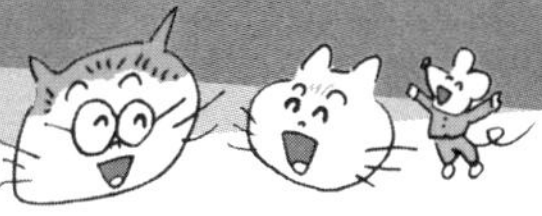

入れません。誰しも自分のことしか分からないわけです。

主観的、客観的に見た精神を合わせて「精神」

でも、自分から見た精神だけが精神の全てではないですよね。主観的にではなく「客観的に」見た精神もあります。両方合わせて精神です。主観、というのは内側から外側に向けての精神、あるいはその方向のことをいいます。

そして、その主観が見ている範囲の精神のことを「意識」と呼びます。医学用語の意識はいくつか意味がありますが、救急医療などで使われる意識レベルの意識は主に「覚醒度」の意味です。どれだけ起きているか、反応できるかということです。精神医学でも意識レベルの意味で使われる場合もあるので非常に紛らわしいですが、より精神医学特有の「意識」の意味としては、知覚している consciousness、気づいている awareness、という意味での意識が主になります。

逆に「無意識」という言葉は日常的にそれこそ無意識に使っていますが、これを発見したのが精神分析の創始者フロイトです。「意識していない心の領域がある」ということに注目し始めたのはそれほど昔ではないのです。フロイトは「無意識の葛藤が神経症＝心の病を引き起こす」と主張しました。ここでも意識と神経、心の関係が表れています。そして、精神は意識と無意識、両方を含んでいると考えられます。

精神医学は理系的な側面と文系的な側面が拮抗してきた領域

どうでしょう。なかなかややこしいですが、少し構造を理解してもらえたでしょうか。それぞれ哲学的に深めるとキリがない話になるのでこの辺で留めておこうと思いますが、これらの関係を何となく分かってもらえると、言葉の意味も分かりますし、精神医学の考え方が整理できるのではないかと思います。

これまでの話から考えると、「精神医学は人間と世界、宇宙との関係を見極める奥深さも持っている」とも言えるのではないでしょうか？ 実際に、精神医学は、理系的な科学の側面と文系的な哲学の側面が、歴史的にもかなり拮抗して混在してきた領域なのは間違いありません。100年ほど前は文系優勢でしたが、ここ数十年は理系優勢です。この先どうなるかはまだ分かりません。

さて、ここまで精神や脳、神経、心などの話をしてきました。では、そもそもその精神が「病む」とはどういうことなのでしょうか。病気と健康の境目はどこにあるのでしょう。そんな境目は本当にあるのでしょうか。

「(精神が)病んでいる」ってどういう状態？

ここまで、精神疾患の分類法とそこから見える精神医学の脳、神経、心、精神の捉え方、その違いについて説明してきました。では、その「精神が病んでいる」とは何でしょうか？ 精神科でいう疾患とは？ そもそも病気とは何でしょうか？ 今回はこういうことについて話していきたいと思います。

最初に一言で結論を書いてしまいましょう。病気とは「困っていること」です。困っていればそれが「病気」です。

「困っていたら病気」と言えるワケ

え、それはさすがに範囲を広げすぎでは？と思われたかもしれません。確かに、これは私の個人的な見解であり、正式な定義ではありません。しかし、実際のところ医療の現場、特に精神科はそれぐらいの捉え方で動いていると言っていいと思います。理屈はともかく、少しだけ例を挙げてみましょう。

「夜、何度も目が覚めて眠れない。動悸がする。手が震える。めまいがする」「このような症状があって、内科や脳外科、耳鼻科を受診したけど、血液検査や画像検査では何の異常もありません。身体的には問題ないと言われて精神科を紹介されました」。こういう人はよくいます。そして、精神科でも詳しく問診をしてみましたが、症状を聞いていっても、うつ病の診断基準には当てはまらない。統合失調症でもない。他の神経症にも当てはまりそうにない。こういう人も、とてもよくいるんです。

こういう場合に、精神科で「あなたは精神疾患ではありません。医療は必要ありません」と言って帰っていただく……とはなりません。ならないんですね。なぜなら、自覚的には間違いなく症状があり、明らかに「困っている」からです。そして、何かしらできることはあるからです。

例えば、傾聴、カウンセリングなどもありますし、根本治療にはならなくとも症状を和らげる対症療法として薬を使うこともできます。そうしている間に症状が軽くなり、いつの間にか治っている、ということもあるのです。その後、その症状は何らかのストレスが原因で起きていたと分かることも多くあります（つまり心因性だった、ということになります）。プライバシー保護の観点からあまり

詳しくは書けませんが、それぞれ複数回遭遇した例では

- 好きな人がいるが妻帯者だった
- 不倫していた
- 妻が浮気していた
- セックスレスだった

などが原因（ストレス）としてありました。この例はどれも性的な内容です。もちろん他の原因もあります。ただ、性的な悩みはなかなか人に言いづらいですよね。診療を始めて半年ぐらいたった頃にようやく打ち明けられる、ということもまれではありません。

このように、人に言いにくいことがストレスの原因となって何らかの症状が出た場合、最初はなぜこんなことになっているのかは本人にも分かりません。分かることは、何かしら「困っている」ということだけです。そういう人に対して、無視をしない。まずは話を聞いて何か助けになろうとする。精神科とはそういう場所です。ですから、「困っている」人にはとりあえず病気だと思って接する、ということになります。現実問題、そうせざるを得ません。

ちなみに、こういう場合の病名として、適応反応症（適応障害）や自律神経失調症、不安神経症、パーソナリティー症（パーソナリティー障害）などがあります。これはいずれも病気かどうかが微妙な状態に使われる疾患名です。そういう微妙な状態を表す疾患名が用意されている、というところが精神科の守備範囲の広さを示しています。微妙な状態とはどういうこと？と思われる方もいるかもしれませんが、病気かどうかはくっきり分けられない連続体、スペクトラムである、というのが最新の精神医学の考え方なのです。これはいずれ回を改めて説明したいと思いますが、結果的に「困っている」人はみんな、医療の範囲で何とか対応しようというのが、精神

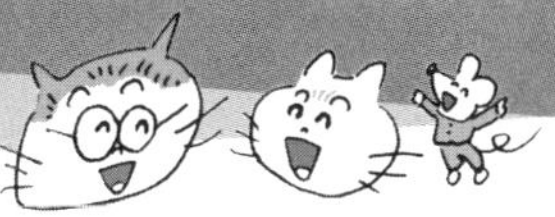

科の懐の深さなのではないかと思っています。

ここまで、実例をもとに説明しましたが、これで「困っていたら病気」に納得いただけた方は、以降読まなくても構いません。30ページの「『精神疾患』が入ると医療の範囲はとてつもなく広がる」まで飛ばしてください。

精神疾患についてDSM-5-TRにはどう書かれているのか

確かにこれだけでは個人の見解に過ぎないと言われても仕方ありません。「こんな例え話では納得できない」という方のために、もう少しだけ正式な話もしておきましょう。

まず、「精神疾患とは何か」という正式な定義を見ていきます。12ページでも紹介した世界標準の精神疾患分類マニュアル、DSM-5-TRに書いてある精神疾患の定義を以下に紹介します。説明の都合上、一文ごとに分けて書きます。

（1）精神疾患とは、精神機能の基盤となる心理学的、生物学的、または発達過程の機能障害によってもたらされた、個人の認知、情動制御、または行動における臨床的に意味のある障害によって特徴づけられる症候群である。

（2）精神疾患は通常、社会的、職業的、または他の重要な活動における著しい苦痛または機能低下と関連する。

（3）よくあるストレス因や喪失、例えば、愛する者との死別に対する予測可能な、もしくは文化的に許容された反応は精神疾患ではない。

（4）社会的に逸脱した行動（例：政治的、宗教的、性的に）や、主として個人と社会との間の葛藤も、上記のようにその逸脱や葛藤が個人の機能障害の結果でなければ精神疾患ではない。

うーん、やっぱり、ややこしくて、堅苦しいですよね。初回で説明したように、教科書や正式な文書は、誤りなく網羅的に書かないといけないのでどうしてもこうなってしまいます。回りくどいですが、一文ずつかみ砕いてみましょう。

(1) は要約すると、「精神疾患とは臨床的に意味のある障害である」となりますね。「臨床的に意味のある」の意味が一見よく分かりませんが、実は (2) に例が書いてあります。「社会的活動における著しい苦痛または機能低下」ということのようです。これはおおよそ「社会生活で困っている」と言い替えられそうです。つまりこの2つを合わせると、「精神疾患とは社会生活で困っていること」となります。

ただ、その条件も書かれています。(1) からは、「疾患が精神機能の障害によってもたらされた」という必要があります。そして、(3) では「予測可能」なこと、「文化的に許容された反応は精神疾患ではない」とされています。(4) では (1) と同様、「機能障害がある」ことが必要としています。まとめると、「精神疾患は、社会生活で『困っている』ことと言える。ただし機能障害が原因であること、文化的に許容されていないことが必要」ということです。

しかし、「機能障害」というのも精神という物質ではない抽象的なもの、形而上学的なコトに関しては客観的な指標が明らかではありません。そして「予測可能か」、「文化的に許容されているかどうか」はかなり主観に寄る、非常に曖昧な基準です。逆に言えば、社会環境、文化によって変わってきます。これを拡大解釈すると反精神医学、つまり全ての精神疾患は社会が作り出した虚像であるという説にも合理性が出てきます。「社会、文化が許容すれば病気ではないのに、許容しないから病気に仕立て上げられた」とされてしま

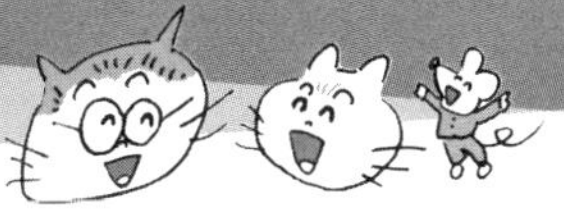

うわけです。

上の経験例でも書きましたが、最初の診察だけでは機能障害が原因かも分かりません。ですから予測可能か、文化的に許容されるべきことかも厳密には決めようがありません。「社会的に困っていること」は、突き詰めれば何らかの要因が背景にあるはずです。要因が先に見つかっていたわけではなく、困っている状態が先にあって、その原因をさかのぼって調べた結果見つけた、その精神状態のことを機能障害と呼ぶことにした、というのが実際の歴史的な経緯でしょう。これではほとんど同語反復のようなものです。

それに「予測可能である」とか「文化的に許容されている」と当の本人は考えていません。そう思えていたら病院には来ないでしょう。つまり、病院に相談に来ている時点で、本人の中では、予測可能な範囲でもないし、文化的に許容されるべき反応とも思えていないわけです。これらを合わせると、「病院に来た時点で病気」となります。本人としては、社会的に困っていて、予測可能でもないし文化的に許容される反応とは考えていないのですから。

まだ極論に聞こえるかもしれません。しかし、DSM-5-TRにもちゃんと補足が書いてあるのです。これも例によって複雑な文章ですがまずは紹介しておきます。

> 治療の必要性は、症状の重症度、症状の顕著さ（例：希死念慮の存在）、症状に関連した患者の苦痛（精神的苦痛）、症状に関連した機能低下、選択可能な治療法の危険と利益、その他の要因（例：他の疾患を複雑にする精神医学的症状）を考慮した上での複雑な臨床的判断である。したがって、症状が特定の精神疾患の基準を完全には満たさないものの、治療や介護を明らかに必要とする人に臨床家が出会うかもしれない。一つの診断を示す症状全てを必ずしも呈していない人も

いるという事実によって、適切な治療機会の制限を正当化するために診断基準が使用されるべきではない。

英語の翻訳だからということもありますが、本当に分かりづらい文章ですね。できる限りかみ砕いて要約してみます。

- 治療が必要かどうかは、いろんなことを考えた上で判断しましょう。
- 診断基準に完全に合わなくても必要なら治療しましょう。

つまり、「診断基準に必ずしも当てはまらなくても、色々と考えた上で必要なら治療をしていい」ということです。それを現場に適応すると、「困って病院に来た人には治療してもいい」となります。要するに、「困っていたら病気」と考えていいということになるのです。

「精神疾患」が入ると医療の範囲はとてつもなく広がる

ここまでしっかり読んでいただいた方、お疲れ様でした。飛ばした方、お帰りなさい。

流れを簡単にまとめると、「DSM-5-TR という正式な世界標準マニュアルの基準で考えても、『精神疾患とは社会生活で困っていること』と考えて大きな間違いではない」ということでした。付け足すと、各疾患の診断にも「社会生活で困っていること」に値する基準がそれぞれ含まれているのです。つまり「社会生活で困ること」が病気の基準で、どの疾患に当てはまるかは他の要素で判断する、という捉え方でおおむね問題ありません。実際に、最初は何の疾患か分からないことも、途中で診断が変わることも、精神科ではしば

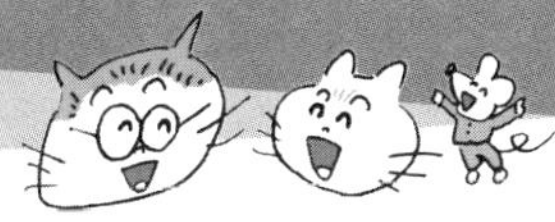

しばあります。

もう少し拡大してみましょう。今までは精神疾患の話でしたが、医療全体で考えても、病気は「困っていること」と考えられます。基本的には病気になったら困りますよね。かぜをひいたり、骨折したり。逆に言えば、検査で何かの異常があったとしても、極端な例えになりますが骨折していても、それで特に困らないならわざわざ病気と呼ぶ必要もないわけです。

このように考えていくと、「困っていること」のうち身体の問題以外を全て精神疾患と呼べます。それぐらい精神医学は対象範囲が広いのです。「いや、困っていると言っても、トイレが詰まって困ったり、お金がなくて困っていることまで病気と呼ぶのか」という疑問もあると思います。しかし、何が原因であれ、困っているのであれば、それは病気として対応すれば問題ありません。

実際、お金がなくて困っている場合に、行政につなぐサポートをすることもよくあります。お金を稼ぐことができないのか、行政のサービスを適切に受けられていないのか、いずれにしても何らかの精神機能の障害が背景にあると言えますし、それで困っているのは社会的な障害と言えますから、結局、精神疾患の基準に当てはまるのです。トイレが詰まって困っていたり家事ができなくても、自立支援や介護保険などを使って生活支援をします。生活支援も医療の範疇であり、多くは精神科でサポートしています。

「自分は困っているけど医療のお世話にはなっていない」とおっしゃるかもしれません。そのケースも病気と呼んで差し支えありません。ただし、自分で治しているということです。病気だからといって必ず病院に行くわけではありません。軽いかぜや擦り傷、鼻血で毎回病院に行くわけではないでしょう。自分で対処したり勝手に治ったりします。それと同じことです。

「それでは何でもかんでも病気と呼ぶだけの屁理屈ではないか」と言われるかもしれません。それも一理あります。しかし、なぜこんなことになるかといえば、精神医療が医療に含まれているからです。身体疾患だけを病気と呼ぶならもっと単純だったかもしれません。しかし、身体疾患で精神が不調になることももちろんありますし、上記の経験例のように、精神的な要因で身体に支障を来すこともあり、それらの区別をつけるのも難しいので、身体と精神を切り離すことはできません。そうして精神疾患というものを医療の中に置いたわけですから、その時点で医療の範囲がとてつもなく大きくなってしまうのは必然なのです。前に説明したように、「精神」というものは人間の活動全てを含むのですから。そうなった以上、病気は全ての困りごとのことです。そして、実際に精神科では、原因の全く分からない内因性疾患も、人に言えない悩みごとも、お金の問題から生活支援まで、何でもサポートしているのです。

困って病院に来た人にはできることをしよう

色々と説明してきましたが、「病気か病気じゃないか」なんていうことにはそんなにこだわらなくてもいいでしょう。困ってわざわざ病院に来ている人がいるんですから、できることをして助けてあげましょう。便宜上、必要なら、病名も用意しましょう。何もできなくても、話を聞いて寄り添うことぐらいはしましょう。それが精神科的な態度であり、精神医学の懐の深さなのです。

何か机上の空論を話しているように聞こえたかもしれませんが、実はこういう考え方をすることで整理しやすくなる場面が多々あります。神経発達症（発達障害）って本当に病気？ 物忘れはどこからが認知症？などなど。その辺は随時、説明できればと思います。

第2章

統合失調症

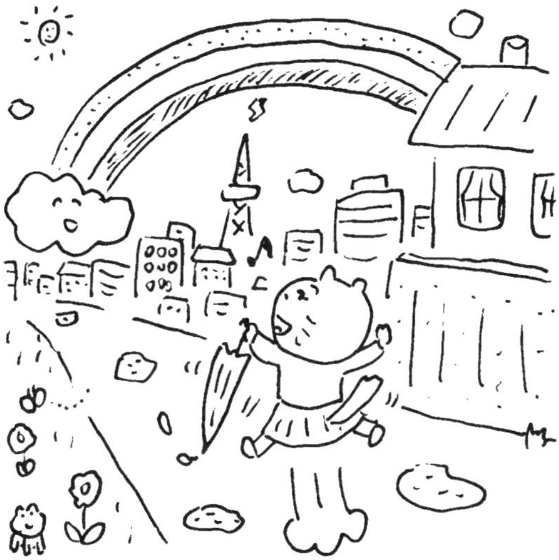

統合失調症——❶

たくさんいるはずの統合失調症患者を あまり知らないのはなぜ?

ここまで、精神医学の分類法、精神の病気とは何か、など全体像の大ざっぱな捉え方を紹介してきました。いよいよここから各論に入ります。しかしその前に、この精神医学入門で使われる真の疾患分類法を紹介しなければいけません。今後はそれに従って説明していきます。

真の疾患分類
(1) 統合失調症
(2) 気分症（うつ病、双極症［躁うつ病、双極性障害］）
(3) その他

これがなぜ真の疾患分類かというと、精神医療は実際、このような枠組みで動いているからです。一般的な精神科医の頭の中を占める割合も同様です。ベテランになれば各専門分野を深めるわけですが、駆け出しの精神科医はこの順で勉強しなければいけません。

「『(3) その他』とは何だ、強迫症（強迫性障害）はとても重要な精神疾患だ」と言われる専門家もいるかもしれませんが、申し訳ありません。「その他」です。それほどまでに、とにかく統合失調症とうつ病は重要なのです。「統合失調症とうつ病が診られないなら精神科医とは呼べない」と言っても過言ではありません。双極症（双極性障害、躁うつ病）は統合失調症とうつ病に比べるとそれほど多くはありませんが、うつ病と密接に関係しているので気分症（気分障害）としてひとまとめにして考えます。

実際、厚生労働省の統計上でも、精神病床に入院している患者の約半分を統合失調症が占めますし、外来患者の約3分の1が気分症です。もちろん、「その他」が重要でないわけではありません。どれも深く知るべき疾患ではありますが、それよりも「統合失調症とうつ病こそを知らなければ話にならない」ということです。

総論で、精神疾患の分類法として、「外因性」「心因性」「内因性」に分けられるという話をしました（12ページ参照）。しかし、ここからはこの分類法で説明を進めていくわけにはいきません。というのも、これほど重要な統合失調症も気分症も、いずれも「内因性」精神疾患だからです。逆に言えば、精神疾患は内因性が基本なのです。復習しましょう。内因性とは「原因不明」のことです。つまり、精神科は原因不明の精神疾患を診ることが仕事の大半なのです。

中でも、統合失調症は群を抜いて重要です。前にも言いましたが、「精神症」とは統合失調症の主症状のことです。つまり、統合失調症こそが精神疾患の筆頭であり大看板であり代表なのです。というわけで、いよいよ統合失調症の話をしていきましょう。

統合失調症はどういう病気か

統合失調症を一言で言えば「自分を脅かされるような幻覚、妄想が特徴的で、徐々に思考のまとまりがなくなっていく慢性的な疾患」です。後ほど詳しく説明しますが、大まかに分けると前半を陽性症状、後半を陰性症状と言います。19世紀には早発性痴呆と呼ばれていました。これは後半の陰性症状に焦点を当てた呼び方で、痴呆、今で言う認知機能の低下が普通の人より早く訪れる疾患ということです。しかし特徴的であり目立つのは陽性症状です。

この説明だけではあまり想像がつかないでしょうから、まずは典型的な架空の症例を紹介してみます。精神科実務の紹介も兼ねて、あえてカルテ風に書いてみます。

32歳男性。
同胞3人中第3子。母方の叔父に精神疾患で長期入院歴あり。
発育発達歴特記事項なし。素直でおとなしい子だった。
父が厳格であり、とにかく勉強するよう言われていたので成績は良かった。人間関係が苦手でいじめにあっていた。
高校1年時、成績表を同級生に見られたことを契機に、「クラスのみんなが自分のことをガリ勉と言っている」という妄想、「お前は生きる価値がない」という幻聴などが出現した。頭の中の考えが全てみんなに伝わってしまう、という妄想も出現した。
それをきっかけに不登校になった。
母の勧めでA病院精神科を受診し、「統合失調症」と診断された。服薬で病状はおおむね安定していた。
29歳時から作業所通所開始。そこで知り合った女性に恋愛感情を抱き、結婚願望が生じた。それに向けて単身生活が必要と考えるようになり単身生活を始めた。
病識は乏しく、薬に頼ってはいけないと考え、怠薬をするようになった。怠薬1カ月後から不眠になり、「近所に武装集団が潜んでいる」いう妄想が出現した。
寝ている間にマイクロチップが埋め込まれ、考えが盗まれテレビで放送されるなどの妄想も出現した。
X年4月、深夜に下着姿で家を飛び出し、警察に保護された。
母が自宅に引き取ったのち、母の勧めに従いB病院を受診。
精神保健指定医の診察により、幻覚妄想状態であり入院が必要と判断され、母の同意による医療保護入院となった。

だいたいこのような感じです。幻覚、妄想、作業所、病識、怠薬、精神保健指定医、医療保護入院など、聞きなじみがない用語があるかもしれませんが、後ほど説明していきますのでまずはスルーしてください。

このような統合失調症の典型例を知る映画やマンガなどの作品は多くありますが、個人的なオススメは「ブラックジャックによろしく」です。社会的問題点にまで踏み込んだとても分かりやすいマンガです。20年ほど前の作品ですが、いまだ古びることがありません。いや、その頃から精神医療が新しくなっていない、という方が正しいのかもしれませんが……。

統合失調症は原因不明で病気の仕組みもほとんど分かっていませんが、上記と同じような症状や経過をたどる人が多く見られるところから、それらの人を統合失調症と呼んで一つの疾患と考えている、ということになります。これは決して無根拠にまとめているわけではなく、丁寧な観察をもとに、統計学的に解析して一つの疾患と捉えている、ということです。

とはいえ、物質的な証拠はほとんどないので、綺麗に分類できないのも事実です。統合失調症か判断が微妙になる場合は多くあります。それも重要な話ですので後ほど詳しく説明していきます。

約100人に1人は統合失調症

さて、次に疫学を見ていきましょう。疫学とは「特定の人間集団を対象として疾病の頻度や分布を調査し、その決定要因を明らかにする学問」（出展：国立がん研究センターがん対策研究所疫学研究部ウェブサイト）のことですが、精神医学の場合、単に人数、年齢、性別などの統計的な情報と考えて差し支えありません。

統合失調症は古今東西、約100人に1人います。古今東西、つまり昔から今まで、どの地域にも同じぐらいいて、しかも100人に1人というかなり高い割合の人が統合失調症である、ということです。皆さん、ご存じだったでしょうか。恥ずかしながら、私は学生時代、全く知りませんでした。医学部に入る前もそうでしたが、医学部に入ってからも精神科で実習するまで統合失調症という疾患の存在自体知りませんでした。いや、医師になってからも精神科医になるまでほとんど知らなかったと言えるかもしれません。これは統合失調症の人の多くが（日本では特に）精神科病院に入院しているからです。さらに、差別によって社会から隔離・排除されてきた歴史的経緯などが背景として関係しています。

ここまで統合失調症は精神科の代表疾患である、と繰り返し言ってきましたが、それは統合失調症をより知ってほしいという思いの強調でもあり、その背景にも思いを馳せてほしいという意図でもありました。私の魂胆はともかく、最重要疾患であることは変わりないので、まずはより深く知ってください。

60歳まで無症状なら「統合失調症ではない」と考える

次に好発年齢。何歳ぐらいから発症する人が多いかというと、15歳から35歳ぐらいです。この年齢も重要です。小児期は周囲の人と特に変わりはなく、思春期後半から青年期に発症するということです。35歳ということは、普通に働いて家庭を持っていることも多くあります。そのような年齢まで問題なく暮らしてきた人でも発症することがあるのです。逆に40歳を超えてから発症する人はかなりまれです。年齢が上がるほど、まれになります。特徴的な症状が出ていても「60歳まで無症状でした」と聞いたら、これは統合失調症ではなさそうだな、と多くの精神科医は考えます。

基本的に身体的な問題はほとんどないので長命です。一般の人よりは平均すると10～20年寿命が短いという報告もありますが、個人差が大きいですから90歳まで生きる方も珍しくありません。何より平均寿命自体が昔に比べて格段に伸びていますから、100年前から比較すれば、十分長生きされると言って問題ないでしょう。

そして、前述のように精神科病院に入院している人が（日本では特に）多いという状況も相まって、精神科病院には高齢の統合失調症の方が多く入院しています。ここからは、統合失調症の典型的な症状についてより深掘りしてみます。

統合失調症――❷

追いかけてもつかめない幻覚、近づくほど見えない妄想

ここまで、統合失調症がどんな疾患で、精神科においていかに重要か、どれほど多いかを説明しました。ここからは、その症状を深掘りすることで、よりしっかりと全体像をつかんでいきましょう。多様な症状が出現する統合失調症ですが、まずは大ざっぱに、2つに分けると理解しやすくなります。それが陽性症状と陰性症状です。

陽性症状とは、本来「ない」はずのものが「ある」という考え方で捉える症状です。この中でも代表的な2つが、幻覚と妄想です。

幻覚とはまさに、本来そこにないはずのものがあるように感じられるものです。それを聴覚で感じた場合、幻聴と呼び、視覚であれば幻視と呼びます。比較的まれですが、幻臭、幻味、幻触もあります。幻（まぼろし）と書いていますが、統合失調症の幻はほとんどがファンタジックであったり楽しいものではなく、典型的には自分を脅かすような幻です。幻視、幻臭などは比較的少ないので、以下、幻聴に絞って説明します。

自分の存在を脅かす声が聞こえる「幻聴」

幻聴は発病直前、初期には物音であることもありますが、多くの場合、幻聴は声になり、自分に対する罵倒になっていきます。「バカ」「死ね」「お前は生きている価値がない」など自分の存在を否定するような声が聞こえてきます。あるいは、後で説明する「妄想」と関連した内容をささやいてきたりします。

病状が進んで慢性期になると、自分を励ますような内容や楽しいと感じる幻聴が生じることもありますが、発病期は基本的に自分の存在を脅かすような内容になります。幻聴が聞こえても、それが楽しいもので本人が困っていないのなら病気と呼ぶ必要もありません。しかし存在を脅かしてくる内容だから「困る」わけで、それを私たちは病気と呼んでいるのです。

そして重要なポイントは、幻聴といっても、聞こえている本人には極めてリアルな声である、ということです。声の主が特定の誰かであることもあれば、正体不明の声であることもあります。自分の声の場合もあります。いずれにしても「そこで実際に何者かがしゃべっている」としか思えないほどにリアルであるということです。

幻（まぼろし）という言葉からは、幻想的、ふんわりした感じをイメージするかもしれません。ドラマや映画での回想シーンや夢の中の描写の、映像もソフトフォーカスでぼんやりして、声もエコーがかかったような……。それをイメージしてはいけません。幻という文字が誤解を生みがちですが、そうではなくて迫真的という意味でのリアルなのです。ですから、本人にとってそれは「幻聴」ではなく「本当の声」です。実際に聞こえているのです。ただ、私たち他人には聞こえないという点だけが、本当の声とは違うわけです。

だから、ときとして幻聴なのか本当の音なのか分からない場合も

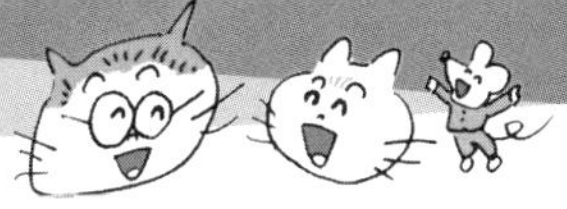

あります。「何かが壊れているような、ギーという小さな音がする」と訴える場合、本当に何かが壊れている可能性もありますから、すぐには判別できません。あるいは「隣の人が壁越しに悪口を言ってくる」という場合も、本当に言われている可能性があります。それに、幻聴は本人にとってはリアルなので、こちらに聞こえないという理由だけで「幻聴です」と指摘しても、ほとんど同意はしてもらえません。妄想と関連づけて否定されがちです。このように、確信を得ようと追いかけてもなかなか真実をつかめないので、「幻聴」と判断するのは意外と難しいのです。

幻聴以上に事実との判別が難しい「妄想」

次に、「妄想」について説明します。これも幻覚（幻聴）と同様に、自分を脅かすような考えです。「誰かが自分を付け回している、見張っている、殺そうと狙っている」などが典型的ですが、もっと奇異なもの、スケールの大きなものもあります。36ページで紹介した架空の症例でもあったように、「自分の考えが知れ渡っている、抜き取られる、広められている」という妄想もあります。これも広い意味では自分を脅かされていると言えます。自他境界が不明瞭になる、という言い方もします。「頭に電極を埋め込まれた」など具体的な訴えも多いです。スケールの大きなものでは世界没落体験と言って「世界が破滅してしまう」という妄想もあります。

妄想という言葉は、日常用語でも、想像、空想、思い込みなどの意味で使われますし、精神科医でも日常的に口にすることはありますが、精神医学的には上記のようにかなり特殊な意味で使います。幻覚と同様に、ファンタジックであったり楽しいものではなく、自分の存在を脅かす考えです。

幻聴もそれが実在するかどうかは判別困難でしたが、妄想はより抽象的な単なる「考え」なのでもっと大変です。「宇宙人が攻めて来た」なら、「ああ妄想だ」と判断しやすいですが、「家に盗聴器が仕掛けられている」など、現実で起こり得る妄想は、事実かどうかを確かめようがない場合もあります。「娘が誘拐された」と訴えるので「妄想かな」と思ったら、「離婚した元妻が再婚し、娘に会えなくなった」という意味で言っていて、あながち妄想とも言い切れないような場合もあります。「妄想だと思ったら事実だった」という経験は精神科医なら一度ぐらいはあるでしょう。また、宗教的確信と妄想の判別、あるいは非科学的と思える言説や陰謀論も妄想とするのかなど、精神疾患は物質的証拠が乏しいだけに、診断にはこのような困難が常にあります。

一般に妄想の定義は「訂正不能な確信」などと表現されますが、上記のように事実との判別は困難で、誰もが納得できる形には実はいまだ至っていません。これは精神病理学という学問の範囲になりますが、矛盾のない形に近づくほどに例外も現れて、なかなか答えが見えない、というのが妄想の定義なのです。この論争が、現在に至るまで100年以上続いているのも精神医学の興味深いところではあります。

思考の道筋や流れが乱れたり止まったりする「思路障害」

学術論争はさておき、症状の話に戻りましょう。もっとも特徴的な陽性症状は幻覚、妄想ですが、他にも「思考形式の障害」というものがあります。「思路障害」という用語は、うまく実態を表していると思います。思考の道筋や流れを「思路」と呼ぶわけですが、それが乱れたり止まったりします。考えがまとまらず、論理のつながりが損なわれていきます。「支離滅裂」という言葉は日常でも使いますが、まさに統合失調症の思路障害を表しています。思考のつ

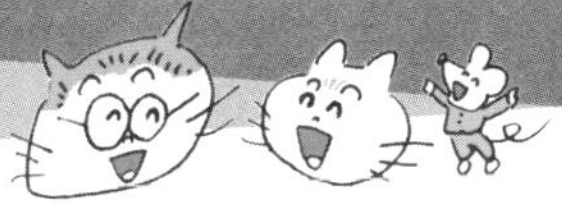

ながりが失われることを「連合弛緩」とも呼びます。統合失調症という名称の由来に近い表現です。思考や行動、感情を同じ方向に統合する能力が低下することを統合失調と呼んでいます。

より重い症状として、会話の発語が単語の羅列になってしまうような状態を「言葉のサラダ」と呼びます。「サラダ」と言っても爽やかな意味ではなく、欧米的にはバラバラという意味であまり良くない例えに使うようです。この思考の障害、思路障害が重症化して進んでいくと、45ページ以降で説明する陰性症状にもつながっていきます。

陰性症状の話に進む前に、陽性症状の専門用語で代表的なもの（一級症状）を簡単に紹介しておきます。これらの言葉を覚える必要は全くありませんが、一応、一度は目を通してみてください。

作為体験	自分が操られているように感じる
考想化声	自分の考えが他者の声で聞こえる
思考吹入	他者の考えが吹き込まれる
考想察知	考えが周囲に知られる
思考奪取	考えが抜き取られる
思考伝播	考えが広範囲に広められる
体感幻覚	グロテスクな内臓感覚などの体感（例:腸が溶ける）
妄想知覚	知覚に誤った意味付けをする（例：バイクの音は自分を襲う合図）
妄想着想	唐突に生じた考えを確信する（例：自分は皇族の隠し子である）
妄想気分	不気味な感じが押し寄せる
関係妄想	他者の行為が自分と関係している
被害妄想	他者から危害を加えられている
注察妄想	監視されている

追跡妄想　追いかけられている
被毒妄想　毒を盛られている

これらが、よく観察される症状です。まさに「了解不能」と言いたくなる症状が並んでいます。了解不能とは、「その人の立場に立って想像してもそのような心情や行動になるだろうとは理解できない」という意味でした（16ページ参照）。主観を完全に排除することは難しいですし、事実確認の困難さはあるとはいえ、一般的、客観的に考えてこれらを了解可能とは言いづらいでしょう。

統合失調症の幻覚・妄想は「自分を脅かされるようなもの」

幻覚、妄想という言葉の意味からはもっと他の症状があってもよさそうですが、実際に症状として表れるものはこのような内容に集約されていきます。これを「自分を脅かされるような幻覚・妄想」とまとめてみました。

漢字から受ける第一印象と内容が違うものもあるかもしれません。もともとはドイツ語やフランス語から訳されたものがほとんどなので少し違和感があるのは否めません。これらの意味自体よりも、このような言葉が作られた意義について、一度考えてみてください。

物質的な証拠のない統合失調症やそれに近い疾患の、漠然として多種多様な症状の数々から、これらの要素を抽出し一つひとつの概念にまとめた努力の結実です。過去の偉人たちが、つぶさに観察し特徴を抽出し、それを他人とも共有できるような形でまとめた成果なのです。これによって、何とか精神医学も科学の文脈で客観的に語れるまでの域にたどり着いたという涙ぐましい道のりに思いを馳せてください。こういう話は改めて別の機会にしたいと思います。

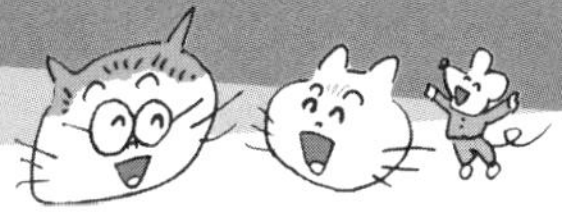

統合失調症――❸

統合失調症、上から見るか横から見るか

ここまで、統合失調症の特徴的で目立つ症状、幻覚、妄想などの陽性症状について解説しました。今回は陰性症状について説明します。陽性症状は「本来ないはずのものがある」でしたが、陰性症状は「本来あるはずのものがない」です。

陰性症状は言葉で言うと単純です。代表的なものを挙げると、感情鈍麻、感情の平板化、思考の貧困化、意欲の低下です。これらがより進行した場合、まとめて「無為自閉」と言ったりします。また長期間の経過の意味を込めて、残遺状態、残遺症状と呼ぶこともあります。「時を経て残った症状」という意味です。これは後で説明します。

陰性症状の意味はいずれも「言葉通り」

どれも陽性症状とは違って、言葉通りで分かりやすいと思います。「感情鈍麻」は感情の動きが鈍くなることです。「感情の平板化」もほとんど同じですね。本来、感情は起伏があって波があって、生き生きと動いているものという想定です。確かに、生きていれば何かしら変化はあるわけで、快・不快、好き嫌い、喜怒哀楽、色々と感情は動きます。それが動きづらくなる、という状態を指しています。

「思考の貧困化」は、思考の内容が乏しくなり、量も減っていくということです。発病当初から貧困化していることもありますが、39ページで説明した陽性症状の思考形式の障害から連なる場合もあります。思考の流れ、思路が乱れてまとまらなくなり、支離滅裂になっていくと、客観的にも思考内容は減っているように見えます。

それが進んでいくと貧困化と呼ばれるほどまで内容が乏しくなってくる、ということです。

そういう状態では、徐々に外の世界への関心が薄れていきます。「外の世界」というのは、心の内面、あるいは「精神」を内側と見たときの「自分以外の世界」のことですね。関心がなくなり、何かをする意欲がなくなっていきます。そして何もせず、自分の精神世界に閉じこもっていく。これを無為自閉と呼ぶわけです。

発病期には目立たない陰性症状

これらの陰性症状ですが、発病期にはあまり目立ちません。陽性症状が出てくるとそちらの方がはるかに目立ち、他人に対する影響、社会的な影響も大きいのでこちらが問題にされがちです。しかし、実は根底には初期から潜在している、とも考えられています。

100 年以上前に統合失調症という病名を発案したブロイラーという精神科医は、統合失調症の症状を基本症状と副次症状に分け、陰性症状である感情鈍麻を基本症状、陽性症状である幻覚、妄想を副次症状に分類しています。つまり、「陰性症状こそが基本で本質的だ」という捉え方であるとも言えます。これを掘り下げると精神病理学という学問領域になり、深追いすると戻って来られなくなるぐらい奥深いのでこの辺で留めますが、このように統合失調症の捉え方は色々な可能性があり、完全には定まっていないということも知っておいてください。

そして、38 ページでも説明した通り、統合失調症は命に直接関わる疾患ではないので長生きする方もいます。数十年に及ぶ長期間の罹病期間もあり得ます。それぐらいの長い期間だと徐々に症状も変わっていきます。ここで、典型的な症状経過を見てみましょう。36 ページで紹介した症例は実は急性期までの話でしかなく、症状

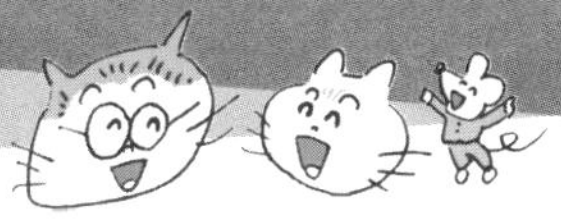

経過としてはまだ始まってすらいないとも言えます。

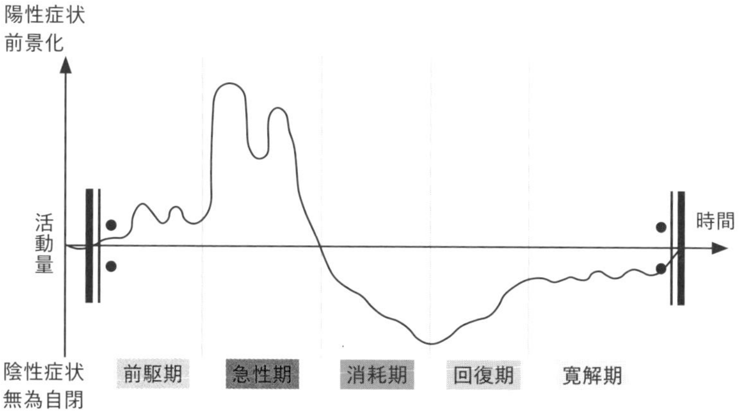

(1) **前駆期**　不眠、不安、音へ敏感さなど、軽微な症状が出現する時期
(2) **急性期**（数週間から3カ月）　不眠、幻覚、妄想といった症状が大きく出る時期
(3) **消耗期・回復期**（数カ月）　意欲低下、倦怠感など、エネルギーが低下している時期
(4) **寛解期**　比較的、症状が落ち着いて安定している時期

必ずこのような経過をたどるとは限りませんし、厳密に定義された区分ではないですが、活動量、エネルギー量を縦軸に取ると、大体このようなイメージになります。

統合失調症の症状経過と再発

急性期までは陽性症状が主です。急性期は症状が目立ち始めてから約3カ月のことを言います。これに関しては行政上の区分でも入院後3カ月を急性期と捉えていて、精神科救急医療や急性期治療を担う病棟では、入院したらこの期間内に退院するよう推奨されています。むやみに入院を長引かせることは治療上あまり有益ではないと考えられているからです。

急性期以降、消耗期、回復期で陰性症状に移行します。現代においては、これは自然経過というよりは治療の結果の側面も大きくなります。36ページで紹介した架空の症例にもありましたが、陽性症状が目立ってきた場合には生活に支障が出ます。100年前の日本では、統合失調症などの精神疾患患者を自宅に監禁する私宅監置という行為が横行していたのですが、現在は病院を受診して薬を飲むなどの治療を受ければ、症状はある程度落ち着くようになります。薬剤は、実はかなり効果があるのです。

しかし、全員が完全に良くなるほど効くわけではないのも事実です。そして、副作用もあります。過鎮静、意欲低下など活動量が抑えられる恐れがあります。統合失調症治療薬（抗精神症薬あるいは抗精神病薬と言います）の副作用についてはページを改めて詳しく説明したいと思います。このように消耗期の意欲低下は、陽性症状が抑えられて陰性症状が主になると同時に、薬の副作用の両面があるということです。

回復期は、病状と副作用で生じた意欲低下の回復を目指す過程です。ここでデイケア、作業所、就労支援などの公的なサービスを使うことが多くあります。大まかに説明すると、デイケアはまずは人との交流に慣れていくという場所です。作業所は軽作業をすることで少ないながら収入を得ることができます。就労支援はまさに就労を支援します。訪問看護、ヘルパー導入など、自宅での生活維持の支援を受けることもできます。

このような症状過程は、大体1年から数年単位で捉えられます。しかし、残念ながら1回の経過だけではなかなか終わりません。多くは、再び前駆期から急性期に入る過程の繰り返しになります。その主たる原因は拒薬や怠薬、つまり薬の飲み忘れや、飲まなくなることです。薬はそれぐらい重要で、飲まないと症状が再発することが多いのです。そして拒薬、怠薬の原因は、一つには副作用が出て飲みたくなくなること、もう一つ重要なことが病識の乏しさ、つまり自分が病気であるという認識が不十分なことです。

そもそも幻覚、妄想は本人にとってとてもリアルなものです。他人が勝手に幻覚、妄想と呼んでいるだけです。なので、自ら「病気である」という認識を持つことは難しいのです。しかも、精神疾患に対する偏見、差別意識は社会だけでなく、その一員である当事者、本人にもあります。ですから、自分は病気じゃない、ましてや精神疾患などではないと思いたくなる。病気であることを否定したくなる。結果的に病気であることの象徴である薬も飲みたくなくなるわけです。

再発のリスクは拒薬、怠薬だけではありません。統合失調症自体が原因不明なので、何の誘引もなく（内因）悪化することもあります。周囲の環境、家庭環境がきっかけ（心因）で不調になり再発する場合もあります。

いずれにしても、1年から数年単位でこのサイクルを繰り返しつつ、徐々に陰性症状が重くなっていき、無為自閉、残遺状態になっていくというのが典型的な過程になります。

「上下」ではなく「遠近」で症状を捉える精神科

ここまでをざっくりまとめると、初期·急性期は陽性症状が主、慢性期になると徐々に陰性症状が主になっていきます。これを精神科独特の表現で、「病初期は陽性症状が前景に立つが、徐々に背景化して残遺状態になっていく」などと言います。

「前景」という言葉は医学ではほとんど精神科でしか聞いたこと

がありません。言葉の意味は「前方に見える景色」ですが、症状でいうと、「目立つ」という意味です。背景化もそうですが、精神科では感覚的には症状を景色のように捉えているんですね。

興味深いことに、潜在化、表面化とは言わないのです。潜在化、表面化だと、「下に沈んでいたものが上に浮いてくる」という上下のイメージですが、背景だと遠近のイメージです。ある意味、精神科では患者、病気との付き合い方として、横並びの同じ目線で見ているとも言えます。

それはなぜかといえば、統合失調症という病気は完全には治り切らないが、基本的には長生きする人が多く、そして主たる困りごとは生活だから、ではないかと思います。必然的にその人に寄り添わざるを得ません。そうすると、自然に横並びの目線になり、症状が景色のように見えてくるのかもしれません。また、景色という表現には、それらがその人の主体とは別物で、付随的、修飾的なものではあるものの、完全には排除できないものという感覚もあります。

このように、統合失調症は、その場、その時の症状だけでは捉え切れず、数十年におよぶ長い時間軸の中で見ていかざるを得ない疾患でもあります。だからこそ、陽性症状よりも陰性症状が基本的、本質的な症状という考え方もできるわけです。最初に紹介した通り、19世紀に早発性痴呆と呼ばれていたのはまさにそういう捉え方でしょう。長期的には陽性症状が背景化し、陰性症状がメインの残遺症状、残遺状態になるわけですが、それは思考の貧困化が進んだ状態で、「痴呆」、今で言う認知機能が低下したような状態に見える。それが10年単位の長期の罹病期間後とはいえ、一般の人よりはかなり早く訪れる。そういう疾患であるということです。

そして、残念ながら今の日本では、長期の入院を余儀なくされ精神科病院で生涯を終える人も多くいます。そのような実情、具体的なエピソードを、日経メディカルOnlineのコラム「その死に誰が

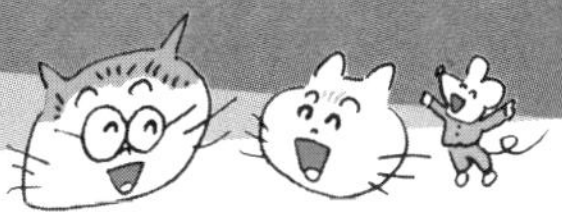

寄り添うか──精神科単科病院にて」で以前紹介しました。コラムをまとめた書籍でも読むことができます。手前味噌にはなりますが、統合失調症の長期経過、陰性症状の実態についてはこちらが分かりやすいと思いますので一読をお薦めします。

さて、このように多種多様な症状があり、幻覚妄想という即時に確定できない症状もあり、さらに生活に支障が生じる疾患で、しかも長期の時間軸で捉えないと把握できない統合失調症は、どうすれば正確に診断できるのでしょうか。そもそも、本当に病気と言い切れるのでしょうか。

統合失調症──❹

特徴的な症状が２つ以上で診断される「統合失調症」

ここまで、統合失調症の長い時間経過の中で繰り返す陽性症状や陰性症状は、あたかも景色のようであるとお話ししてきました。ここからは、景色のように捉えどころのない統合失調症をどのように診断しているのか、そもそもできるのかを見ていきましょう。ここには長年の精神科医の苦闘があり、その成果があるのです。少し専門的な話にはなりますが、細かいところは流し読みで構いませんから、大ざっぱに理解してください 。

まずは世界標準の精神疾患分類マニュアルであるDSM-5-TR（DSM第5版の改訂版）の診断基準を見てみます。

統合失調症の診断基準（DSM-5-TR）〈抜粋〉

（A）以下の２つ以上が１カ月間ほとんどいつも存在する。1、2、3のどれかは必須

1. 妄想
2. 幻覚
3. まとまりのない発語（例：頻繁な脱線または滅裂）
4. ひどくまとまりのない、またはカタトニアの行動
5. 陰性症状（すなわち感情の平板化、意欲欠如）

(B) 障害の始まり以降の期間の大部分で、仕事、対人関係、自己管理などの面で1つ以上の機能のレベルが病前に獲得していた水準より著しく低下している
(C) 障害の持続的な徴候が少なくとも6カ月間存在する
(D) 統合失調感情症などが除外されていること
(E) 物質（例：乱用薬物、医薬品）または他の医学的疾患によるものではない
(F) 自閉スペクトラム症や小児期発症のコミュニケーション症の病歴があれば……（以下略）

これら全てを満たした場合に統合失調症と診断されます。(A)が最も特徴的で重要な基準なのですが、ちょっと後回しにして、他の項目を先に見ていきましょう。下からいきます。

(D)(E)(F)は、まとめると「他の病気・物質やその影響の問題ではない」と確認する項目です。今回話したい内容の趣旨とは少し外れるので、ここでは説明を省かせてもらいます。

次は「(C) 障害の持続的な徴候が少なくとも6カ月間存在する」。この時間感覚は重要です。「持続的」に「少なくとも」「6カ月」、なかなかのんびりした話です。「先週から症状が出ました」では到底診断はできないということです。これまでも説明してきた通り、統合失調症とは数十年に及んで付き合っていくこともある病気です。そのような疾患はすぐには診断できません。「将来への影響が大きいから慎重に診断すべき」という意味ではなく（それも重要で

すが)、統合失調症でなくても、一時的に同様の症状が表れたり、消えたりすることがあるからです。では症状が持続的でなかったり、6カ月以下だったらどうなのかというのは、実はかなり重要な話なのでこの後で説明します。

そして(B)です。これは要するに「困っている」ということです。つまり総論で説明したように「病気である」ということの確認です。「仕事、対人関係、自己管理などの面で」と言いますが、これはほとんど生活、人生そのもののことですね。そして「1つ以上の機能のレベルが病前に獲得していた水準より著しく低下している」、何かで困ったことが起きている。つまり「人生の中で困っている」と言ってしまって大きな間違いではないでしょう。このように、統合失調症に限らず、ほぼ全ての精神疾患の診断基準に同様の項目が含まれています。どんな症状があろうと、困っていなければそれでいいわけです。逆に言うと、「困ってもいない人を勝手に病気にしてはいけない」という基準とも考えられます。

統合失調症の診断基準の本丸とは

ここまではいわば確認項目で、統合失調症の本質ではありませんでした。最後、本丸の(A)の話です。「本丸」と言いましたが、見てもらったら分かるように、これはここまでに説明してきた、統合失調症の症状を5つに分けて書いただけです。1、2は陽性症状、3が思考形式の障害、5はそのまま陰性症状です。4の「カタトニアの行動」だけ説明していなかったので少し補足しておきましょう。

カタトニア(緊張病とも言います)は、私の能力不足もありますが、一言で表すのは難しい病態なのです。多少の(かなりの)誤解を恐れずイメージだけ伝えると、「興奮しすぎて周りが見えなくなり、意思疎通が難しくなったり、変な姿勢や行動を取る状態」のことです。

こういう症状は統合失調症に限らず他の精神疾患でも起こり得るのですが、統合失調症でもよくある症状、状態です。陽性症状、陰性症状とも分けきれず、説明が難しいので後回しにさせてもらいました。

カタトニアの詳細はともかく、このように「統合失調症に特徴的な症状が2つ以上あれば統合失調症と診断される」というのがDSM-5-TRの診断基準です。

「え、ちょっと待ってください。たったの2つ？」と思いませんでしたか？ そうなんです。1、2、3のどれかは必須とはいえ、5つの症状のうち2つがあったら統合失調症と診断できるのです。5つのうち2つですから半分以下です。理屈で言えば、1､5の症状があって2、3、4の症状がない人と、2、3、4の症状があって1、5がない人には共通の症状がありませんが、同じ統合失調症と診断されるのです。

一見、不思議な感じがしますが、現場の一臨床医の実感としてはそんなもんかなとも思います。統合失調症の症状は他の疾患と比べてもかなり特殊なので、これらの症状が1つでもあれば、統合失調症をかなり疑います。実際、DSM-IV-TR（第4版の改訂版）では、「妄想が奇異なものであったり、幻聴がその者の行動や思考を逐一説明するか、または2つ以上の声が互いに会話しているものであるとき」には、1つだけでも診断できるとしていました。妄想が奇異かどうかはかなり曖昧なので判断が難しかったのですが……。結果的に、DSM-5からこの項目はなくなりました。ともかく、このような特徴的な症状が2つ以上あれば､しかも一定期間持続するなら、統合失調症と言っていいだろうなあ、というのは個人的に主観的な実感としても納得感はあります。

「主観的な実感」に関連した話として、以前は「プレコックス感」

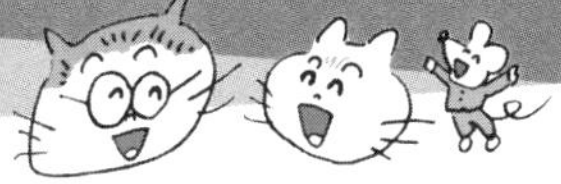

という言葉が使われていたことがありました。プレコックス感とは、統合失調症患者と関わったときに観察者が受ける独特の「あの感じ」という意味です。それが診断基準とは言わないまでも、経験的な感覚として診断する上で重要だと論じられていたこともあったようです。確かに、臨床経験をある程度積んだ身としては、言いたいことは何となく分からんでもないなあ、とは思います。独特な感じはあるといえばあります。とはいえ、このような曖昧な表現では実質的には、統合失調症の人は統合失調症っぽい感じがする、という同語反復的なほとんど意味のない内容しか言えていません。このような漠然とした「主観的な実感」は、経験を積めば誰しもが持つことは持つのですが、実感は人によって違うわけですから、それに頼っていては同じ土台で話ができません。そこで、客観的に検証できる形にまとめたものがDSMという診断マニュアルなのです。

このように、診断基準を定めてそれに当てはまれば診断するという方法は「操作的診断」と言われています。そして、これが現代において統合失調症を診断するということであり、ひいては精神疾患全体の診断の方法ということになります。

「操作的」な診断方法は本質的ではない?

個人の主観的な実感に基づく診断よりはるかにマシとはいえ、よく理解しなくてもできる「操作的」な、本質的とは思えない診断方法でいいのか、病気の原因も分からないのに診断できるのかと思う方もおられるのではないでしょうか。そういう疑問が生じるのも当然だと思います。実際、私は身体科の医療従事者からもそのような意見を言われたことがありますし、それはある種、精神科への不信感、忌避感にもつながるところがあるように思います。しかし、それにお答えするにはDSMが生まれるに至る精神科の歴史についても触れないわけにはいきません。ここからの話では、古臭い医療分野に見えた精神科が、何よりも最新の科学であることをお示しできるはずです。

統合失調症——❺

精神医学が「最新の科学」であることの証明

ここまで、統合失調症の診断、その診断基準を提示しているDSM-5-TRについて細かく見てきました。ここからはそのDSMとは何か、その歴史的経緯と問題点を説明していきましょう。このDSMという「精神疾患の診断・統計マニュアル」は、現在の精神医学の根幹を成しているのです。専門的な細かい話と思われるかもしれませんが、精神医学どころか現代科学の最先端に関わる興味深い話になっているので、少し我慢して最後までお付き合いください。

DSMには、精神医学界内部から「病気の原因が含まれていない『操作』では精神疾患の診断はできない」などと、多数の批判があります。「操作的診断」というのは、先ほどご説明したように「診断基準を定めてそれに当てはまれば診断する方法のことです（55ページ参照）。「操作的」であること自体はいいとしても、基準の妥当性が乏しい、製薬会社との癒着があって偏りがあるといった批判もまた多数あり、完全無欠とは程遠い方法論であることには個人的にも異論はありません。それでも、精神医学の歴史に革命的な発展をもたらしたことは疑いようのない事実なのです。名前にある通り、これは診断・「統計」マニュアルであり、その成立には高度に専門的な数学、統計学が駆使されています。大学で専門に研究している人ならともかく、市井の一臨床医には残念ながら手に負いかねる部分

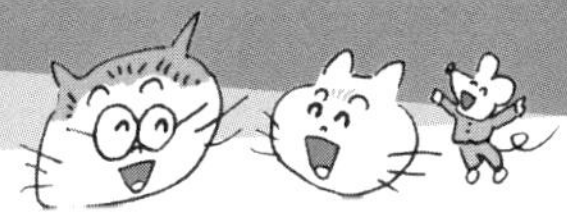

が多々あります。その点はご容赦の上、誰でも分かるように概要を説明したいと思いますので、お聞きください。

数年前に、『統計学が最強の学問である』（ダイヤモンド社、2013年）という本がベストセラーになりました。まさにタイトルの通りで、統計学とは最強の学問であり、最先端の科学の基礎と言えるでしょう。つまり、高度な統計学によって作られたDSMを基盤とする現代の精神医学は、最先端の科学の枠の上に成り立っていると言えるわけです。大げさに聞こえるかもしれませんが、これは事実です。ここで広げた大風呂敷は後で畳むとして、話を先に進めましょう。

このDSM（主には第3版であるDSM-IIIからです）の何が革命的だったか、私でも分かる範囲で説明すると、病気の本質は何なのか、本当にそれは一つの病気と言えるのか、あるいは違う病気の寄せ集めなのかなどなど、結論の出ない議論はいったん置いておいて、「とにかく不完全でもいいから、精神疾患を全員が同じ基盤で統計的に客観的に扱える形にした」ということです。これはめちゃくちゃ大事なことなのです。

反対に言えば、DSM-IIIができるまでは大変でした。場合によって、それぞれの医師が勝手に病名を作って診断していたり、精神科医間でも同じ病態に対する診断が一致しなかったり、今から考えると混乱の極みとも言えるような状況だったようです。いったん精神医学の歴史を遡り、統合失調症を中心としてエクストリームに概観してみましょう（歴史に興味のある方は良書がたくさんあるのでぜひ読んでみてください）。

DSMで疾患を客観的にまとめられるようになった精神科

18世紀、それまでただ監禁されていただけだった精神科患者を解放し、医療の対象としようという動きが生まれます。それを主導したフランスの医師フィリップ・ピネルを描いた絵画は象徴的で有名です。

19世紀になると、ドイツのエミール・クレペリンが、ほとんど精神疾患が分類されていなかった中、今で言う統合失調症に近い患者を早発性痴呆という名でまとめ、「統合失調症と双極症は別の病気である」と区別しました。その後、スイスのオイゲン・ブロイラーが今でも使われているschizophrenia（＝統合失調症）という病名を提案します。

20世紀に入ると、ドイツのカール・ヤスパースが精神医学を客観的に記述する、DSMにもつながる方法論を確立します。さらにドイツのクルト・シュナイダーが統合失調症の主症状を「一級症状」としてまとめ、それらは先に紹介した症状（43ページ参照）の名前として現在の教科書にも残っています。

このように、統合失調症だけをとっても始めから「統合失調症」という一つの病気として認識されていたわけではなく、200年ほど前から色々な人の手を経て徐々に疾患の概念がまとめられてきたのです。

そしてようやく1980年になって、DSM-IIIが出版されました。これまでも色々な人が色々な形でまとめようとはしてきたものの、いつまでたってもまとまりそうにないということで、何とか統計的に客観的に精神疾患を扱えるようにしたのです。そして、その目的は見事に果たされます。このDSM-IIIによって、科学的なアプローチによる研究が飛躍的に増えていくのです。

具体的に言えば、どういう人に、どういう治療をしたらいいのかということが客観的に判断できるようになりました。後ほど説明しますが、統合失調症の治療の基本は薬物療法です。一般的には「精神疾患は治らない、特に統合失調症は治療法がない」というイメー

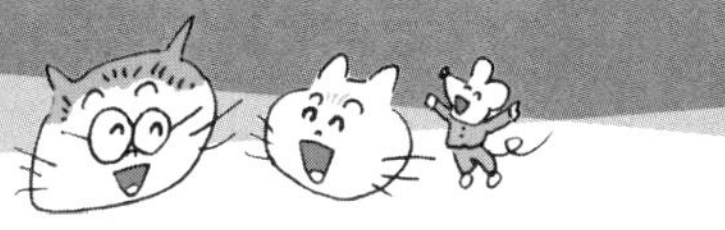

ジがあるようで、個人的にもそういう質問を多く受けますが、実はそんなことはありません。統合失調症には、薬が抜群に効きます。統合失調症の再燃率（精神症状が再発することを再燃と呼びます）は薬を飲まないと64%ですが、飲んでいれば27%です（Stefan Leucht,et al.Lancet . 2012;379:2063-71.）。つまり37%の人は薬のおかげで再燃を防げているという意味で、「3人に1人は薬が効く」と言えます。「3人に1人薬が効く」というのは、医学的に抜群に効くと言っても過言ではないでしょう。

こんなことが統計的に研究できるようになったのは、DSMによって疾患を客観的にまとめられるようになったからです。

繰り返しますが、統合失調症は内因性。つまり原因不明です。物質的な原因はほとんど分かりません。かつては、梅毒が進行すると統合失調症と同じような精神症状が表れ、統合失調症と区別が付きませんでした。それが、梅毒の病原菌と治療法が発見されたことで、今では統合失調症と梅毒は違う病気と区別できます。しかし現在、統合失調症と呼んでいる病態が一つの疾患なのか、梅毒のように別の疾患が複数集まっているのを判別できていないだけなのか、実はほとんど分かっていないのです。

ところが、例えそうであったとしても、51ページで示したような診断基準でとにかく客観的にまとめることさえできれば、その一群に対してどのような治療法がどの程度効果があるのかということを科学的に判断できるのです。そして、薬には相当な効果があることが確認でき、何より、実際に患者さんの状態を著明に改善することができているわけです。例として治療との関連を挙げましたが、診断、予後、疫学の研究などにおいても客観的な情報は必須です。

確かに、他の医学分野に比べると精神科は、生物学的、化学的、物理的な情報は著しく少ないでしょう。何も分かっていないと言ってもいいぐらいです。そのために、「科学的ではない」と、そしりを受けることがあります。私自身、初期研修を修了する際、指導医に「精神科医になる」と告げると、「そんな非科学的な分野に行くなんてもったいない」と言われた経験があります。世間のイメージはそんなものなのかもしれません。

しかし、精神科以外でも病気の原因が分からないものはあります。最もポピュラーな疾患の一つである高血圧症も、約90％が本態性高血圧症です。本態性とは、実質的に原因不明ですから、内因性とほぼ同じ意味です。また、病気の原因が分かっていたとしても、神経疾患など治療法が分からない疾患はいくらでもあります。あるいは、糖尿病などの内科疾患についても、基本的には合併症の予防をしているのであって、原因を除去して薬も不必要になるという意味での根本治療ができている疾患ばかりではありません。つまり、精神科だけが特別非科学的な医療をしているとも言えないと私は考えています。

それに、現在の社会を席巻している科学とは何かを見てください。それは例えばビッグデータを扱うものであったり、人工知能であったり、ディープラーニングと呼ばれるものです。これらを基にした科学技術はスマートフォンなどの日常的に使われるデジタルデバイスを通じて我々の生活に浸透し、なくてはならないものとなっています。しかし皆さん、これらが何のことかを十分に理解できていますか？ もちろん私にも分からないのですが、細かいことは目をつむって、例え話をさせてください。

ビッグデータをディープラーニングで分析する、というのは大ざっぱに言って、まとまりの乏しい大量のデータを機械が自動的に解析するというような意味としましょう。「どうしてそういう結果になるのか、人間の認識の仕方では説明が難しい」という意味で「ブラックボックス」などと言われたりします。しかし、そのブラックボックスを経て得られた結果は正しいはずで、その説明できない成

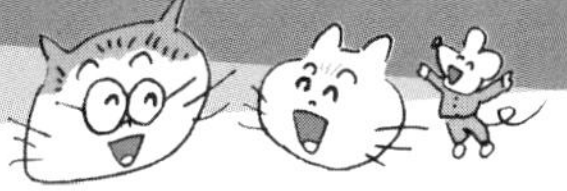

果を我々は生活で利用しているわけです。

精神科のブレイクスルーに期待して

それは、DSMに基づく精神医学もほとんど同じです。病気の原因も、何を一つの疾患と呼んでいるのかも分からない状態でも、その情報をまとめて統計的に処理することで、どうして薬が効くのか確かなことは誰も説明できなかったとしても、客観的な成果が判別でき、それを利用して我々は個々の患者さんの生活に貢献しているのです。そしてそれは身体疾患の治療よりも効果が高いことだってあるのです。

そういう意味で、今、精神医学が取っている方法・アプローチは、統計学という最強の学問をバックボーンとした、まさに最新の科学的手法と言えます。私が強く言いたいのは、「精神科を侮らないでね」ということです。

大風呂敷ついでに、さらに大上段に構えてみましょう。

AlphaGoという囲碁AIが人間の棋士をはるかに超えたという話はご存じでしょうか。それまで「複雑すぎて機械には扱えない」と言われていた囲碁において、ディープラーニングと巨大なマシン性能で、あっという間に人間を超えてしまいました。そしてそれは人間が1000年以上かけて積み上げた知識と経験を、たった3日の計算で超えてしまったというのです。とはいえ、AlphaGoというAIが囲碁の「本質」を「理解」したわけではありません。何も分からないままでも驚異的な結果は出せるのです。

精神医学はそれぐらいのとんでもないブレイクスルーを起こし得る領域です。統計学に深く根ざした精神医学では、むしろ他の分野よりもブレイクスルーが起こる可能性があります。今は、「原因も機序も分かっていない、非科学的な科」とやゆされることもある精神科が、ある時、たったの3日で抜群の結果をたたき出す可能性は大いにあるのです。私はそう確信しています。え、妄想でしょうか？答えはそのうち出ます。今から楽しみに待ちましょう。

今回は医学の話からかなり飛躍しているように思われたかもしれません。しかし精神科は、病気も、患者も、医療従事者も、いつもさらされる偏見と差別に慣れ過ぎてまひしてしまうぐらいなのです。たまには、こんなポジティブな展望があってもいいかと思い書いてみました。いずれにしても精神医学の過去から現在に至る状況、将来の可能性は何となく分かっていただけたのではないでしょうか。

さてこの後は、このDSM-5から導入されたスペクトラム（連続体）という概念について、「正常と病気の境目なんてどこにもないですよ」という、またしても大きなテーマを説明していきたいと思います。お楽しみに。

統合失調症――❻

虹は何色？ 切れ目のない疾患群から成る統合失調スペクトラム症

ここまで、統合失調症の診断基準、それが成立した歴史的経緯から現在へと連なる流れを見てきました。その中で、統合失調症の診断基準に完全に合致しない場合はどうするのかという疑問を提示しましたが、そこからもう少し話を広げて病気と正常の境目について解説したいと思います。キーワードはスペクトラム（連続体）です。漢字の羅列や聞き慣れない単語がたくさん出てくるかもしれませんが、理解は後回し、目で追うだけで構わないのでとりあえず最後ま

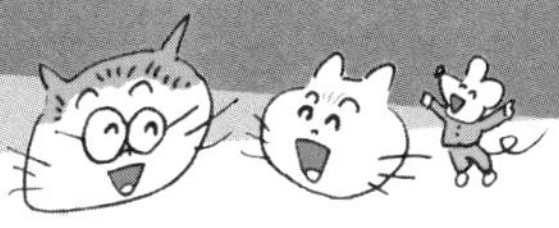

で読んでください。結論はシンプルです。大事なのは大ざっぱに捉えることです。

統合失調症は、世界標準の精神疾患の診断・統計マニュアルであるDSMの第5版改訂版（DSM-5-TR）において、「統合失調スペクトラム症および他の精神症群」（以下、「統合失調スペクトラム症」と呼びます）という項目の中の一つの疾患になっています。これまで、「疾患群」を指しているときも、統合失調症と書いて、かなり曖昧に使ってきました。というのも、この群はその名の通り「統合失調症とその仲間たち」のことなので、「統合失調症」とまとめて書いた方が分かりやすかったからです。この群のことを、精神科医の間では日常的に精神病圏と言ったりします。ややこしいのですが、「精神病」は病気の名前ではなく統合失調症の主症状を指す症状の名前です。そのため、DSM-5-TRからは「精神症」という訳語に変わりました。本書では「精神症圏」と呼んでいくことにします。その精神症圏がDSM-5-TRの一つ前のDSM-5から上記の呼び方でまとめられ、新たに出てきた用語がスペクトラムです。

「スペクトラム」は、日本語では連続体と訳されますが、切れ目、境目が曖昧につながっている一群のことです。具体的な例を挙げると虹の色がスペクトラムです。虹は何色（なんしょく）ありますか？

日本では7色などと言われますが、英米では6色、独仏では5色、最小では2色と言われる地域もあるようです。つまり、虹の色は切れ目なく変わっていて、どこで区切るかは恣意的で、地域や文化によるのです。そしてこの「統合失調スペクトラム症」という疾患群も虹のような切れ目のない連続体になっている、というのが現在の考え方です。

まずは統合失調スペクトラム症の主要な疾患をまとめて並べてみます。

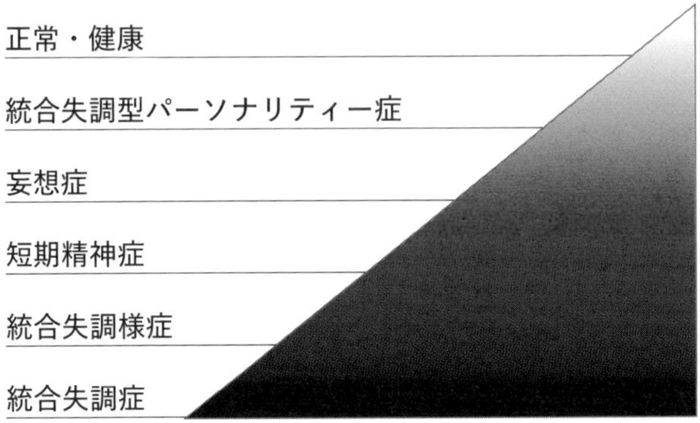

これは基本的には上から重症度の低い順に並んでいて、統合失調症が最も重症と考えられています。下の方から説明します。

統合失調症は、ここまで説明してきた通りです。他の疾患は「統合失調症の診断基準の何かを満たさないもの」と考えると分かりやすいです。

統合失調様症は、「統合失調症の診断基準と同じ症状の持続期間が1カ月以上6カ月未満の場合」、そして短期精神症は「持続期間が1日以上1カ月未満の場合」です。統合失調症は6カ月以上が基準でしたから、「持続期間が短い」という観点で軽症です。

妄想症は「妄想が1カ月以上持続するが、幻覚など他の症状はない」というものです。これは「症状の数が少ない」という点で軽症です。

統合失調型パーソナリティー症は、風変わりな行動などが特徴的な疾患です。「幻覚、妄想っぽいけど統合失調症ほどではない」というイメージです。統合失調型パーソナリティー症は、DSM-5からパーソナリティー症（パーソナリティー障害）であると同時に統合失調スペクトラム症にも入りました。パーソナリティー症に関しては、「これは病気ではなく個性だ」と主張する精神科医も少なく

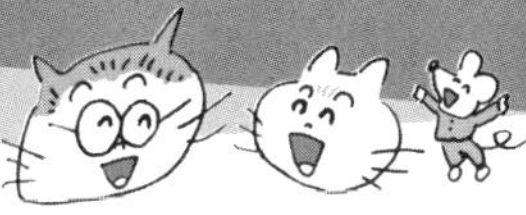

ありません。一つの根拠としては、「本人が困っていない」ことが多いからです。ともかく、軽症という以上に、コンセプト自体が従来の統合失調症と全く異なる「パーソナリティー症」という疾患でありながら、統合失調症のスペクトラムに含まれている疾患 、それが「統合失調型パーソナリティー症」です。

他には、統合失調感情症という「統合失調症と気分症（うつ病と双極症）の両方の症状が生じる疾患」もあります。

このように、統合失調スペクトラム症の疾患はそれぞれ独立したものではなく、統合失調症との重症度の違いで考えられていて、観点の違いこそあれ「正常・健康」と「病気」まで、境目が曖昧につながっている「連続体」であるというのが現在の精神医学の考え方なのです。64ページの図では、観点が複数あることを白とオレンジ、黒の混合で表してみました（このような考え方の変化はカテゴリー診断からディメンション［多元的］診断に変わった、と言われていますが……興味のある方は専門書をどうぞ）。

統合失調症の原因はあるにはあるけど……

ここでいきなりですが、統合失調症の原因について見ていきましょう。と言うと、ここまで本書を読まれてきた方は驚かれるかもしれません。これまで「統合失調症は内因性精神疾患、つまり原因不明です」と繰り返し言ってきました。「原因があったなら早く言え」と思われるかもしれませんが、はっきりとした原因、病気の本質は全く分かっておらず、ただヒントだけはあるという状態なので、お許しください。それを改めて解説していこうという話です。唐突な話題変更ですが、後で戻ってくるので安心してください。

統合失調症の原因は遺伝と環境（生後の全ての影響を環境と呼ぶことにします）が半々と言われています 。ですが象徴的な例を挙げると、一卵性双生児の統合失調症罹患一致率は約50%です。一卵性双生児、つまり遺伝子が全く同じ双子がいたとして、片方が統合失調症だった場合、もう片方が統合失調症である確率が50%だったということです（数字は概算として分かりやすくしています、ご了承ください）。

もしも統合失調症が完全な遺伝性疾患だとしたら、遺伝子が同じである一卵性双生児は、どちらかが統合失調症ならもう片方も統合失調症であるはずです。逆に遺伝子は関係なく、完全に生まれてからの環境因子によってのみ発症するとしたら、全体の有病率が1%程度の疾患なのに、一致率50%は大きすぎます。このことから、統合失調症の原因は遺伝因子、環境因子はだいたい半々だ、ということが分かります。参考までに、他の近親者での統合失調症の一致率を上げておくと、親子で9%、兄弟は7%です。これらは古い研究（M McGue,et al.Eur Arch Psychiatry Clin Neurosci .1991;240:174-81.）の数字ですが、大ざっぱに、遺伝か環境かのどちらかだけではなく、どちらも相当関わっている、そして、必ずしも遺伝するとは限らないのだということを理解してください。

遺伝子は色々と調べることができ、関連するDNAの変異も多数見つかっていますが、ほとんどの変異で罹患の確率がわずかに上がるだけという状況なので、「決定的な原因遺伝子はない」と言った方が分かりやすいでしょう。環境因子としても、都市に住んでいること、移民、冬に生まれたことなどがリスクとして見つかっていますが、いずれも影響はごくわずかしかありません。これらのことから、遺伝的に脆弱性がある人にある種のストレスがかかると発症するのでは、という脆弱性·ストレス仮説が提唱されましたが、これもいまだ仮説の域を出ません。また、梅毒がそうだったように、未知の感染症が関与している可能性もありますし、ある種のビタミンが不足しているという説もありますが未解明です。

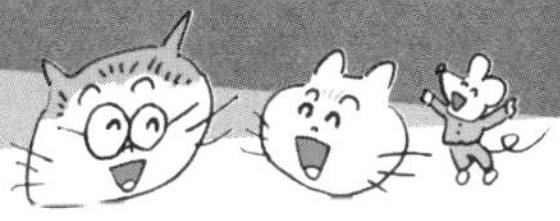

結局のところ、統合失調症の原因は「見つかっていない」というよりは、「微妙な原因が多すぎて何が何だか分からない」と考えた方がいいと思います。

あなたを含め全ての人が統合失調症につながっている

さて、「統合失調症の原因はあるにはあるけど、多すぎて何が何だか分からない」ということを踏まえて、もう一度、統合失調症スペクトラムについて考えてみましょう。最も重症である統合失調症から正常・健康な状態まで、切れ目なく続いている連続体であるのがよく理解できるのではないでしょうか。原因が一個か二個ならまだしも、遺伝も環境も、関連する要因が多過ぎたら疾患をきれいに分類などできない、連続体と言うしかないのも仕方ないと思えてきます。

また、精神症症状（統合失調症の主症状）が生じるのは統合失調スペクトラム症だけではありません。脳炎や認知症など器質的疾患（外因性）でも生じます。手術後、夜間などに起こるせん妄（夢か現実か区別がつかないぐらいの意識変容状態）でも幻覚、妄想は起こります。つまり、統合失調症と同じような症状は、統合失調症でなくてもいくらでも起こり得るのです。

ともすれば、統合失調症はとても特殊な疾患で、「統合失調症の人は自分とは全く関係がないあちら側の世界の人」と考えられがちです。だからこそ、差別や偏見が生じるのでしょう。差別・偏見が産まれる最大の根源は、「知らないこと」です。今回最もお伝えしたかったのは、「統合失調症は、一見正常・健康に見えているかもしれないあなたを含めた全ての人に、切れ目なく、境目なく、連続してつながっている」ということです。こうした知識、イメージを持ってくだされば、より統合失調症、精神科に親しみを感じていただけるのではないかと思い、書いてみました。

さて次項からは、本項であえて書かなかった、統合失調症の最大の原因候補にして、精神医学に革命を起こした大発見、「ドパミン仮説」についてお伝えします。そして、ようやく統合失調症の治療、その主役である薬物療法についても説明したいと思います。お楽しみに。

統合失調症 ——❼

精神医学の歴史は CP 以前、CP 以後に分かれる

ここまで、統合失調症と正常・健康がスペクトラム（連続体）として切れ目なくつながっていること、その背景として統合失調症の原因はないわけではないが、遺伝子も環境因子も多過ぎてよく分からないことをお伝えしてきました。ここからは多過ぎる原因の中でもひときわ重要、かつ「有用」であるドパミン仮説について見ていきます。

この仮説は精神医学の歴史の中でも確実に最大級の革命であり、「現代の精神科医は統合失調症においてはドパミンのことしか考えていない」と言っても過言ではありません。……と言うとやはり過言かもしれませんが、いくら穏健派の精神科医と言えど「ドパミン受容体遮断薬は全く不要だ」とする人はほとんどいないでしょう。それぐらい重要なのがドパミン仮説なのです。

実は、「ドパミン仮説とは何か」は一言では説明できません。複雑で諸説あり、まとめきれません。しかし、確実に言える決定的な一つの事実があります。むしろ事件というべきかもしれません。まずはそれを紹介しましょう。

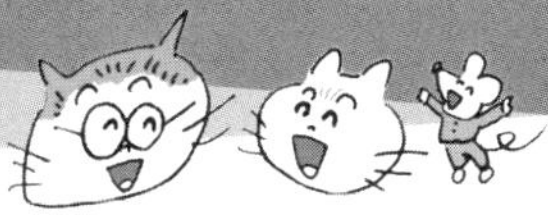

統合失調症に抜群の効果を発揮した「麻酔補助薬」

1952年、外科医が精神疾患患者に麻酔をするためにある薬を使ったところ、精神症状が改善したことが分かりました。その薬が、クロルプロマジン（CP：chlorpromazine）でした。CPはもともと抗ヒスタミン薬として作られましたが、諸々の経緯で麻酔補助薬として使われていたそうです。細かいエピソードについては省きますが、このCPが統合失調症に抜群に効く、特に陽性症状によく効くことが発見されました。そして、その機序（仕組み）を探ったところ、どうやらCPには神経伝達経路のドパミン受容体を遮断する作用がある、そしてそれが効いているらしいことが分かったのです。

この発見は、まさに革命的でした。細かいエピソードや仮説の諸説はともかく、重要なのは「ドパミン受容体遮断薬が統合失調症に劇的に効く」、とにかくこれです。この事実、発見を基に、いくつもの派生した薬が開発されました。現在に至るまで、統合失調症の治療薬でドパミン受容体を遮断しない薬は私の知る限り一つもありません。

1952年以降、精神医学の歴史は革命的に変わります。それまで統合失調症は原因が分からず、これといった治療法もありませんでした。そういう背景もあり、精神医学の中心は後で説明する神経症（心因性精神疾患）であり、その治療は精神分析をはじめとする心理療法や精神療法が主流でした。しかし、残念ながら統合失調症には精神分析は効果が乏しく、むしろ「悪化させるからやってはいけない」と言われるほどだったのです。患者数が多く、症状も重い統合失調症に対してほとんど何もできなかった精神医学が、「ドパミン受容体遮断薬」という生物学的な基盤を持つ、しかも劇的に効く「治療薬」を手に入れた。それはまさに革命でした。精神医学はここから、心理学的な学問から生物学的な学問へと一気に舵を切ることになるのです。

見てきたかのように書いていますが、もちろん当時のことは知りません。しかし、「今、もしもドパミン受容体遮断薬がなかったら……」と考えると、どれほどなす術がないかは分かります。現代の精神医学において、ドパミン受容体遮断薬はなくてはならない存在なのです。

と言うと、一部の精神科医、心理士などの精神医療関係者から「薬だけが全てみたいに言うな」、「精神療法も重要だ」などと怒られたりします。それは確かにそうなのですが、そうは言っても今の主流が生物学的精神医学であることは誰しも認めざるを得ません。こうした心理学的精神医学と生物学的精神医学の対立は、いまだに密かに残っています。これはもとを辿れば、ドパミン受容体遮断薬（CP）発見以前・以後の流れの対立とも言えます。

24ページで、「精神医学は理系と文系が拮抗してきた」と紹介したのは、まさにこのことです。100年前は精神分析を中心とする心理学的な文系が主流でしたが、ここ数十年は生物学的な理系が主流なのです。もちろんどちらも大事であることは誰も否定しません。しかし、どの精神科医も自分が理系寄りか文系寄りか、という自覚はあります。白状すると、ここまでの書き方からも分かるように、私はやや理系寄りです。まあ、標準的な精神科医だと思います。

薬の話の前に知っておきたい生物学的知識

そろそろ薬の話をしたいのですが、その前に、最低限必要な知識をお伝えします。ここから一気に生物学の話になります。文系寄りでのんびり聞いていた人、少しだけ気合を入れてください。生理学とか薬理学とかが好きな理系寄りの人、お待たせしました。

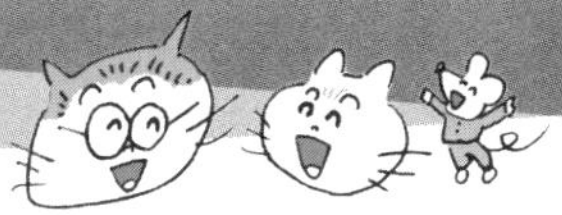

さて精神医学で生物学の話をするとしたら、どうしても脳の話になります。

神経細胞

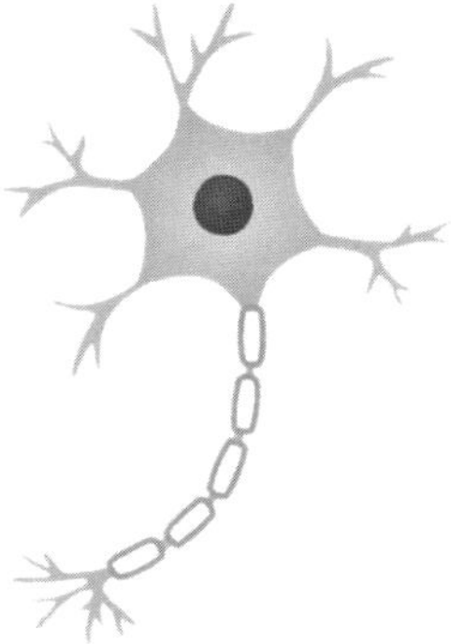

脳とは何か。一言で言えば、神経細胞の塊です。

1000億～2000億個あるとされる神経細胞と、それをさまざまな形で支える細胞たちの塊が脳です。そして、その神経細胞には、手のような軸索、突起がいくつもあり、それらはお互い手を取り合うように連携しています。その連携とは、神経伝達物質を介した電気信号の受け渡しです。そして、その神経伝達物質の一つが、先に出てきたドパミンなのです。

神経伝達物質を受け渡しする各神経細胞の間の場所をシナプスと呼びます。ある神経細胞（シナプス前細胞）の中で電気信号が突起の先、シナプスに伝わると、細胞からシナプス間隙に神経伝達物質（この場合ドパミン）が放出されます。そのドパミンが、シナプス後細胞にあるドパミン受容体に受け止められると、シナプス後細胞に電気信号が発生し、それが神経細胞内を伝わっていきます。

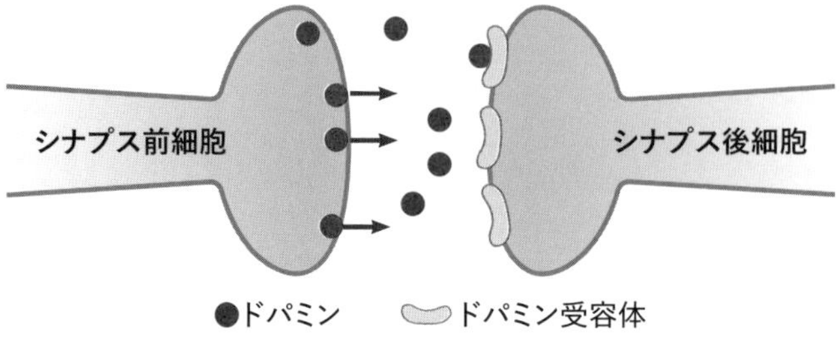

このように、脳は細胞間で電気信号を伝達し合うネットワークを形成しています。その信号伝達によって、脳は運動や感覚そして精神を含むさまざまな機能を果たしています。つまり脳とは、有機物質でできた大きなコンピューターのようなものだと考えると分かりやすいでしょう。

ニューラルネットワーク

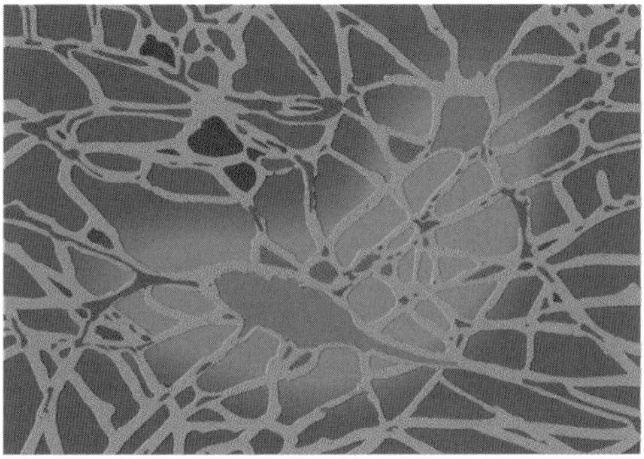

少し余談ですが、このネットワークをニューラルネットワークと呼び（ニューラル＝神経の）、最新の人工知能はこれを真似していて、それによって以前では考えられないような複雑な機能を持つことが可能になっているそうです。

脳、神経、ネットワーク、シナプス、神経伝達物質、受容体、それぞれの関係について理解していただけましたか。分かりにくかった方はもう一度読み直して、それでも分からなければ教科書を見てください。精神科における生物学的知識はこれぐらいしかありませんから、ここだけは何とか理解してください。

ドパミン受容体を遮断する統合失調症治療薬

さて、そろそろ統合失調症の薬であるドパミン受容体遮断薬の話に戻りましょう。上の説明で、「ドパミン受容体遮断薬」の意味は分かりましたね？　まさに、シナプス後細胞のドパミン受容体にドパミンが結合するのを遮断する薬です。受容体にくっついて作用するものを薬理学用語でアゴニスト、遮断するものをアンタゴニストと言います。つまりドパミン受容体遮断薬は「ドパミンアンタゴニスト」です。

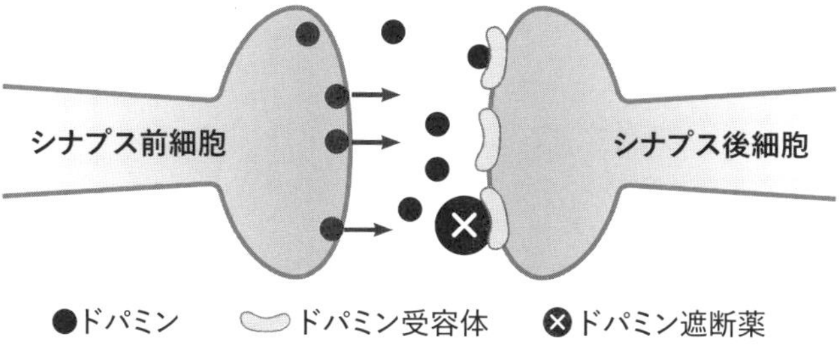

では、なぜドパミン受容体を遮断すると統合失調症の症状が改善するのでしょう。それは分かっていません。何と、ここまでしか分かっていないんですね。と言うと研究者からは怒られそうですが、我々現場の医師からすると、臨床的、実践的に利用できる情報とし

ては、ドパミン受容体を遮断すると改善する、ということだけで、それがなぜなのかという仕組みについてはほとんど分からず、あるのは全て仮説だけというのが現実です。これらの仮説のことを「ドパミン仮説」と言っています。

ドパミンが過剰に放出されると過覚醒になり幻覚、妄想が出てしまう、それを遮断して抑えれば症状は治まる——というのが代表的なドパミン仮説です。もう少し細かく、「脳にも色々な領域があり受容体にもいくつかの種類があり、この部分のこの受容体（ドパミンD2受容体が重要と考えられています）を遮断するといいらしい」などまで仮説に含めることもあります。細かい仕組みは後回しで、とにかく大事なことは、「ドパミン受容体を遮断すれば統合失調症の症状が治まる」ということです。それがスタートであり、根本的にはそこからさほど進んでいません。

ドパミン受容体遮断薬を抗精神症薬（抗精神病薬）とも呼びます。「精神症（＝精神病）」とは統合失調症の主症状のことです。以後、抗精神症薬と書くこともありますが、ドパミン受容体遮断薬と同じ意味です。

さて、劇的に効くというドパミン受容体遮断薬ですが、残念ながら100％効くわけではありません。効く人もいれば効かない人もいます。効き方も人によって全然違います。同じ人でも昨年効いた薬が今年も効くとは限りません。逆に薬を変えなくても症状は出たり出なかったり、良くなったり悪くなったりします。ただ一つの目安としては、59ページでも説明したように、再発防止に関しては3人に1人ぐらいに薬が効いていると考えられています。

残念ながら、「誰にどのぐらい効くか」はあらかじめ予測することはできず、使ってみないと分かりません。効いた人と効かなかった人の違いも分かっていません。想定されているドパミン過剰が、統合失調症の原因なのか、結果なのか、つまりドパミン受容体遮断

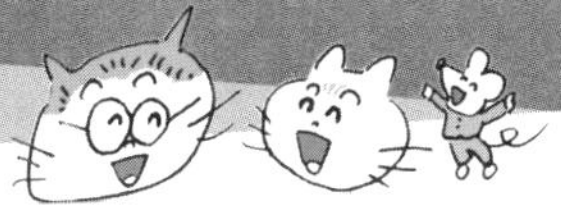

が原因療法なのか対症療法なのかも分かりません。

「ドパミン受容体遮断薬は劇的に効果がある」

このように分からないことだらけではありますが、重要なのは(とても重要なので何度も言いますが)、「ドパミン受容体遮断薬は劇的に効果がある」ということです。より実践に即して言うと、「統合失調症に対して、ドパミン受容体遮断薬は劇的に効果があることがわりとある」という感じです。また、薬が効くといっても、量を増やせばより効果が得られる、ドパミン受容体をとにかく遮断すればいいかというとそういうわけでもありません。薬の量をむやみに増やしても効果は上がらず、副作用ばかりが増えてしまいます。

研究の詳細については省きますが、PETという検査法で、脳内のドパミン受容体をどれだけ占拠したら（つまり遮断したら）抗精神症作用が得られるか、どれぐらいから副作用が出てくるかを調べたところ、65％ぐらい遮断すると効果が得られるが、78%を超えると効果は変わらず副作用だけが増えるという報告があります。

何度も言うように、仕組みは全て仮説ですが、実際のところ、多くの臨床試験でも同様に「薬は増やしても効果は変わらず、副作用は増えていく」という結果が示されています。このように、仕組みがどうかということより、臨床的にどうかということを重視する、むしろそれだけを考えるというのが精神科的な姿勢です。薬の使い方に関してはまさにその典型と言えます。

抗精神症薬の使い方のコツは、「副作用を少なくしながら最大限の効果を得る」というものです。当たり前といえば当たり前ですね。上記のように、増やしすぎたら効果は変わらないのに副作用が増えるわけですから、そのギリギリのところを狙うのが基本的な戦略になります。薬の処方は医師にしかできませんが、副作用の発見に関しては、特に入院中は看護師さんの観察能力にも頼るところが大きくなります。そういう点で、どのような副作用があるのかを把握しておくことは極めて重要です。

さてここからは、抗精神症薬にはどのような副作用があるのかを実践的に見ていきたいと思います。おそらく本書の中で最も「役に立つ」はずです。お楽しみに。

統合失調症——❽

抗精神症薬（抗精神病薬）の副作用を把握せよ

ここまで、統合失調症の治療薬としてドパミン受容体遮断薬が発見されたことにより精神医学に革命が起こったこと、ただし薬は増やしても効果が大きくなることはなく副作用ばかり出てしまうことをお伝えしました。ここからは、副作用について概要を説明していきます。今までやや理念的な話が多く感じたかもしれませんが、本項はひたすら実践的です。読んだその瞬間から即役立つお得な項になっております。が、その代わりかなりややこしいので、気合は必要かもしれません。休憩しながらでもいいので、諦めずに読んでください。

薬を使う上で、副作用を発見して把握することは極めて重要です。精神科だけでなく身体科でもせん妄などで抗精神症薬（抗精神病薬）を使うことはありますから、どの科でも同じと思って理解してください。

まずは代表的な抗精神症薬の副作用を紹介しておきましょう。解説は後ほど。

- 体重増加
- 錐体外路症状
- 悪性症候群
- 高プロラクチン血症
- QTc 延長
- 過鎮静
- 抗コリン作用

これ以外にも副作用は無数にあるのですが、特に注目すべきものがこれらになります。というのも、多くの臨床試験、論文で副作用として解析されているのがこれらなのです。それぞれ、より細かい分類があったり、逆にオーバーラップしているものもあります。少しずつ説明していきましょう。

抗精神症薬の副作用で典型的なのはパーキンソン症候群

副作用の詳細を解説する前に、もう少し抗精神症薬の仕組みについて説明しなければいけません。効果に関しては機序がほとんど不明な抗精神症薬ですが、副作用については機序がかなり明らかで、ほぼ薬理学的な理屈通りの副作用が出ます。分からないことだらけの精神医学において、分かっていることはできるだけ活用すべきです。しばらく生理学、薬理学の話です。頑張って理解しましょう。

抗精神症薬は基本的にドパミン受容体（特に D2 受容体）遮断薬である、ということは 74 ページでお示ししました。その副作用で典型的なものが、パーキンソン症候群です。パーキンソン症候群とは、パーキンソン病のような症状が出ることですが、そのパーキンソン病とは何かといえば、中脳の黒質でドパミンが枯渇することにより、主症状として錐体外路症状が起こる病気です。抗精神症薬はドパミン受容体を遮断するわけですから、遮断し過ぎると相対的にドパミンが枯渇したのと同じような状態になります。それで起こる副作用が錐体外路症状であり、パーキンソン症候群なのです。パーキンソニズム、パーキンソン症候群、錐体外路症状は抗精神症薬の副作用という点で、精神科ではほぼ同じ意味と考えても問題ないでしょう。

一気にややこしくなり眠くなってきたかもしれませんが、諦めないでください。ここを乗り越えたら明日から役に立つはずです。パーキンソン病については脳神経内科の範囲ですので、細かい機序、診断、治療など詳しい話が気になった方は脳神経内科の教科書をしっかり復習してください（という私もそれほど理解できてはいませんが……）。今回重要なのは、錐体外路症状です。これについては今から簡単に説明します。錐体路、錐体外路とは何かなども、本当は脊髄の断面図を見ながら説明したいところですが今は省きます。省きますから起きてください。

錐体外路症状を（多少の誤りはご容赦いただき）一言で言うと、運動の障害、特に協調運動の障害です。筋肉には屈筋と伸筋など各部位で対立する動きをするものがありますが、それらをうまくバランスを取りながら動かすのでスムーズな動きができるわけです。そのバランスが崩れてしまうのが錐体外路症状です。錐体外路症状はいくつもありますが、抗精神症薬の副作用として実践的に必要なものだけを精神科目線で抜粋します。

・振戦

手が震えます。静止時振戦といって、じっとしているときに丸い薬を丸めるような動きで震えます。

・歯車様固縮

主に肘関節で確認しますが、他動的に関節を動かすとスムーズに動かず、歯車を動かしているようにカクカクと動きます。

・寡動、動作緩慢

全体的に動きが鈍くなります。

・すくみ足、小刻み歩行、突進歩行

寡動の一部ですが、特に歩行の障害を集めました。一歩目が出にくい、歩き方が小刻みになる、歩き出すと止まれず突進のようになり方向転換できないなどです。

・仮面様顔貌

表情の動きが乏しくなります。

・姿勢異常

前傾·前屈しがちになり、転倒しやすくなります。

・アカシジア

静座不能と訳されます。全身、特に下肢がムズムズ、ソワソワしてじっとしていられません。

もう一つ、錐体外路症状とは呼びませんが、ドパミン受容体遮断によると考えられる重篤な副作用として悪性症候群があります。

・悪性症候群

詳細があまり知られていなかった頃に致死率が高かったため、このような名前で呼ばれています。発熱、筋強剛（こわばり）が中心で、意識障害や発汗、頻脈などの自律神経症状が出ます。横紋筋融解が起こることもあり、それに伴い血中のクレアチンキナーゼ（CK）が上昇します。CK上昇を放置すると腎不全に至ります。

これらがドパミン受容体を遮断することで引き起こされる主な副作用です。そして遮断率を上げるほど副作用が増えてしまいます。抗精神症薬の発見後にまず悩まされた副作用が、これら錐体外路症状でした。

抗精神症薬で重要なのはドパミンとセロトニン

さて、錐体外路症状という抗精神症薬の課題に気づいた人類は、新たな活路を見出します。色々な研究を重ねた結果、セロトニン受容体(特に5-HT2受容体)を遮断すると錐体外路症状が減るらしい、ということが判明しました。また、陽性症状ばかりではなく陰性症状にも効果があるらしい、ということも分かりました。セロトニンとは、ドパミンと同じく神経伝達物質の一つですが、そのセロトニンの受容体を遮断するわけです。それがなぜ効果があるのか、という機序についての説明は省きます。というか恥ずかしながら、精神科医になりたての頃は勉強して理解していたのですが忘れてしまいました。実臨床で薬を使う中で、極言すれば理屈はほとんど必要ありません。それよりも表れる症状、結果を理解する方がよほど大事なのです。という言い訳はさておき先に進みます。

このようなドパミン受容体とセロトニン受容体を両方遮断する薬のことを、非定型抗精神症薬、第2世代、SDA（セロトニン・ドパミンアンタゴニスト）などと呼びます。1990年代から多く作られるようになりました。ここまでの情報量でキャパオーバー気味の方

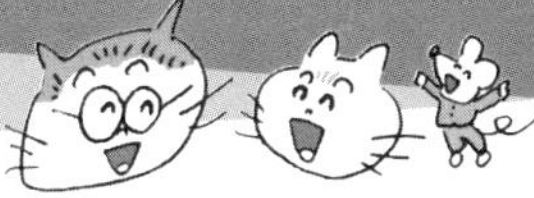

も、とりあえず、「抗精神症薬に関してはドパミンとセロトニンが重要である」ということだけでも覚えてください。

ただ、これも理論上の話で、非定型抗精神症薬により本当に錐体外路症状が減っているか、陰性症状にも効果があるか、というとそうは言いきれません。そこが理屈通りにはいかない精神科の難しいところです。それどころか、この「非定型抗精神症薬」という分類も本当は従来の薬と大差ないものを製薬会社が新しい薬を売るためのブランディングで作ったジャンルに過ぎないのではないか、という批判すらあります。実際どうなのか、ということはこれから説明します。

また、多くの抗精神症薬でドパミン、セロトニンだけでなく、他の神経伝達物質の受容体を遮断する作用があることが分かっています。ヒスタミン、アドレナリン、アセチルコリンなどです。これらの受容体遮断効果についての詳細な説明は（眠くなるので）省きますが（後で生理学、薬理学の教科書を読みましょう！）、代表的な副作用としては以下が挙げられます。

ヒスタミンH1受容体遮断作用（抗ヒスタミン作用）　眠気（過鎮静）、食欲増進、体重増加
アドレナリンα 1受容体遮断作用　過鎮静、起立性低血圧
ムスカリン性アセチルコリンM1受容体遮断作用（抗コリン作用）　口渇、便秘、頻脈、記憶障害

鎮静は落ち着く、眠くなるなどの意味ですが、それは効果である反面、いき過ぎると動けない、起きられないなどの副作用となり、これを過鎮静と呼んでいます。高齢者など、身体的に弱っている人で過鎮静が起こると、誤嚥性肺炎や転倒のリスクが上がります。また、身体拘束の合併症でもありますが、過鎮静によって血流鬱滞に

伴う静脈血栓が生じ、それが肺に詰まって低酸素血症で死に至る可能性のある肺血栓塞栓症のリスクも高まります。

抗アレルギー薬とは主に抗ヒスタミン薬ですから、ヒスタミン受容体遮断で眠気が出るのは想像できると思います。抗ヒスタミン作用としては食欲増進もあり、結果として体重増加が起こります。それに伴って糖尿病、脂質異常症の合併が問題になります。

起立性低血圧は、立ち上がったときに、自律神経が働き自然と血圧が調整されるはずのところ、うまく調整できず低血圧になり、ふらつくという症状です。

アセチルコリンは自律神経系の神経伝達物質です。唾液分泌、排便、脈拍調整などはアセチルコリンが関与していますが、それがうまくいかないと口渇、便秘、頻脈などの自律神経症状が出ます。口が渇くため水を大量に飲み、希釈性に低ナトリウム血症を起こしてしまう状態を水中毒と言います。精神科の薬は抗精神症薬に限らず腸蠕動を抑制するので便秘はほぼ必発です。アセチルコリンは記憶にも関連しており、抗認知症薬は大ざっぱに言えばアセチルコリン作用の増強ですから、逆にアセチルコリンを遮断すると記憶障害が起こる、と考えるとセットで覚えやすいです。

アセチルコリン受容体遮断薬は抗コリン薬とも呼びます。錐体外路症状（≒パーキンソン症候群）の治療にも使われます（眠くなるので機序は省略！）。そのため、抗精神症薬の副作用に対する薬としても使います。錐体外路症状は軽減されますが、その代わり上記の副作用が出ます。副作用止めの薬による副作用、というイタチごっこになりがちです。

これで冒頭に紹介した副作用は大体説明しましたが、残っているものも説明しておきましょう。

高プロラクチン血症はドパミン受容体遮断作用によるものです。プロラクチンは乳腺刺激ホルモンと呼ばれる下垂体前葉ホルモンで

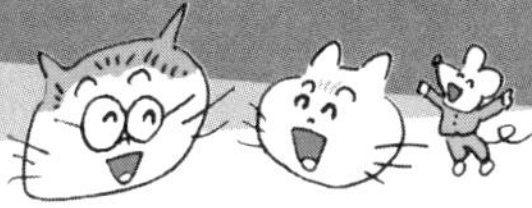

すが、視床下部から分泌されるドパミンがプロラクチンの分泌を抑制します。そのドパミン作用を遮断するので、抑制が外れてプロラクチンが分泌される、という仕組みです。プロラクチンは乳腺刺激ホルモンですから性機能に影響します。女性では無月経、乳汁漏出などが、男性では勃起障害、射精障害、女性化乳房などが起こり得ます。

QTc 延長は心電図異常です。心電図の Q 波と T 波の間が相対的に長くなるのが QTc 延長です。これの何が問題かというと、Torsade de Pointes（TdP：トルサード・ド・ポワント）という致死的な心室性不整脈が起こりやすくなることです。抗精神症薬が QTc 延長につながる機序については眠くなるのでもちろん省略です。生理学、循環器科の教科書を参照してください。

このような副作用は、よく観察して早めに発見することが大事です。もちろん患者本人の訴えも重要ですが、本人が気付いていない場合もありますし、医療者に不信感があり言ってもらえないこともあります。また特に、第 1 章で説明した通り、性的なことは人には言いづらいものです。副作用は身体的にも問題ですが、薬を飲みたくない、という拒薬、怠薬にもつながります。早く把握するに越したことはありません。

機序は副作用を理解し覚えるための一つの目安

さて、これで抗精神症薬の代表的な副作用について大ざっぱに説明しました。精神科的には理屈よりも症状を覚えておけばそれでいいのですが、機序についてもある程度理解しておいた方が覚えやすいかと思い説明してみました。ただ、機序はある意味仮説であり、神経伝達物質の作用通りに臨床的な結果が決まるとは限りません。それに人間の身体は個体差も大きく理屈通りには動きません。そういう意味で、機序は副作用を理解し覚えるための一つの目安と考えてください。

それにしても、今回は書いているだけで眠くなりました。みなさま、お疲れさまでした。こんなことばかり考えていると精神科がつまらなく感じてしまいそうですね。とても無機質で機械的な感じがします。こんなふうに思ってしまうのは私の中の精神科医の文系的側面のせいでしょうか。そうかもしれません。

しかし、実際に診療をしていると、そんなに苦痛ではないのです。機序を理解してある程度覚えてくると、個別の症状や環境に応じて、色々な条件、制約の中で、解決法をパズル的に当てはめていくような面白さがあります。「面白い」というと語弊がありますが、「やりがいがある」という意味でもあります。次項からは、数多くある薬剤からその患者のその状態に最適な薬の選び方を、実際の論文と架空の症例を基に一緒に考えてみましょう。答えは一つではないことがよく分かります。それが理系と文系、科学とアートが入り交じる精神科の醍醐味でもあるのです。お楽しみに。

統合失調症──❾

統合失調症治療してみた（論文の読み方編）

ここまで、統合失調症の治療薬である抗精神症薬（＝ドパミン受容体遮断薬）は他の複数の神経伝達物質の受容体も遮断することを、それらの副作用の機序も含めて説明してきました。ここからは、それを踏まえて、数多くある抗精神症薬の中から、実際にどのように使う薬を選択するのか、その考え方を説明します。精神科医がどんな感じで考えているかを大ざっぱに理解することで、精神科の臨床をリアルに感じてもらえたらと思います。

まず最初に言っておきたいのは、「答えは一つではない」ということです。これは曖昧にごまかしているわけではなく、明確な理由があります。これは精神科に限らず医療という営みの根幹に関わることですので、専門的な話だから聞き流そうと思わずに、ぜひ理解してほしいところです。

抗精神症薬の種類と違い

抗精神症薬を使う際の大まかな目標は、少ない副作用で大きな効果を得ることです。薬を増やすと基本的に効果も強まりますが、どこかで頭打ちになります。一方で、錐体外路症状をはじめとする副作用が出現し、それは薬の量を増やすとリスクが上昇します。なので、ある程度は薬を増やしながらも、副作用が出るギリギリ、あるいは許容できるギリギリでとどめて、効果を得ながら副作用は少なくすることを目指します。

ところで、抗精神症薬が数多くある、とはどういうことでしょうか。ほとんどの抗精神症薬はドパミン以外にも、セロトニン、ヒスタミン、アドレナリン、アセチルコリンなどの受容体も遮断します。セロトニン受容体を遮断すると錐体外路症状が起こりにくくなるので、それを狙ってドパミンに加えてセロトニン受容体遮断作用を持った薬が1990年代から数多く発売されました。それらも含めて、抗精神症薬はそれぞれ何が違うかというと、基本的には各神経伝達物質の受容体に対する親和性、つまりどれぐらい遮断しやすいかという点になります。例えば、以下のような違いです。

Aという薬は、ドパミン受容体は遮断するが、他の受容体はほとんど遮断しない。

Bという薬は、ドパミンとセロトニン受容体を同じぐらい遮断する。
Cという薬は、ドパミン受容体はあまり遮断しないが、他の神経伝達物質の受容体をどれも同じぐらい遮断する。
Dという薬は、ドパミン受容体を遮断する（アンタゴニストと言います）が、部分的には刺激薬（アゴニスト）としても作用する。

BをSDA（serotonin-dopamine antagonist：セロトニン・ドパミンアンタゴニスト）、CをMARTA（multi-acting receptor-targeted antipsychotics：多元受容体作用抗精神症薬）、Dをドパミンパーシャルアゴニストと呼んだりします。これらの薬の臨床的な主たる違いは何かというと、副作用です。どの薬も効果については、プラセボに比べると効くという意味ではそれほど変わらないのですが、副作用の種類がかなり違うのです。どんな副作用があるかについては、79ページの概略をご参照ください。

半減期や剤形も踏まえて薬を選択

他には、半減期の違いや剤形の違いもあります。半減期とは薬が体に入ったあと、肝臓や腎臓で代謝されて血中から消えていく早さのことです。精神科薬に限らず、ほとんどの薬は直線的に減るのではなく、基本的に指数関数的に減っていきます。血中濃度が半分になるまでの時間が一定で、その時間のことを半減期と呼んでいます。各抗精神症薬の半減期は数時間〜数日と大きな違いがあり、それに応じて作用時間も短時間か長期間かで変わります。その違いを考慮して薬を選ぶこともあります。

剤形とは、錠剤、液剤、貼付薬、注射薬など、薬の形の違いのこ

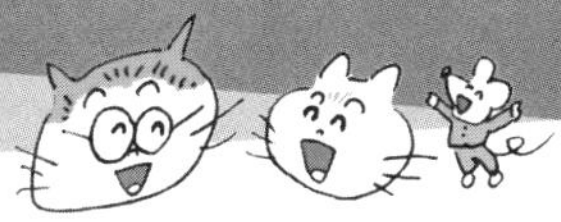

とです。錠剤の中にも口腔内崩壊錠、徐放薬など違いがありますし、注射薬にも即効性のもの、1カ月効果が持続するものなどがあります。各薬剤によって発売されている剤形の種類が違うので、それによっても選択を考慮することがあります。

これらを踏まえて、これから、架空の症例に対して実際の論文をもとに、どの薬を使うのが最適かを一緒に考えていきます。

まず今回は論文の見方を説明したいと思います。実際の論文？　読むの？　今から？　いくつ？　と恐れる必要はありません。必要な論文はたった一つ。それがコレです。

Maximilian Huhn, et al.Comparative efficacy and tolerability of 32 oral antipsychotics for the acute treatment of adults with multi-episode schizophrenia: a systematic review and network meta-analysis. Lancet .2019;394:939-51.

ありがたいことに無料で公開されているのでぜひ一度見てください。英語ですが恐れることはありません。今は高精度な自動翻訳が無料で公開されています。一度、実際に翻訳してみてください。十分読めます。

さらに言えば、読む必要もありません。図を見るだけです。必要なのはこの中の図2つ、Figure 2、Figure 4を見るだけで十分です。十分というと言い過ぎかもしれませんので、「入門としては」十分である、と注釈を入れておきます。

ここにどのような図か、一部を例示しておきます（**88ページ図1、89ページ図2**）。

これは、世界で（主に米国で）発売されている32種類の抗精神症薬について、統合失調症の急性期に使用したときの、効果、副作用に関してまとめたものです。これまでの臨床試験（RCT：ラン

図1　統合失調症の急性期に抗精神症薬を使用した際の効果の一例
（87ページの論文を基に筆者作成）

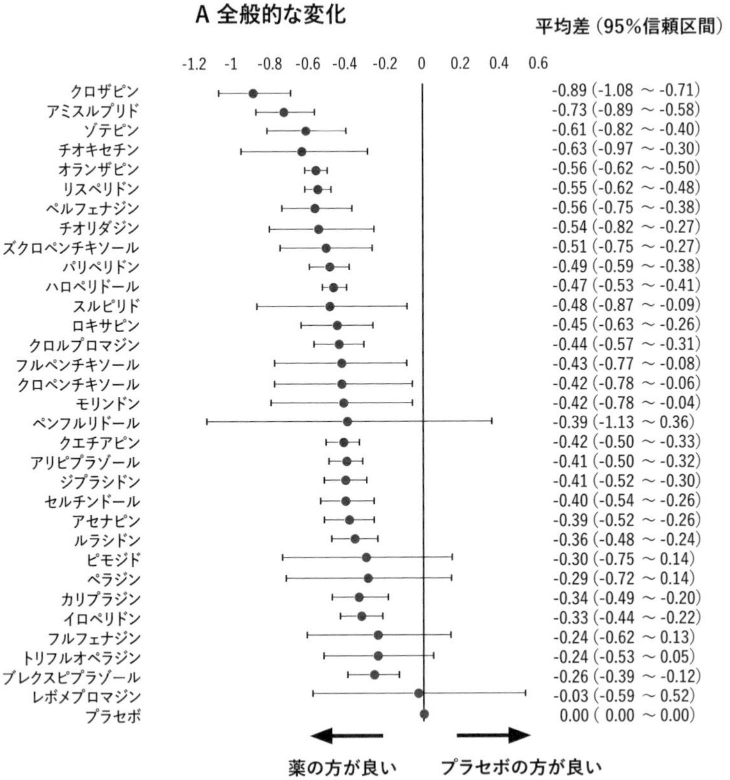

ダム化比較試験）を網羅的に集めて統計学的に解析した結果（メタ解析と言います）を、それぞれの項目ごとにまとめています。

実際の症例では、急性期と慢性期など、場合によって参考にすべき論文は違いますし、細かい条件を詳しく見ていけば参照すべき論文は無数に増えますが、「急性期の一剤目の薬の選び方」は全ての薬剤選択の基本ですので、入門としてはこの論文一つで十分と言え

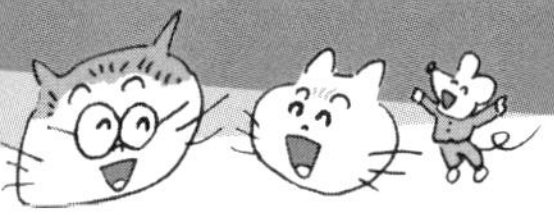

図2　統合失調症の急性期に抗精神症薬を使用した際の副作用の一例
（87ページの論文を基に筆者作成）

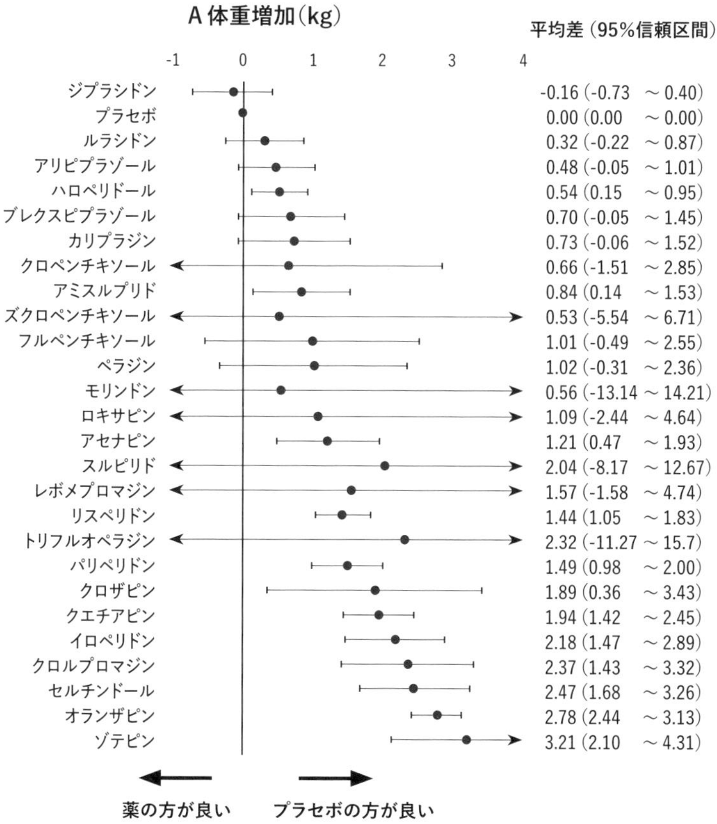

ます。

比較された項目を挙げておきましょう。

効果
(A) 症状の全般的な変化、(B) 陽性症状、(C) 陰性症状、(D) 抑うつ症状、(E) 社会機能、(F) 全ての原因による中断率

副作用
(a) 体重増加、(b) 抗パーキンソン薬の使用、(c) アカシジア (静座不能)、(d) 高プロラクチン血症、(e) QTc 延長、(f) 過鎮静、(g) 抗コリン作用

本書をここまで読んでいただいた方は、これらの項目の意味はおおむねご理解いただけると思います。陽性症状は39ページ、陰性症状は45ページ、副作用は76ページで解説しました。いくつか説明していない項目があるので少し補足しておきます。

症状の変化についてはなるべく客観的に評価するための検査、スケール（PANSS、BPRSなど）があります。陽性症状、陰性症状も含めた合計点が「(A) 症状の全般的な変化」です。「(D) 抑うつ症状」は陰性症状の一部ですが、臨床的に重要なので別個に見ています。「(E) 社会機能」も重要な指標です。

「(F) 全ての原因による中断率」というのはユニークな観点で、臨床試験に参加したけど治療を中断してしまう人の割合です。治療中断には、症状が悪化して拒否的になってしまった、副作用がひどかった、などいくつか理由があります。いずれの理由にしても、その薬の効果が治療に適していなかった、と考えられるので、中断率の低さで薬の効果を判断する、という発想です。

次に、88、89ページの図の見方について説明しておきます。縦軸は各薬剤を、その項目における良い順に上から並べています。横軸は左にいくほどプラセボ（偽薬）よりも良いという意味です。これが長さの異なる横棒で表されているのは、評価にはバラつき、幅

があることを示しています。この横棒の範囲を統計学的には95％信頼区間と言います。

さて、この論文で取り上げている効果、副作用だけで13項目の考慮すべき観点があり、薬剤によってそれぞれ違いがあることが分かります。

陽性症状には効果があるが陰性症状にはそれほど効果がなく、錐体外路症状は起こりやすいが、体重増加は起こしにくい薬。陽性症状にはそれほど効果はないが、陰性症状にはそこそこ効果があり、錐体外路症状は起こりにくいが、過鎮静と体重増加が起こりやすい薬。陽性症状にも陰性症状にも効果はあるが、社会機能は落ちてしまい、高プロラクチン血症が起こる薬などさまざまです。

つまり、単純にどの薬が良いかということは一口には言えないのです。これに関連して、前に紹介したドパミン仮説、あるいはその他の神経伝達物質の薬理に基づいて想定される作用と、臨床試験の結果との一致する点、一致しない点についても見ておきましょう。

一致する点としては、例えばオランザピンはMARTAに分類される抗ヒスタミン作用が強い薬ですが、食欲増進し体重増加しやすい（糖尿病には禁忌となっています）、眠気が出るので過鎮静になりやすいなど、薬理作用と臨床試験の結果が一致しています。

逆に一致していない点としては、アリピプラゾールはドパミンパーシャルアゴニストに分類される薬で、ドパミン受容体を遮断するだけでなく部分的には逆に刺激するため錐体外路症状は少ないだろうと期待されるわけですが、実際はアカシジアが比較的（例えばオランザピンより）多く出現します。リスペリドンはSDAに分類される、ドパミンだけでなくセロトニン受容体も遮断する薬ですが、ドパミン受容体を優先的に遮断する薬（例えばハロペリドール）よりも高プロラクチン血症を起こしやすくなっています。

これらも細かく言えば、生理学的、薬理学的な理由はあるのですが、例外的な理論まで覚えていられません。それよりは素直に結果を覚えた方が早いです。つまり、ドパミン仮説を含めた神経伝達物質の理論はあくまで仮説であって参考程度に使うものとご理解ください。

「非定型」抗精神症薬と「定型」抗精神症薬の違い

SDA、MARTA、ドパミンパーシャルアゴニストなどは非定型抗精神症薬（以下、非定型薬）に分類されます。これらは、1990年代以降に発売された比較的新しい薬のことです。非定型薬の登場以前に開発された薬を「定型薬」と呼びます。

「定型薬と非定型薬でそれほど差がない」という報告（Peter B Jones, et al.Arch Gen Psychiatry .2006;63:1079-87. など）は多くあります。これは、製薬会社が新しく発売する抗精神症薬の宣伝のために恣意的に作られた分類であるという批判もあります。先ほど見たように、オランザピン、リスペリドン、アリピプラゾールはいずれも非定型薬に分類されますが、副作用は全然違います。これらを合わせて考えると、薬理的な分類よりも一つひとつの薬剤の個別の臨床的なデータを見ていくしかない、ということになります。

さて、ここまでで、抗精神症薬は多数あってそれぞれに特性があることが分かってもらえたと思います。それでは、何を基準に使い分けるのでしょう。ここが最も重要なことなのですが、それは「患者の価値観」です。

価値観と言っても、ただ患者の直感や印象に従おうというわけではありません。医療の目的は今、困っていることを解決することですが、そこには問題自体にも解決方法にも多様な側面があり、相矛盾する場合もあります。症状を改善するとしても、優先すべきは陽性症状なのか、陰性症状なのか、社会機能なのかは一概には決めら

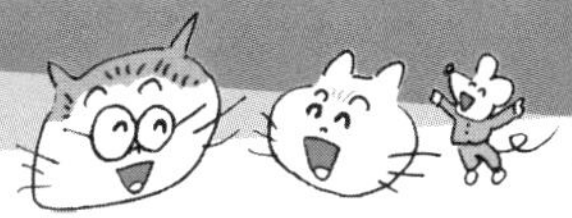

れません。

薬の副作用についても価値観が重要です。薬の効果は得たいが、副作用は起きてしまうという場合、副作用をどの程度許容するのかが代表的な価値観の問題です。他には、どの副作用なら許容できるか、「体重増加は絶対に嫌だ」「日中眠くなるのは仕方ない」「性機能障害は困る」など、いずれも価値観です。

また、精神科特有の観点としては、病気であるという認識（病識）が乏しい場合も多いので、そもそも治療しないといけないのか、病気であることを認めているのか（病識がどの程度か）、周囲の社会的な影響はどうか、ということも価値観の大きな問題です。効果の大きさ以上に、中断せず治療を続ける、ということが主目的になる場合もあるわけです。

このようにさまざまな患者の価値観に応じて、最もそれに合致する、と思われる解決方法を提示し、患者と合意しながら治療を進めていく、というのが精神科に限らず医療の根幹となる態度でしょう。そして価値観は時によって変わりますし、医療者側の説明によっても変わっていきます。価値観とは、いつでも変わらない絶対的なものではなく、相互作用も含みつつ時々刻々変化していくものなのです。それが、答えは一つではない、という根本的な意味です。

さて、次ページからは架空の症例をもとに、具体的にどのような薬剤選択をすべきなのか、一緒に考えてみましょう。精神科医の実務はおおむねこんな感じというのが、リアルに理解してもらえると思います。お楽しみに。

統合失調症――⑩

統合失調症治療してみた（架空の実践編）

ここからは、架空の症例を基に、実際にいくつかの候補薬を比較して検討してみましょう。これは薬剤選択の一つの実践的方法をお示ししているに過ぎませんので、このやり方だけが正解ではありませんが、精神科医は普段おおむねこんなことを考えている、という例だと思って見てください。

症例を提示してみます。これは以前開催した、精神科医、薬剤師で集まって、どの薬を使うべきか1人1剤を推してディベートしてみるという討論会で提示した架空の症例を、少し改変したものです。

架空症例1

32歳の女性。高校2年時、17歳頃から不登校となり、自室にこもりがちとなった。終日、無為に生活し、辻褄の合わない言動を繰り返し、独語や空笑が目立つようになった。両親の勧めで精神科を受診し、統合失調症と診断された。病識に乏しく、内服を勧められたが、体重増加を気にして服薬はほとんど続かなかった。通院は継続していたが、頓服の睡眠薬を処方される程度であった。
両親のサポートで何とか生活していたが、最近になって、唐突に両親を大声で罵倒するなど、まとまりのない言動が増えてきたため、家族が転医を希望して、当院に初診した。
これまで継続的に服用した薬はないことを確認した。

家族歴：特筆すべき事項なし

現在の投薬：なし

身長159cm、体重52kg、BMI 20.5

血清・生化学的検査、頭部MRI検査では異常なし。

新たに薬物療法を開始する際、最も適切と思われる薬物、治療戦略は何か。

これは架空とはいえ、とても実践的な症例です。ここまで本書を読まれてきた方は、用語の意味も含めておおむね理解できるのではないでしょうか。

身体的には問題はなく、外因性精神疾患は除外され、特徴的な症状2つが長期間持続することから統合失調症と診断されています。この症例の場合、まとまりのない発語、陰性症状がそれに当たります（診断の仕方については51ページを参照ください）。36ページで紹介した典型例は陽性症状がメインでしたが、今回は陰性症状メインの症例を紹介してみました（DSM-IV-TRまでの亜型分類では解体型、破瓜型と呼ばれるような症状です）。

さて、どのような薬剤を選択するかです。先ほどは32種類もの抗精神症薬の比較論文を見ました。その中には、日本で発売されていない薬もありますし、あまり数が多いとややこしくなるので、ここは思い切って、有力候補と考えられる薬剤に絞ってみましょう。以下は先述の討論会で精神科医、薬剤師が候補として選択した3つの薬剤です。

リスペリドン、オランザピン、アリピプラゾール

これらはよく使われる薬剤である上に特徴の違いが分かりやすいので、今回はこの3剤の比較をしてみましょう。もちろんこれだけが正解という意味ではありませんし、85ページでも言った通り、「答えは一つではない」ことを示すための検討です。決してどれかの薬剤を推奨しようというものではない、ということはご承知おきくだ

さい。

実際に一度、先に紹介した論文（Maximilian Huhn,et al. Lancet. 2019;394:939-51.）の図（88ページ、89ページ）をじっくり見ながら考えていただけると面白いと思います。

ですが、そこまでする時間は取れない、という方も多いでしょうから、勝手ながら私の独断で、かなり情報を絞ってまとめてみます。

まず、症例から、現在の問題点を列挙してみましょう。

・ひきこもりがち、無為、自閉的な生活
・まとまりのない言動、行動、独語、空笑
・病識に乏しい、拒薬
・体重増加への懸念
　など

ここからさらにまとめて、

・陰性症状
・体重増加
・拒薬

に集約してみます。

これらと関連する観点を、論文で比較されている効果、副作用の13項目の中から挙げてみると、「症状の全般的な変化」「陰性症状」「全ての原因による中断率」「体重増加」が特に重要と思われます。

この4点のみに絞って、上記3薬剤の比較をしてみましょう。良い順に並べます。

症状の全般的な変化

オランザピン ≧ リスペリドン ＞ アリピプラゾール

陰性症状

オランザピン ＞ リスペリドン ≧ アリピプラゾール

全ての原因による中断率

オランザピン ＞ リスペリドン ≧ アリピプラゾール

体重増加

アリピプラゾール ＞ リスペリドン ＞ オランザピン

「＞」は統計学的有意差があること、≧は有意差がないことを示してみました。

効果に関しては、症状の全般的な変化、陰性症状、全ての原因による中断率、いずれも同じ順位です。これだけを見るとオランザピンが良さそうです。

ところが、副作用である体重増加に関しては真逆です。

オランザピンの効果が高そうなので使ってみたくなりますが、今回の症例は「体重増加を気にして薬を飲みたくない」と言っているわけです。最も体重増加しやすいオランザピンで実際に体重が増加してしまうと薬を飲まなくなる可能性は高くなります。このように個別のケースでは、矛盾した条件の中で、何かを選ばなければいけないのです。

まずは症状が改善することを優先的に考え、副作用については説明や説得をしながら服薬を続けていき、精神状態が改善すれば本人の理解も得られるだろう、と考えてオランザピンを使うという選択。

副作用を気にしているという点を重視して、効果はそれほど高くなくても、まずは体重増加を最も起こしにくい薬での治療開始を説得し、とにかく治療の持続を目標にアリピプラゾールを使うという選択。

効果はアリピプラゾールよりは良さそうで、体重増加もオランザピンよりは起こりにくい、という中庸の位置にあるリスペリドンで治療を始め、様子を見るという選択。

いずれの選択も一理あります。もう少し視野を広げると、リスペリドン、アリピプラゾールは一度注射をすると約1カ月間効果が持続するデポ剤（持効性注射薬、LAIなどとも呼ばれます）という注射製剤があります。この剤形のメリットは薬の飲み忘れなどの自己中断を防ぎやすいことです。薬を飲んでいなくても飲んだと言われる場合など、病識が乏しかったり、拒薬傾向があると服薬状況を確かめるのはとても困難です。そういうケースではデポ剤は有力な方法です。その選択肢があるかないか、が最初の薬剤選択にも影響します。特に今回の症例の場合、せっかく薬を飲んでもらって改善しても怠薬（薬を飲まなくなること）から症状が再燃してしまうリスクを考えると、はじめからデポ剤のある薬剤を選択して内服してもらい、途中でデポ剤に切り替えを図るのも一つの方法です。

「どれを選んでも正解」の中で検討を重ねる意味

このように、一つの症例に関しても観点は多様でどれが最適かは簡単には決められません。他にも錐体外路症状や過鎮静などの副作用についての検討も必要です。そうするとまた論点は増えて答えが分かれます。

そして実際に使ってみないと、どうなるのかは本当のところ分かりません。薬に対する反応は個人差がとても大きいですし、患者の価値観は時事刻々と変わります。それによって選択肢も変化します。

ここまで、どれが最適か決められない、という説明をしてきましたが、逆に、どれも間違いではない、という意味でも答えは一つではありません。

そもそもの話になってしまいますが、いずれの薬剤もプラセボと比べると十分に効果はあります。そして副作用のない薬はありません。そういう意味では、どの薬を使ってもそこまで大きな違いはないと言えるかもしれません。統計学的有意差があるといっても効果の差（エフェクトサイズ）は小さいもので、いくつかの例外を除けば大差はありません。つまり、「どの薬を使っても正解」という意味でも、答えは１つではないわけです。

では、どれでも正解と言えるのになぜここまで細かい検討をしているかといえば、少しでもより良くしよう、患者の価値観に寄り添おうとするからだと思います。精神科の治療としては、薬剤選択よりも、むしろそのプロセス、姿勢にこそ意味があると言えるかもしれません。

一つ補足しておくと、先ほど、統計学的な有意差があるものもないものも一緒に順位付けて並べましたが、統計学的に有意差がないと、「効果や副作用に差がある」と言ってはいけないというのが科学的なルールです。そういう意味では、順位を単純に「違い」と捉えてはいけないというところには留意が必要です。ただ、それを理解した上で、どの薬も正解にはなり得ることを踏まえつつ、価値観に寄り添うプロセスとして参考程度に捉えるなら、順位も参照していいかもしれない、と（異論もあろうかとは思いますが……）個人的には考えています。

エビデンスと患者の価値観に寄り添った治療方針を

というわけで、架空の症例に実際の論文を当てはめて薬剤選択に

ついて考えるという試みをしてきました。少し論点が多岐にわたりましたが、ここまでの話をまとめると、

> 生物学、薬理学よりも、臨床的、統計学的な結果を重視しつつ、さらにその限界も踏まえた上で、多種多様な観点を考慮しながら、少しでも患者の価値観に寄り添うように治療方針を立てていくのが精神科での薬剤の使い方である

ということになります。このポイントさえ理解すれば、実践はそれほど難しくないと思います。実際、看護学校の講義の課題として今回の症例に対して「薬剤を1剤選択し、選択した理由とともに、患者に実際に説明するつもりで口語的に書いてください（400字以内）」と課題を出したところ、見事によくできたレポートばかりでした（誰かのコピペはなく、どれもオリジナルのレポートでした）。皆さんも余裕があればぜひ一度、自分の価値観に基づく選択を真剣に考えてみてください。

さて、ここまで「患者の価値観」と言いながら、嫌がっているのに薬を飲ませようとしたり、1カ月効果が持続する注射をしたりする話が出てきました。これが本当に患者の価値観に沿った選択と言えるのでしょうか。そこには、時に強制入院、強制治療も辞さない、精神科特有のパターナリズム、父性的な態度が見え隠れします。それについて次項は、精神科で強制治療が許容される法的な根拠とその背景の思想について説明したいと思います。理系、科学の話から一転して、文系、法律の話になります。この振れ幅が精神科の面白さの一つでもあります。ここからは、人権、倫理など医療の範疇を超えた生き方の根幹に関わる重要な話になるはずです。お楽しみに。

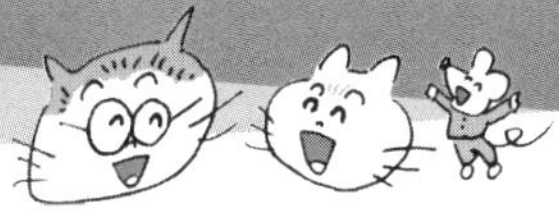

統合失調症——⑪

統合失調症で罪が軽くなるのはなぜか

ここからは一転して法律の話です。医学の中で、精神科ほど毎日法律と向き合っている分野はないのではないでしょうか。「向き合っている」というのは、文字通り向き合っていて、精神保健及び精神障害者福祉に関する法律（精神保健福祉法）という法律について書かれた分厚い本を（毎日とは言いませんが）日常的に調べながら診療をしています。

なぜかと言うと、患者本人の意思に反しても行動を制限して治療をすることが許可されているのは原則、精神科だけであり、その制限できる範囲は法律とそれに基づく基準で厳しく決められているからです。これらを全て説明するには法律論にまで及ぶ壮大な話になってしまうので、専門家でもない私には手に負えません。法律的な話についての詳細な情報は成書をご参照いただくとして、今回は、精神科の実務に即した範囲での考え方を大ざっぱに説明したいと思います。例によって専門用語が多いですが（しかも法律用語！）、社会全体に関わる大事な話なので、流し読みしつつ拾い読みして、なんとか読み切ってください。

まずは具体的に、本人の意思に反した行動制限にはどのようなものがあるかを簡単に紹介します。本人の意思に反しても行う入院、いわゆる「強制入院」には医療保護入院、措置入院、緊急措置入院、応急入院があり、少し特殊なものとして、心神喪失等の状態で重大な他害行為を行った者の医療及び観察等に関する法律（医療観察法）による入院があります。逆に本人の同意のもとに行う入院は任意入院と呼びます。以下のカギカッコ内は法律文の引用です。

医療保護入院
精神保健指定医（以下、指定医）という国家資格を持った医師が、入院が必要と判断し、家族などの誰かが同意した場合に、本人の意思に反しても実行できる入院
措置入院
自傷他害のおそれがあるケースで、指定医２人以上の診察で入院が必要と判断された場合に都道府県知事の権限により行われる入院
医療観察法による入院
不法行為を行っても、責任能力がないと裁判所で判断された場合には罰せられないのが刑法の仕組みだが、それでも「対象行為を行った際の精神障害を改善し、これに伴って同様の行為を行うことなく、社会に復帰することを促進するためにこの法律による医療を受けさせる必要が明らか」な場合に適応される入院

緊急措置入院、応急入院は、やや例外的なので省略します。
次に、行動制限として代表的なものが身体的拘束と隔離です。

身体的拘束
「衣類又は綿入り帯等を使用して、一時的に当該入院患者の身体を拘束し、その運動を抑制する行動の制限」のこと。多動、不穏などいくつかの限定された理由で、どうしても代替方法がない場合のみ行う
隔離
「内側から患者本人の意思によっては出ることができない部屋の中へ一人だけ入室させることにより当該患者を他の患者から遮断する行動の制限」のこと。「十二時間を超えるものに限

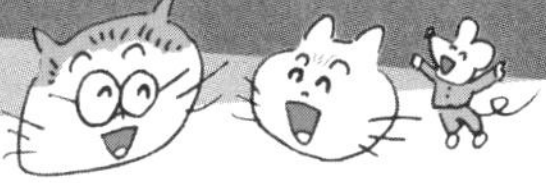

る」とされている。多くの場合、保護室（外部刺激から「保護」するという意味）という特殊な部屋を使用し、外から鍵をかける。これも多動、不穏などいくつかの限定された理由で、どうしても代替方法がない場合のみ行う

どちらも指定医の判断により行われる必要があり、1日に必要な診察回数なども決まっています。隔離は毎日1回以上の診察、身体的拘束は頻回（一般的には1日2回）の診察をしなければいけません。これらが精神科特有の行動制限の代表的なものです。

ではそもそも、なぜ精神科では本人の意思に反して行動を制限してまで治療をするのでしょうか。この答えを、私なりの言葉でまとめると「良心的なおせっかい」ということになります。これは適当に言っているわけではなく、法的な根拠があるので後で解説します。

二重の世界を同時に見ている統合失調症

その前に、精神疾患の特殊性についてまとめておきましょう。精神疾患全般の話になると例外的な話も多くなってややこしいので、精神疾患の代表である統合失調症を中心に説明します。

これまでにも説明してきたように、統合失調症では病識がない、あるいは乏しいことが多くあります。これは39ページの陽性症状の項でも説明したように、幻覚、妄想というのは、あくまで他人から客観的に観察したときの表現であって、当の本人からしたら幻や妄想ではなく、はっきりとした声であったり、確信を持たざるを得ないほどの考えなのです。また、思考障害もありますから、適切な判断がしにくくなっています。

一方で、正常な判断能力も同時に残っています。これを「二重見当識」と言います。見当識とは時間、場所、人などの理解のことで

すが、この場合「見ている世界」というような意味で使われます。つまり、幻覚、妄想の病的な世界と正常な世界、二重の世界を同時に見ている、それを二重見当識と呼んでいるわけです。幻覚、妄想に完全に支配されているわけではなく、基本的な善悪の判断など、多くの点では正常な判断能力も残っているということが重要です。

この二重見当識の中で、病的な世界の影響が大きくなり判断能力が低下した結果、本人にとって不都合な状態、自覚的、社会的に困っている状態が生じている場合に、上記の強制入院、行動制限が行われることになります。

通常の身体科の医療においては、病気があったとしても、本人が希望しないなら治療しないのが原則です。同意もなしに勝手に手術をすれば、それは身体への違法な侵襲（専断的治療行為）になります。これは本人に選択の自由があり、適切に判断する能力があると想定されているからです。逆に、精神科で本人の意思に反した行動制限による治療が許されているのは、病識がないだけでなく、判断能力も不十分な状態である、と考えられている、ということです。

本人が判断できない場合に、指定医を代表とする医療者の判断で、保護的に治療を行う。この法的な根拠となる思想を「パレンス・パトリエ」といいます。

精神科の強制的な治療は「パレンス・パトリエ」で

パレンス・パトリエとは日本語では国親思想と訳します。元々は子どもの保護に関わる考え方で、「本来の保護者、親が適切に保護できない場合に、社会、国がそれに代わって保護する」という思想です。それが精神科の行動制限に関する法的な正当化根拠とされています。つまり、精神疾患、統合失調症で病状が重く、判断能力が不十分な場合には、子どもに対するのと同じように保護する、とい

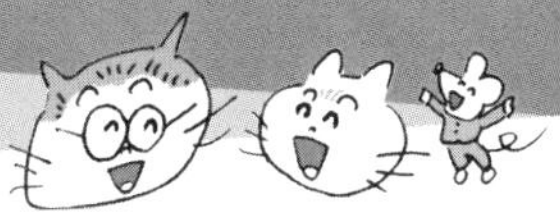

うことです。

もう一つ、強制入院、行動制限の法的な根拠として、「ポリス・パワー」という考え方もあります。ポリス・パワーとは「公共の安全や福祉・衛生の確保を目的として私的な権利・利益・自由を規制すること」です。先述の、医療観察法による入院は、このポリス・パワーの側面が大きいと考えられています。また、措置入院に関してもポリス・パワーとパレンス・パトリエ両方の考え方があるとも言われています。このあたりの話は『精神医療における強制入院の正当化根拠と若干の立法論』（丸山雅夫 . 南山法学 .2021;45:57-90.）を参考にさせてもらいました。興味ある方はご一読ください。

ともかく、精神科は医療ですので、治安を担うものではありません。ポリス・パワーによる入院であったとしても、主として医療が担うのは治療です。そして、その考え方はパレンス・パトリエによると考えるのが妥当でしょう。つまり、判断能力が不十分な人に対して、親代わりのように保護して治療を行うということです。これを私は「良心的なおせっかい」と表現しました。大人の他人に対して本人の意図に反することをするのは、穏やかに言っても「おせっかい」ですが、子どもを保護するように接するわけですから良心的です。そういう意味で、精神科で行われる強制治療、行動制限は「良心的なおせっかい」というのが実態をよく表していると思います。もちろん、その大前提として医療が良心に基づいていなければならないのは言うまでもありません。

もう一つ、精神科と法律の関係が深い点は、精神鑑定です。重大事件があったときに容疑者に精神鑑定を行った、という話はよく耳にするのではないでしょうか。今の司法制度では、不法行為を行った場合でも、精神鑑定で責任能力がないと判断された場合には罰しません。その精神鑑定は精神科医が行います。実はこれも先ほどの強制入院、行動制限とかなり関連性のある話ですので、併せて説明してみます。

医療観察法による入院のところで、責任能力についての話が出てきました。そもそも基本的に責任能力がない＝心神喪失と判断されるのは極めてまれです。犯罪白書によると、2020年の検察庁終局処理人員総数（起訴、不起訴などを合わせた数）80万7480人のうち、心神喪失による不起訴となった数は367人のみです。年によりますが、だいたい60～70％が統合失調症です。先ほど説明したように、統合失調症の方は完全に病的な世界に支配されているわけではなく、二重見当識を持っており、正確な判断ができる能力もあります。そのような場合には、責任能力が減退している＝心神耗弱と判断され刑が減免されます。

よくある勘違いとして、「精神疾患なら罪を犯しても罰せられない」というものがあります。精神疾患があればそれだけで罰せられないのではなく、精神疾患によって「責任能力がない」とされたときのみです。統合失調症の病状が重く「あいつを殺せ」という幻聴があったとしても、「殺せと言われたからといって殺していいわけではない」と言う善悪の判断はある程度保たれている、というのが二重見当識です。このような状態ではもちろん罰せられます。「責任能力がない」という状況は、よほど病状が重い状態と考えてください。

「責任能力がないから罰せられない」わけ

ところで、責任能力がなければ、なぜ罰せられないのでしょう。責任がなければ刑罰がないという原則を責任主義といいます。非難できない行為には刑罰を科せられない、という原則です。そして責任能力というのは弁識能力＋行動制御能力のこと、要するに善悪の判断ができてそれに従った行動ができる能力があることです。つま

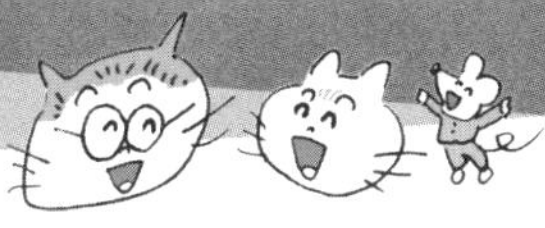

り、統合失調症により病的世界に支配されている状態では、法律用語で言う、弁識能力と行動制御能力が損なわれている、というわけです。これは統合失調症の症状を理解してもらえればよく分かると思います。

また精神疾患とは別に、責任能力がないことで刑罰を科されない場合がもう一つあります。それは未成年、つまり14歳未満以下です（民法とは違って14歳未満を刑事未成年と言います）。14歳未満の子どもには十分な責任能力がないため、処罰されません。ここでも精神疾患の重い状態は、子どもと同じ対応になっています。

ここまでをまとめると、精神疾患、特に統合失調症の症状が重い場合は、子どもに対するのと同ように、本人の意志に反するとしても保護の対象となり、仮に不法行為をしたとしても責任能力がないため罰せられないことがある、つまり、子どもと同じような扱いをしている、と言っても大きな間違いではないでしょう（法律、刑法については、YouTubeの「司法試験入門講座　刑法入門」、『伊藤真の刑法入門』［日本評論社、2018］などを参照しました）。

精神疾患に対する扱いの実態

さて、ここまで精神疾患、統合失調症が現在、法律的にどのような考え方で扱われているか、ということを説明してきましたが、実態はどうなのか、あるいはこれが良いことなのか、今後どうすべきかについてはまた別問題です。

「良心的なおせっかい」と言いましたが、実際、良心的でない不当な強制入院、行動制限は、たびたび社会問題になっています。違法な運用は論外ですから、直ちになくすよう努力すべきことは言うまでもありません。しかしその背景には、パレンス･パトリエを超えて行き過ぎた父権主義＝パターナリズムによって権限が濫用されている、という可能性は少なからずあるでしょう。

また、違法ではないとしても、そして良心的であったとしても強制は可能な限り減らすべきであることも言うまでもありません。日本の強制入院は諸外国よりかなり多いのも事実[※1]であり、日本は遅れているという批判は以前から繰り返されています。これは医療の問題だけでなく、もう一方で社会の受け皿が不十分である、つまり差別がある、という社会的な要因も大きく関係しています。

それなら、強制入院も行動制限も全くなくしてしまえばいいのでしょうか。「同意がなければ一切治療はしない」とすれば、確かに人権侵害はなくなるでしょう。しかし、十分な治療がなされず、自覚的にも社会的にも不都合な状況が改善されないという可能性も高まります。また、「子ども扱いせず一人の社会人として対応する」ということは、本人の責任能力をより認める方向の解釈にもなります。そうなると、これまで医療の範囲だったものが、刑罰の範疇に含まれる可能性が高まる、ということにもなりかねません。実際、米国では精神科病院が減った結果、多くの患者がホームレスになったり[※2]、刑務所に入ることになった[※3、4]とも言われています。それが望ましいことなのかは、一考の余地があります。

しかし、これらの問題は二者択一でクリアカットに分かれるものではありません。これらとは、病的な世界と正常な世界、責任能力があるかないか、心神喪失か心神耗弱か、パレンス・パトリエとポリス・パワー、病院と刑務所、いずれにも当てはまります。

二重見当識の病的な世界、正常な世界、これらは重なり合っています。「統合失調症と正常、健康との間は、スペクトラム（連続体）で境目はない」ということは以前説明しました（63ページ参照）。このように全ては切れ目なくつながっているのです。

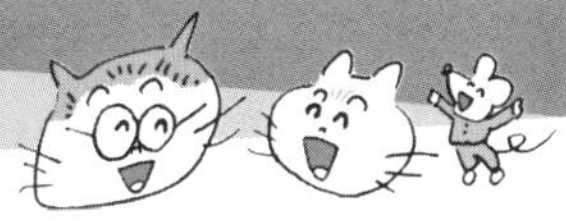

日本の精神医療のゆくえ

これらを踏まえて、最近の精神科での話題についても少し触れてみます。2022年、厚生労働省の有識者検討会で、「医療保護入院の廃止を検討」という方針が出されました。これに日本精神科病院協会が反対姿勢を示したため、資料から「廃止」の文言がなくなった話はご存じでしょうか[※5]。医療保護入院が直ちになくなれば大混乱を来すのは間違いありませんが、人権を守るためには時間をかけても可能な限り廃止に向けて進んでいくことは大事なことです。このような議論が、今まさに行われているのです。最終的にどういう着地点になるかは分かりませんが、それは今後の世論の動向にも大きく左右されるでしょう。

医療保護入院の是非は一つの象徴的な問題ですが、これ以外にも日本の精神医療をどのようにすべきかというのは、実は医療だけでなく社会的に考えていかなければいけない問題です。それは法律的にも政治的にも変えていくものです。つまり、皆さん一人ひとりにどうすべきかを考えていただかなければいけないわけです。その手がかりとして、強制入院、行動制限がどのような法的な考えのもと行われているのかを知ってもらうことはとても重要なことだと思いましたので、説明させてもらいました。かなり長くなってしまいましたが大ざっぱにはご理解いただけたでしょうか。

さてここからは、統合失調症はどれぐらい治るのか、予後について概観したあと、これまでの全てを踏まえて、統合失調症の方への接し方を説明したいと思います。「接し方」、これは看護師の皆さんにとっては最も重要な問題ではないでしょうか。「それを早く言えよ」と思われたかもしれません。すみません。しかし、ここまでの話は全て必要なことだったのです。お楽しみに。

※ 1　2015 年 8 月 31 日障害者政策委員会ヒアリング資料「資料 1　欧州諸国との比較からみる我が国の精神科強制入院制度の課題」（https://www.dinf.ne.jp/doc/japanese/law/promotion/s25/25_s1.html#N1）

※ 2　三野 宏治「アメリカにおける脱入院化――ケネディ教書以前とその後」（http://www.arsvi.com/2000/0906mk.htm）2009 年 6 月 7 日第 7 回社会福祉学会報告原稿

※ 3　BuzzFeed News「医療のコストカットの先に待ち受けていたもの　刑務所は最大級の精神医療施設に」（https://www.buzzfeed.com/jp/gabrielsanchez/this-is-what-living-with-mental-illness-is-like-in-an-1）2019 年 3 月 3 日公開

※ 4　新福尚隆「精神医療政策　特に触法精神障害者に対する政策形成に関する国際比較研究―」（https://www.health-research.or.jp/library/pdf/forum10/fo10_ara.pdf）2023 年 7 月 5 日アクセス

※ 5　沖縄タイムス+プラス「国際的に批判が強い精神科の強制入院、一度は『廃止』を打ち出した厚労省が撤回した理由とは　長時間の身体拘束や隔離、体験入院した記者が感じた『悪循環』」（https://www.okinawatimes.co.jp/articles/-/986887）2022 年 7 月 6 日 11:30 配信

統合失調症――⑫

「統合失調症が治る」とはどういうことか

本項で、ついに統合失調症最終回、つまり精神医学入門前半戦の最後になります。これまで、統合失調症の疫学、症状、経過、診断、歴史、原因、薬物治療、法律などさまざまな角度から統合失調症を見てきました。今回は、予後＝どれぐらい治るのかについて説明し、最後に、統合失調症の人への接し方を説明して終わりたいと思います。今回はややこしい話はほとんどありません。薬理と法律でウンザリした方もご安心ください。ほとんど感情論です。いえ、精神論です。勢いで読み切ってください。

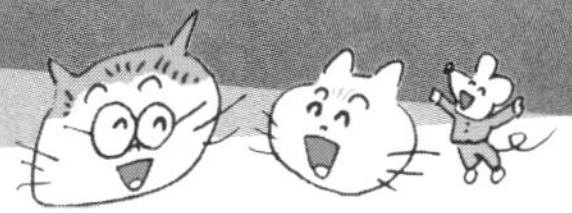

統合失調症の予後を示す「3分の1説」

以前から精神科医の間で何となく言われている統合失調症の予後はこのような感じです。仮に「3分の1説」と呼びましょう。3分の1は良くなります。3分の1は良くなりません。残りの3分の1はその間ぐらいです。

表現はさまざまですが、大体こんなイメージです。これでは単に重症度を3つに区切っただけで、無意味なことを言っているように思われるかもしれません。しかし、これが精神科での現場感覚であり、個人的な実感とも合います。

実際に治療していると、確かに良くなる人は劇的に良くなります。ほとんど発病前と変わらないぐらいまで良くなる人も決して珍しくはありません。普通に仕事をしている人もたくさんいます。ただし、薬を飲まなくてよい、という意味で治る人はほとんどいません。薬が不要な場合は、むしろ統合失調症ではなかった、と考えた方が自然です。状態維持に薬は必須ですし、逆に言うと、それぐらい薬は効くということです（68ページ参照）。

一方で、良くならない人もたくさんいます。薬をいくら増やしても幻覚や妄想は治らないし、思考も緩やかに解体していく、という人も少なくありません。むしろ、精神科単科病院の長期入院患者さんはそういう人がほとんどです。つまり、精神科病院の医療従事者にとってはとてもなじみのある人たちで、全く珍しくはありません。

そして、上記の両者の間の人もたくさんいます。ある程度良くなったが、調子が悪くなると入院が必要になる、けど、それほど頻回ではないという状態。つまり、普通の外来患者さんですね。

このように、外来に来ないか安定している人、長期入院の人、外来で不安定で時に入院する人という3パターンに大きく分けられるというのが現場感覚です。それが本当に数字として3分の1かは分かりませんが、心理的には同じぐらいという感覚。それが上記の3分の1説が出てくる理由でしょう。

では、実際にはどれぐらい治るのでしょうか。諸説ありますが、例えばこんな論文があります（Jääskeläinen, et al. Schizophr Bull . 2013;39:1296-306.）。2年間、改善が維持できていることをリカバリー（≒治った）と定義してこれまでの様々な論文を統合して解析したところ、リカバリーした人は13.5%、つまり約7分の1でした。しかし、各論文の結果を見ると、0%から58%まで大きく違います。全く違うと言ってもいいでしょう。このばらつきには研究の問題、定義の問題、色々な要因はあるでしょうが、「どれぐらい治るかは簡単には言えない」ということは言えると思います。

統合失調症が「治る」とは?

そもそも「治る」とはどういうことでしょう。ここからはあまり厳密な話は求めないで、おおらかに聞いてください。

上記の論文では、「2年間改善が維持されること」としていましたが、一般的な感覚では、病気が治るとは、病気が「なくなること」ではないでしょうか。では、病気とは何だったでしょう。大ざっぱに言えば、「困っていること」でした（24ページ参照）。つまり、「病気が治る」というのは、「困っていること」が「なくなること」とも言えます。しかし、人生においてそんなことあり得ますか？ 普通はありませんね。いつでも何かしら困りごとというのはあります。人生とはそういうものです。ということは、そもそも統合失調症に限らず、病気が完全に治る、ということはないわけです。

じゃあ、全員病気で全員治療しないといけないのかというと、そうでもありません。病気だからといって必ず治さないといけないわけではない、というのは身体疾患も同じです。多少の困りごとはあっ

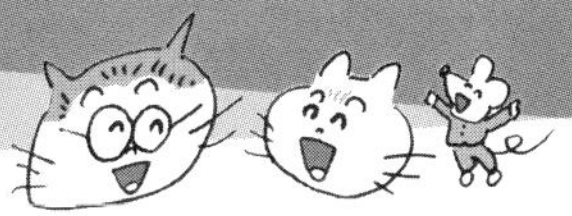

たとしても、誰しもそれなりに付き合って折り合いをつけて生きています。人生とはそういうものです。

つまり、統合失調症だろうが何だろうが、困りごとはあるわけですから、それなりに折り合いをつけて生きられたらそれで良しとするしかありません。なぜなら、人生とはそういうものだからです。だから、治るのか、治らないのか、どれぐらい治るか、そんなこと気にしても仕方ないのです。

何かごまかされている感じですか？ そうかもしれません。でももう少し続けて聞いてください。

人間は致死率100%

なぜこんな話をしているかというと、一般的な統合失調症に対する偏見、先入観、忌避感があまりに強いからです。統合失調症になったら終わり、人生お先真っ暗というようなイメージを持っている方は少なからずいます。そういう方（本人は病状が重くてあまり理解できないときも多いですが）や家族に、診断名として統合失調症と伝えるとショックを受けてしまうこともあります。その反動で、病気を否定してしまい、病識を持てず、治療が続かないこともあります。そうはなってほしくないという思いからです。

先ほど、「良くならない人は3分の1」と言いましたが、良くならないと言っても命がなくなるわけではありません。基本的には長生きです（34ページ参照）。医療の基本はまずは生命を保つことです。死に至る病は数え切れないぐらいありますが、統合失調症は「致命的な」疾患ではありません。そういう意味では、恐るるに足りません。統合失調症になっても人生はまだまだ続くのです。悲観するには早過ぎます。

とはいっても、それで何も問題がないのかというと、そうではありません。発病前までの生活ができなくなるということは起こり得ますし、社会的な生活水準が落ちてしまうこともあります。それで全く構わないとまでは言いません。

しかし、もう少し俯瞰（ふかん）で見てください。

人間は必ず死にます。致死率100％です。100歳までは生きられるかもしれませんが、200年生存率は0％です。そして必ず老いていきます。必ずです。

最近は高齢化で認知症が問題になってきていますね。私は認知症の啓発活動をしていて、講演する機会が多いのですが、そこでいつも言っていることがあります。それは、「20歳台以降、神経細胞は減る一方なので、認知症は長生きすれば誰でもなります。認知症になるのが早いか、他の病気で死んでしまうのが早いかだけの違いです」というものです。つまり、誰しも20歳台を過ぎれば、身体も認知機能も精神も老いて衰えていきます。記銘力も思考力も衰えます。それは決して避けられません。誰でもなるのですから、それを悲観しても仕方ありません。うまく付き合うしかないのです。

そして、統合失調症がかつて「早発性痴呆」と呼ばれていたことも思い出してください。痴呆は今で言う認知症のことです。統合失調症は、誰もが必ずなる認知症が、早く起こるようなもの、という見方もあったわけです。統合失調症であろうがなかろうが、結局誰でも認知症になり得るのです。大差はありません。

まだごまかされた感じがしますか。そうかもしれません。確かに、誰でも認知症になるとはいえ、早くなるのは望ましくない、という気持ちは否定しません。それ以上に、社会的な生活水準が下がる、ということを避けたいという思いもあるでしょう。それも分かります。では逆に聞きましょう。どうなったら満足ですか？

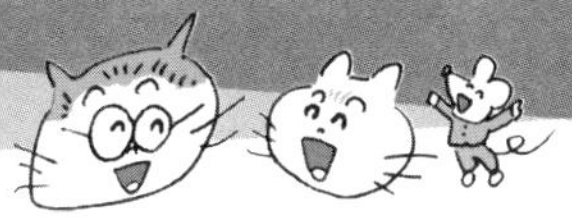

どんな状況、環境でも「まだやれることはある」

世界一の資産家といえば、現在はテスラ社CEOのイーロン・マスクです。宇宙にロケットを飛ばしたり、Twitterを買収した後Xに改名した、今をときめく大富豪の総資産は約27兆円だそうです。どうやったらそれぐらい稼げるでしょう。少し計算してみました。

古代エジプトの時代、約5000年前から今まで、毎日24時間、時給60万円で働いたとしても26兆円。……まだ足りませんでした。イーロン・マスクぐらい稼ごうと思ったら、時給60万円という超破格の高収入の仕事を人類の有史以来、ずっと休まずぶっ続けで働いてもまだ足りないそうですよ。どうです？ 働く気がなくなりますね。そんなイーロン・マスクみたいな大富豪と比べても仕方ないだろう。と、思いますよね。そうです、私も思います。それでは、あなたは誰と比べたいのでしょうか。

統合失調症であろうとなかろうと、すぐに死ぬわけではない、という意味では全く問題ないですし、認知機能が衰えるのは避けようがなく、イーロン・マスクと比べたら、どんなに頑張っても金銭的な価値はないに等しい、という意味では誰も何も変わらないのです。誰かと比べても意味はありません。同じような人生です。

ごまかしでしょうか？ いえ、違います。人生の価値は、他人と比べたり過去の自分と比べたりすることではありません。どうやっても変えられない運命というものをある程度受け入れつつ、今ある環境、状況の中で少しでも満足のいく生活を送る、それしかないのではないでしょうか。

そんなの精神論じゃないか？ そうですね。その通りです。私はずっと「精神」の話をしています。しかしこれは決して机上の空論を言っているわけではありません。先ほども言ったように、なかなか良くならない3分の1の方の多くはどこにいるか、といえば、精神科病院に入院しています。世界的には日本の強制入院が多過ぎることが問題であることを少し前で解説しました。だから、入院している状況が良いこととは言いませんが、それを解決するのも簡単なことではないことも説明しました。どういう形であれ、統合失調症が良くならない人は相当数いる中で、病院が適切かはともかく、どこかに居場所は必要なわけです。そして、これまでの日本の経緯、現状では入院以外に方法がほとんどないのも事実です。そういう統合失調症慢性期の方をたくさん診ているのが精神科なのです。

そして、こうも考えてみてください。入院しているということは、そんなにも悪いことでしょうか。入院したって外出はできます。レクリエーションもあります。買い物もできるし、コンサートにも行けます。入院という多少不自由な環境の中でも、できることはたくさんありますし、それで人生が豊かになり得るということも実際目の当たりにしています。そのために寄り添う医療者がいます。そのような慢性期の統合失調症の方の様子をコラムと拙著『精神科病院で人生を終えるということ――その死に誰が寄り添うか』にまとめましたのでぜひご一読ください。

同時に、その中でも書きましたが、漫然と入院を継続することが良いとも思っていません。退院ができなかったのは、医療が不十分だからでもありますし、精神医療の構造の問題もありますが、最も大きな問題は社会的な差別です。退院できるのに社会に受け入れ先がないのです。

いずれにしても大事なことは、どういう状況、どういう環境であれ、「まだやれることはある」ということです。何よりもそれを理解していただきたいと思います。それが、統合失調症への過剰な忌避感や、偏見、差別を減らすことにつながるはずです。

もう一度繰り返しましょう。治るとは病気がなくなることです。病気がなくなるとは困りごとがなくなることです。もしも統合失調

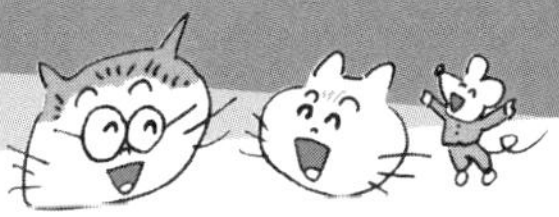

症になっても困らない社会ができたとしたら、統合失調症を病気と考える必要もなくなります。それこそが、本当に統合失調症が「治る」ということではないでしょうか。

眼鏡をかけている人、たくさんいますよね。この世界から眼鏡がなくなったらどうでしょう。私も強い近視ですからよく分かりますが、眼鏡がなければ何も見えません。途端に困ります。でも眼鏡があれば、近視という病気は簡単に治ります。統合失調症も同じです。怖い、避けたい、近寄りたくない、そんな色眼鏡を外して、曇りなき眼で正しく見れば、病気と呼ぶ必要もなくなるのです。眼鏡はかけて、色眼鏡は外しましょう。

どうでしょう。うまいこと言えました？ 言えてないですか。そうですね。分かります分かります。そんなにうまいこといきませんよね。世の中、きれいごとだけでは簡単には解決しません。

では今、私たちは具体的にどうしたらいいのでしょう。

一人の「人」として普通に接する

ここからが、ようやく「接し方」の説明です。お待たせしました。お待たせし過ぎたかもしれません。しかし、すぐに終わります。とても簡単です。答えを一言で言います。「普通に接すること」です。分かりましたか？

少しだけ解説しましょう。普通に接するのですが、ただし「その背景を理解して」接してください。その背景とはこれまで、説明してきたこと全てです。それらを理解していれば何も特別なことはありません。ああ、そういう背景の人だな、と普通に接したらいいだけです。

もう少しだけ具体例を出しましょう。幻聴が聞こえている人に対して、それをむやみに否定してはいけません。なぜなら、その人にとっては幻聴ではありませんから。「ああ、あなたには聞こえるんですね」と受け入れましょう。かと言って、嘘をついて肯定する必要もありません。「私には聞こえませんが」と返すぐらいは良いでしょう。妄想も同じです。「ああ、あなたはそう思えるんですね、私には分かりませんが」と普通に接すればいいのです。

あと少しだけ専門用語も足しておきましょう。このような接し方を「支持的精神療法」と呼んだりします。「治す」「変える」というより、「支える」という態度です。これが精神療法になります。実際、症状は良くなります。

これをもう少し日常的な言葉に変えると、傾聴、受容、共感です。これは実は、認知症の方への接し方として講演で説明していることですが、基本は統合失調症でも同じです。というより、対人関係の基本ですね。「相手の言うことに耳を傾け、自分とは見ている世界が多少違っていたとしてもそれを受容し、肯定でも否定でもなくそういう思いであることに共感する」ということです。統合失調症の人への接し方はこれだけと言っていいでしょう。一人の「人」として「普通に接すること」です。

これで統合失調症各論を終わります。精神医学入門の前半戦が終わったことになります。予定していたより長くなってしまったのですが、それは総論的な内容もたくさん盛り込んだからです。やはり統合失調症は精神医学の根幹なので、これを理解することが精神医学全体を理解する基本になります。逆に言うと、ここまで理解すれば他の疾患の理解はとても簡単になります。

おめでとうございます。ここからは後半戦、気分症（気分障害）、神経症です。精神医学という大きな山ですが、ここまで登ればだいぶ見晴らしが良くなりました。あとは下りるだけ。楽勝です。

第3章

気分症（気分障害）

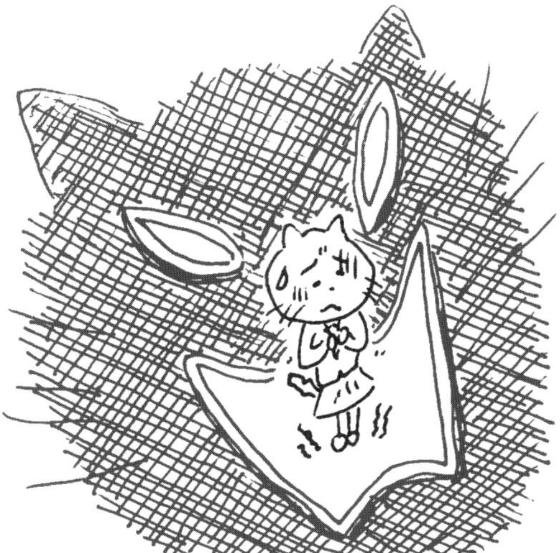

気分症（気分障害）──❶

「普通の落ち込み」と「うつ病」の違いとは?

誰でもわかる精神医学入門、前半戦は統合失調症の解説に全力を費やしてしまいました。後半戦で残り全部を解説していきます。どういうバランス？と思われるかもしれませんが、これはこれで計画通りなのでご安心ください。ここからは、統合失調症とともに精神医学の双璧をなす疾患、うつ病と双極症（双極性障害）を合わせた「気分症（気分障害）」について解説したいと思います。DSM-5までは気分症は気分障害、双極症は双極性障害という日本語訳でしたが、2023年6月刊行のDSM-5-TR日本語版からは全体的に「障害」を「症」という訳に変更することになりました。しばらくはどちらの用語も併用されていくと思いますが、本書では基本的にはDSM-5-TRの訳を使い、従来の訳語も適宜併記していくことにします。

と、その前に一度、前半からの流れをざっとおさらいし、現在地を確かめておきましょう。精神疾患の分類法として、外因性、心因性、内因性の3種類に分けて考えると分かりやすい、と紹介しました（12ページ参照）。外因性は脳の器質的（物質的）な変化による精神疾患。心因性はいわゆる「心の病」。葛藤や不安などの心理的な原因で起こる、了解可能な精神疾患。内因性は、一言で言えば原因不明。なぜそうなったのか了解不能で、人間の内側から自然に生じたとしか思えない精神疾患でした。

ところが、入院患者の約半数が統合失調症、外来患者の約3分の1が気分症で、どちらも内因性なのです。従来の分類法では主要な疾患が内因性ばかりに集中してあまりバランスがよくありません。

そこでオリジナルの「真の疾患分類」も紹介しました（34ページ参照）。それが

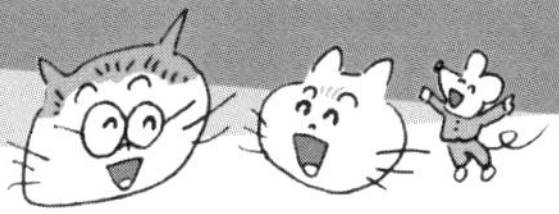

（1）統合失調症
（2）気分症（うつ病、双極症［躁うつ病、双極性障害］）
（3）その他

です。こちらの分類の方が実践に即していると思いますので、今後もこれに沿って進めていきます。ここからは、真の疾患分類の（2）に当たる、気分症の話をしていきたいと思います。

テンションが高過ぎるのが躁状態、低過ぎるのが抑うつ状態

気分症とは、うつ病と双極症を合わせた呼び名です。どちらも「気分」が下がり過ぎる、上がり過ぎるという気分の変動する疾患で、それをまとめて「気分症」と呼んでいます。この場合の「気分」は英語ではmoodと言いますが、細かい定義を飛ばして大ざっぱに理解するために、卑近な言葉でイメージを伝えると、要するに「テンション」のことです。テンションが高過ぎるのが躁状態、低過ぎるのが抑うつ状態です。つまり気分症とは、テンションの上下の極端なものと言っていいでしょう。英語を和製英語で説明するのは自分でも釈然としないものがありますが、実際これが一番分かりやすいと思います。正確な定義については後ほど説明しますので、まずはそういうイメージで捉えておいてください。

双極症は躁うつ病とも呼ばれます。双極、とは躁と抑うつの両極の状態になるから「双極」症と呼びます。それに倣えば、うつ病は躁にはならないが抑うつになるという単極性の気分症ということになります。ちなみに、単極性の躁病というものはありません。概念上はあり得ますし、ごくまれに存在するという報告はありますが、

少なくとも疾患分類にはありません。基本的に 躁状態になる人は必ずどこかで抑うつ状態にもなるのです。これは、なぜかは分かりません。個人的にとても不思議に感じますが、事実なので受け入れるほかありません。

そういうわけで、気分症は、うつ病と躁病ではなく、うつ病（単極性）と双極症（双極性障害、躁うつ病）の2つに分かれる、ということになります。

少し細かい話になりますが、うつ病と双極症の捉え方の変遷について軽く説明しておきます。以前（DSM-IV）はうつ病と双極症は疾患分類として「気分障害」という同じ枠になっていました。しかし、色々な研究により、実はこの2つの疾患は結構違う、ということが分かってきました。そのため現在（DSM-5以降）は大きな疾患分類としても、2つに分かれることになりました。

具体的には、双極症の患者数はうつ病に比べ10分の1以下と少なく、遺伝的素因が強く、発症年齢が若く、1回の病相期間は短いといった違いがあります。また、双極症の方が統合失調症との関連も強いようです。そのため別枠の病気と捉えた方がいいということになりました。

とはいえ、結局どちらも気分、テンションの上がり下がりという1つの軸上での説明がおおむね可能ですし、双極症にも抑うつ状態は含まれているわけですから、入門的な疾患の理解としては同じカテゴリーとして捉えるのが分かりやすいと思います。

気分症が内因性疾患であるワケ

まず、気分症の共通の論点として、気分症が内因性疾患であることについて説明しておきましょう。

先ほど、テンションが上り過ぎる、下がり過ぎるという説明をしましたが、それだけだと何となく想像の範囲内、了解可能な気がします。実際、誰でも気分の変動、テンションの上がり下がりはあるはずです。うれしいことがあれば気分が良くなり、嫌なことがあれば落ち込みます。それだけなら、その人の立場を想像したら理解できる＝了解可能、心因性疾患と考えればよさそうです。しかし、そうではなく、気分症が原因不明な内因性疾患である、というのは、「どう考えても、それだけでそうはならんやろ」というぐらいに気分が変動する、ということなのです。

例えば、家族が亡くなったとき、誰でも落ち込みます。それは精神医学では死別反応、悲嘆反応と呼び、それだけでは病気とは見なしていません。DSM-5-TRからは親密な関係にあった人の死後、少なくとも12カ月以上にわたる不適応的な死別反応に「遷延性悲嘆症」という病名が新たに作られましたが、逆にいうとそこまで遷延しない悲嘆は病気と呼ぶ必然性はない、ということです。

しかし、特にきっかけがなかったり、あったとしてもささいなきっかけのみで、自分を責めて死にたくなるほど落ち込むなどの症状が表れた場合、他人からはそこまでの状態になるとは想像できる範囲を超えている、了解不能ということになります。そのような状態をうつ病と呼んでいるのです。

躁状態も同様で、そのきっかけでそこまでテンションが上がるのは理解できない、テンションの上がり方が常軌を逸しているということです。なぜそこまでそうなるのか、原因が分からない。なので、気分症は原因不明＝内因性疾患と考えられているというわけです。

ここまで説明したように、気分症の症状は日常用語でも説明されがちなので、なじみがあり、一見、簡単に理解しやすく思えます。しかし、日常用語と専門用語では微妙に意味が違ったり、使い方が違ったりします。診断する、科学的に考える、という意味では厳密な区別も必要ですので、逆に注意して理解する必要があります。

というわけで、ここからもう少し正確な話をしていきましょう。先ほど気分症は１つの分類と捉えるとは言いましたが、躁状態と抑うつ状態は別々に説明していきます。疾患の全体像、総論は１つに捉えた方が分かりやすいのですが、症状、各論は別々に説明した方が分かりやすいからです。統合失調症でも陽性症状と陰性症状、別々に説明しました。そのようなイメージです（39ページ、45ページ参照）。

それでは次項で、うつ病から説明していくことにします。どちらから始めてもいいのですが、うつ病は圧倒的に患者数が多いですし、より身近でなじみもあると思いますので、うつ病から始めましょう。ここからの解説で、誰でもうつ病が分かるはずです。お楽しみに。

気分症（気分障害）――❷

今日から分かる！「うつ病」の見分け方

ここまで、うつ病と双極症（双極性障害）は、テンションの上下が極端になる疾患として、総論的には「気分症（気分障害）」と大きく捉えながら、各論は個別に見ていく、と説明しました。本項では、各論として、うつ病から見ていきます。本項だけで、うつ病はほぼ見分けられるはずです。“ほぼ”の残りの部分に専門的な要素がもちろんあるわけですが、大ざっぱな把握が何より重要です。

うつ病はテンションが極端に低いもの、というイメージでしたが、前にも言ったように、日常用語と専門用語では微妙に意味や使い方が違います。うつ病とは正確にはどういうことかを理解するには、いきなりですが診断基準を見てもらうのが一番早いと思います。

うつ病でも世界標準の診断基準はやはりDSMです（51ページ、

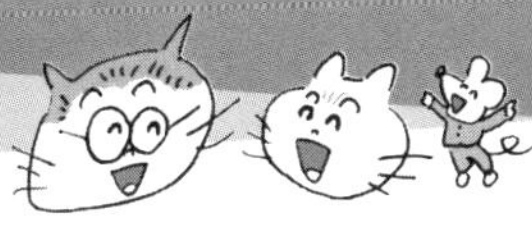

56ページ参照)。DSM-5-TRの診断基準を極力簡単にまとめたものをまずお示しします。

うつ病の診断基準（DSM-5-TRを参考に筆者まとめ）

(1) 抑うつ気分
(2) 意欲低下
(3) 食思不振
(4) 睡眠障害
(5) 思考制止
(6) 易疲労感
(7) 自責感
(8) 集中力低下
(9) 希死念慮

この9つのうち、5つを満たせばうつ病

どうでしょう。これでだいたいの意味は分かりますよね。9つの症状のうち5つ満たせば診断、というのは、統合失調症の5つの症状のうち2つ満たせば診断、と同じ構造です。項目の過半数を満たす必要がある分、うつ病の方が確からしい感じもします。

「うつ病」という名前は日常でもよく耳にするぐらいには有名ですが、定義は一般にまでは知られていないでしょう。この診断基準がうつ病の定義と考えてもらって、ほぼ間違いありません。簡略版で全体像をつかんでもらったところで、もう少し細かく見ていきましょう。

日常用語としての「うつ」、専門用語としての「うつ病」

以下、診断基準を引用して、項目ごとの症状名を付け足しました。

ポイントは後で説明しますので、とりあえずざっと目を通してください。

うつ病　診断基準（DSM-5-TRを参考に筆者まとめ）

以下のＡ～Ｃを全て満たす必要がある。

Ａ　以下の症状のうち５つ（またはそれ以上）が同一の２週間に存在し、病前の機能からの変化を起こしている：これらの症状のうち少なくとも１つは、「(1) 抑うつ気分」または「(2) 興味または喜びの喪失」である。

※注　明らかに身体疾患による症状は含まない。

(1) 抑うつ気分

その人自身の言明（例えば悲しみ、または空虚感を感じる）か、他者の観察（例えば、涙を流しているように見える）によって示される、ほとんど1日中、ほとんど毎日の抑うつ気分。

※注　小児や青年ではいらいらした気分もあり得る。

(2) 意欲低下（興味または喜びの喪失）

ほとんど1日中、ほとんど毎日の全て、またはほとんど全ての活動における興味、喜びの著しい減退（その人の言明、または観察によって示される）。

(3) 食思不振

食事療法中ではない著しい体重減少、あるいは体重増加（例えば、１カ月に5%以上の体重変化）、またはほとんど毎日の食欲の減退または増加。

※注　小児の場合、期待される体重増加が見られないことも考慮せよ。

(4) 睡眠障害

ほとんど毎日の不眠または睡眠過多。

(5) 思考制止

ほとんど毎日の精神運動性の焦燥または制止（ただ単に落ち着きがないとか、のろくなったという主観的感覚ではなく、他者によって観察可能なもの）。

(6) 易疲労感

ほとんど毎日の易疲労性、または気力の減退。

(7) 自責感

無価値観、または過剰あるいは不適切な罪責感（妄想的であることもある）がほとんど毎日存在（単に自分をとがめる気持ちや、病気になったことに対する罪の意識ではない）。

(8) 集中力低下

思考力や集中力の減退、または決断困難がほとんど毎日存在（その人自身の言明、あるいは他者による観察による）。

(9) 希死念慮

死についての反復思考（死の恐怖だけではない）、特別な計画はない反復的な自殺念慮、自殺企図、または自殺するためのはっきりとした計画。

B　症状は臨床的に著しい苦痛または社会的・職業的・他の重要な領域における機能の障害を引き起こしている。

C　エピソードが物質や他の医学的状態による精神的な影響が原因とされない。

「病気とは困っていること」であると前半（24ページ参照）で解説しましたが、逆に困っていないなら病気ではない、という説明がBです。Cは、うつ病が外因性や心因性ではなく、内因性であることの説明ですね。

Aが、先ほど簡略版でお示しした基準のより詳しい説明です。全体を通して最も重要なポイントは、随所に出てくる「ほとんど1日中、ほとんど毎日」という部分です。そして、それが2週間以上続いている、というのが診断基準です。どうでしょう。かなり厳しい基準ではないでしょうか。

うつ病のイメージとして、「テンションが極端に下がっていること」と言いましたが、それは、この9つのうち5つもの項目で、ほとんど1日中、ほとんど毎日、2週間以上続いているという意味だったのです。どの1項目にしても、1日続くだけで相当なものですが、それが5項目も2週間以上ぶっ続けで持続しているわけです。これは極端というレベルを超えている気がしませんか? しかし、この診断基準を満たすことがまれならず実際に起こるのです。それが「うつ病である」ということです。

これが、「うつ病」の日常用語と専門用語の違いであり、内因性精神疾患であるという意味です。少し感覚を理解していただけたでしょうか。

全ての自殺は「病気」である

さて、この9つの症状の中で、特に重要なものを挙げるとするなら、希死念慮と食思不振になります。それは、この2つが命に直結するからです。

精神科医が最も恐れるもの、それが自殺です。

精神疾患は基本的には、致命的な疾患ではありません。それは身体に異常がないことが多いからです。統合失調症は病気としては確かに重篤と言わざるを得ませんが、基本的には高齢になるまで生きられます。しかし、自殺はその限りではありません。統合失調症でもうつ病でも、つまり精神疾患全般において、致死的な要因の筆頭が自殺です。なので、精神科医は自殺を恐れますし、最優先で防ご

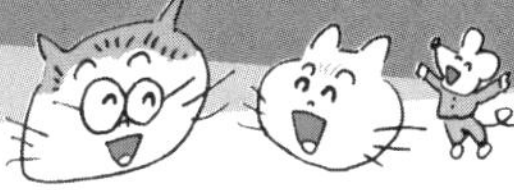

うとします。残念ながら、確実に防ぐことはできないわけですが……。

ともかく、うつ病を放置すると、希死念慮→自殺企図→自殺、という経過をたどることが多くあります。希死念慮は、死について「考えてしまう」こと、死んでしまいたいと「思う」こと、自殺企図は「行動を起こす」ことです。自殺企図で失敗すれば自殺未遂、死に至った場合、自殺既遂、つまり自殺となります。この流れをなるべく早い段階で防ぐのが重要になります。

希死念慮の原因は、具体的なエピソードがある場合もありますが、通常はそれだけで希死念慮が生じるのを客観的に容認できるほどの状況ではありません。きっかけが全くない場合も珍しくありません。だから了解不能な内因性疾患なわけです。

そもそも、希死念慮、自殺が了解できる状況などあり得るのか、自殺を認められる状況などあるのか、というのは本論からややそれたテーマにはなりますが、興味深い問題です。社会情勢、宗教など含めて、色々な意見はあるでしょうが、個人的にはさしあたり、「全ての自殺は病気」と考えておいていいと思っています。病的ではない自殺が仮にあるとしたら、不治の疾患における苦痛解放のための安楽死などでしょうか。他には例えば……武士の切腹などでしょうか？ よく分かりませんが、いずれにしても、極めて特殊な状況であり、入門としては、全ての自殺は病気、と考えておけばよいでしょう。一般論として、客観的には「何も死ぬことはないだろう」という状況ですら、死のうと思ってしまう、という場面を念頭に置いてください。

この希死念慮の背景には、多くの場合、「(7) 自責感」があります。自責感は自分を責める気持ちのことですが、うつ病では、過剰な自責感が生じます。誰しも責任感というものを多少は持ち合わせているわけですが、それが過剰になります。それは他人から冷静に見れば理不尽なほどに。そして自分には価値がないと思い込んでしまいます。

さらにその背景には、その他の項目である（1）抑うつ気分、（2）意欲低下、（4）睡眠障害、（5）思考制止、（6）易疲労感、（8）集中力低下が影響している場合もあります。

これらの症状には明確な階層構造があるわけではありませんが、このように捉えると理解しやすいのではないかと思います。

重要な診断基準「食べる気力が湧かない」

そして、もう一つ重要なのが、食思不振です。

人間も動物である以上、食事あるいはカロリーを摂取しなければ生きていけません。その意欲が低下してしまうのがうつ病の食思不振です。食思不振の悪化を放置していると、栄養不足で死に至ります。精神科で食事が摂れなくて死に至る状況としては、神経性やせ症（摂食症［摂食障害］の一つ）や認知症、反復する誤嚥性肺炎などがあります。食思不振、栄養不足も自殺同様、精神科では極めて重要な問題です。

うつ病の食思不振は、一般の方には神経性やせ症と同じように考えられることも多いですが、かなり違います。詳細は神経性やせ症を説明する228ページに譲りたいと思いますが、簡単に説明しておくと、神経性やせ症は、食事を減らそうという強い意図、意欲によるものです。一方、うつ病の食思不振は、意欲低下によるものです。「積極的に食べたくない」のではなく、「食べる気力が湧かないので、結果的に栄養不足になってしまう」ということです。いずれにしても、食事が摂れない状態は放置できない最優先事項の一つです。

このように、希死念慮、食思不振、ともに致死的な症状であり、つまり、うつ病は致死的な疾患です。ですので、強制治療の対象と

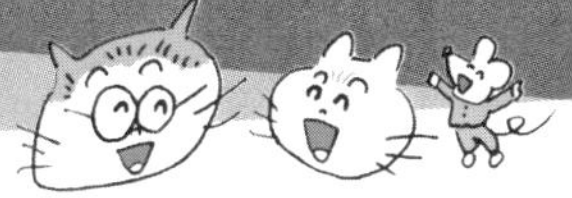

なることがあります。強制治療、その法的根拠については以前詳しく説明しましたが（101ページ参照）、簡単に言うと、「良心的なおせっかい」です。どういう生き方であろうと、基本的にはその人の自由のはずですが、精神疾患のせいで判断能力が落ちているときには、精神保健指定医という資格を持った医師の専門知識と良心に基づく責任と判断で、家族などの同意を得て、おせっかいかもしれないが強制治療を行うことを法的に許可しましょう、という考えです。

うつ病の精神医学での位置付け、重要性が何となくご理解いただけたでしょうか。

実は、DSM-5-TRの一つ前の版であるDSM-5までは、うつ病は「大うつ病性障害」とも訳されていました。英語ではMajor Depressive Disorderと言い、「Major」が「大」と訳されています。メジャリーグが大リーグと訳されるのと同じですね。メジャーがあるということはマイナーがあるということです。つまり、この大うつ病性障害、というのが典型的なうつ病で、それ以外にも典型的とは言えないまでもうつ病っぽい状態がいくつもあるのです。詳細については入門編ということで省略しますが、統合失調症スペクトラムと同じように、典型的なうつ病と正常の間に、いくつもの病的な状態が存在すると考えてください（62ページ参照）。

ここまで理解していただければ、もう皆さんも、うつ病を見分けられますね。9つの症状のうち、5つ満たせば診断なわけですが、それはそんなに簡単に満たすほどのレベルではなく、判断には深い理解も必要ということでした。

さて、このようなうつ病をどのように治療していけばいいのでしょうか。次ページで、うつ病の治療と対応法がサクッと分かります。お楽しみに。

気分症（気分障害）――❸

うつ病を治すには?

ここまで、うつ病とはどういう疾患かを診断基準からひもといてきました。本項は、その治療法についてです。

統合失調症では治療といえば、主に薬物療法の話でした。「薬以外の治療法があまりない」と言うべきか、「薬の効果がかなり高い」と言うべきか、ともかく統合失調症はそういう疾患だったのですが、うつ病はかなり違います。

うつ病の多くは自然軽快する

その要因の一つに、「うつ病は自然軽快する」ということがあります。特別な治療をしなくても、ある程度の時間で軽快することはまれではありません。基本的には再発を繰り返すことが多いのですが、数年、数十年と再発がない場合もあり、統合失調症のように、薬をやめると再発はほぼ必発という状況とはかなり違います。そういう意味で、うつ病の治療は、自然経過での改善（自然軽快）を治療で「後押しする」という意味合いが強くなります。それをどのようにしていくか、という方法論が薬物療法以外にも複数あるということです。

自然軽快すると言いましたが、残念ながら全員が治るわけではありません。治療をしても良くならない、特に複数の薬剤を用いても改善しない場合を「治療抵抗性」うつ病と呼びますが、約３分の１が治療抵抗性と言われています。これを多いと捉えるか少ないと捉えるかは難しいところですが、「自然軽快することもわりと多いが、治療しても必ずしも治るとは限らない」というのがうつ病の予後のイメージです。

うつ病自体が内因性疾患＝原因不明なので、なぜ治療抵抗性になるのか、どういう人が治療抵抗性になるのかもよく分かっていません。分からないなりにできる治療をやっていくしかない、それが精神疾患の治療です。理論よりも実践と結果です。

うつ病治療の理解のための有力な手がかり「睡眠障害」

その治療について説明する前に、うつ病の特徴的な症状の一つ、睡眠障害についてもう少し解像度を上げて見ておきましょう。これがうつ病治療の理解の有力な手がかりになると思います。

睡眠障害は大きく２種類に分けることができます。それが、入眠困難と中途覚醒です。入眠困難は、寝付きが悪い、寝るまでに時間がかかるということ。中途覚醒は、いったん寝てもすぐに目が覚めてしまう、眠りが浅いということです。うつ病の睡眠障害では、入眠困難も同時に生じることはありますが、より特徴的なのが中途覚醒です。

中途覚醒の仕組みを大ざっぱに言うと、寝ている間も無自覚に色々と考えてしまって深く眠れず、ささいなことで起きてしまう、という状態です。睡眠の仕組み自体が完全には解明されていないので、中途覚醒の仕組みも分かっていませんが、こう考えるとうつ病の病態が把握しやすい、という一つの仮説としてご理解ください。

うつ病というのは、自分でもなぜかは分からないが、物事を悪い方へ、自分を責める方へと考えてしまいます。なぜかは分からないが考えてしまう、つまり無自覚に考えるということです。人間の精神は、自分の思考を全部自覚的に理解できているわけではなく、知らないうちに勝手に働いていたり制御不能な領域も存在しています。23ページで、それを「無意識」として紹介しました。狭義の「無意識」はフロイトが精神分析において提唱した概念で、厳密にはややこしいのですが、ここでは無意識≒無自覚の領域という程度の意味で、日常用語的に使っています。この無意識≒無自覚の領域が精神疾患に大きな影響を持つという考え方は、この後の神経症を理解する上でも重要になってきますので覚えておいてください。

この無自覚（無意識）の思考は、寝ている間も存在しています。例えば「夢を見た」程度であれば生活にそこまで重大な影響を与えませんし、逆に寝ている間に考えや記憶が整理されていたりするのも睡眠の機能なのかもしれません。しかし、うつ病では、寝ている間すら、知らないうちに悪い方向へ向かう考えや自責感があります。これを仮に「負の思考」と呼ぶことにします。その負の思考にとらわれているため、眠れないし、眠っても浅いのです。

無自覚の負の思考を止める → 睡眠が改善する →
抑うつ気分が改善する

さて、治療の話に戻りましょう。治療の目的は、端的に言えば、この無自覚の負の思考を止めることです。それによって、睡眠が改善します。そして抑うつ気分、意欲低下なども改善します。結果的に、希死念慮も食思不振も改善できて命が守られる。うつ病の治療は、大ざっぱにこのような段階があると言っていいでしょう。そして、無自覚の負の思考を止める方法、すなわち治療法が、薬物療法、精神療法、身体療法と複数あるわけです。

複数ある治療法ですが、一般的で機序が比較的分かりやすい薬物療法の説明から始めましょう。

うつ病の薬物療法におけるキーワードは「セロトニン」です。統合失調症の治療薬＝抗精神症薬（抗精神病薬）は、神経伝達物質であるドパミンの伝達経路を遮断すること、つまりドパミン受容体遮

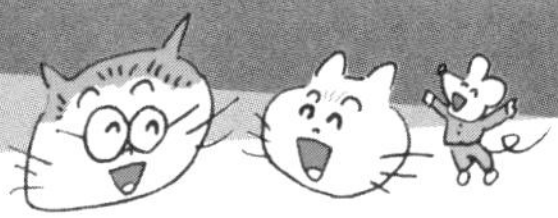

断薬である、と説明しました。その機序、生理学、薬理学的知識については、うつ病でもほぼ共通ですので、少し理解に不安がある方は68ページをご参照ください。

……読まれましたか？ 次に進みますよ。不安になったらいつでも戻っていただいて構いません。

抗うつ薬はセロトニンを増やそうという人類の涙ぐましい努力の結果

それでは、生理学はご理解いただいたものとして話を進めましょう。うつ病の薬剤、抗うつ薬の作用機序は、神経伝達物質であるセロトニンの再取り込み阻害です。

抗精神症薬の目的は神経系におけるドパミンの作用を抑えることでしたが、抗うつ薬の目的はセロトニンの効果を増やすことです。「セロトニン作動性の神経は不安を抑える効果がある」と言われています。それによって抗うつ効果を得る、というのが想定されている機序です。「想定されている」というのは結局のところはよく分かっていないからです。そもそも、うつ病が原因不明ですから仕方ありません。仕組みはともかく、臨床試験をすれば効果があることは分かっているので、それを頼りに治療をしていきます。統合失調症でも同様でしたが、とにかく、理論よりも実践、結果を頼りに行うのが精神科の治療です。

さて、その抗うつ薬ですが、セロトニンの効果を高めるための仕組みがなかなかユニークです。それが、再取り込み阻害です。

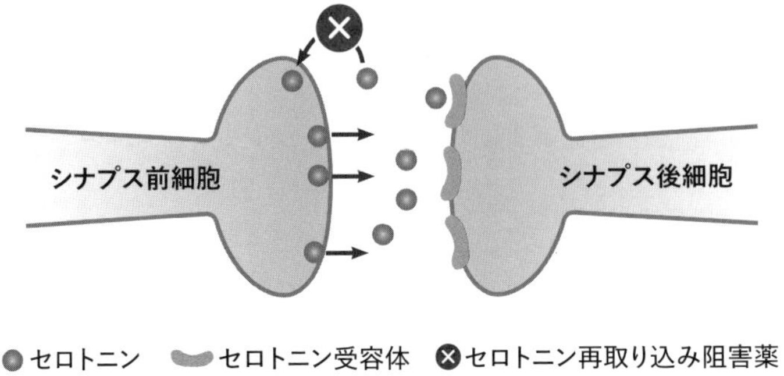

シナプス間隙に放出されたセロトニンは、やがてシナプス前細胞に再取り込みされるのですが、それを阻害することで、セロトニンをシナプス間隙にとどめ、シナプス後細胞の受容体との結合を促進します。回収されるのを防いで間隙にセロトニンをあふれさせる、という発想です。回りくどい方法のように思いますが、これによって実際、セロトニンの効果が高まり抗うつ効果が得られるというわけです。これはセロトニンだけでなく、ノルアドレナリンでも同様の仕組みで抗うつ効果があることが分かっています。

最初期にできた抗うつ薬の一つが、三環系抗うつ薬（TCA：tricyclic antidepressants）です。抗精神症薬と同様に、1950 年代にたまたま抗うつ効果があることが発見されて使われるようになりました。その仕組みを調べた結果、上記のセロトニン、ノルアドレナリンの効果が発見された、という経緯です。仕組みが分かって薬を作ったのではなく、たまたま薬が効いたから調べたら分かった、ということです。

ちなみに「三環系」とは、化学構造中にベンゼン環を両端に含む環状構造が 3 つある三環式化合物であるということ（137 ページのイミプラミン参照）で、四環系抗うつ薬は化合構造中に環状構造が 4 つあり……。え？ 急にじんま疹が出てきた？ 分かりました。化

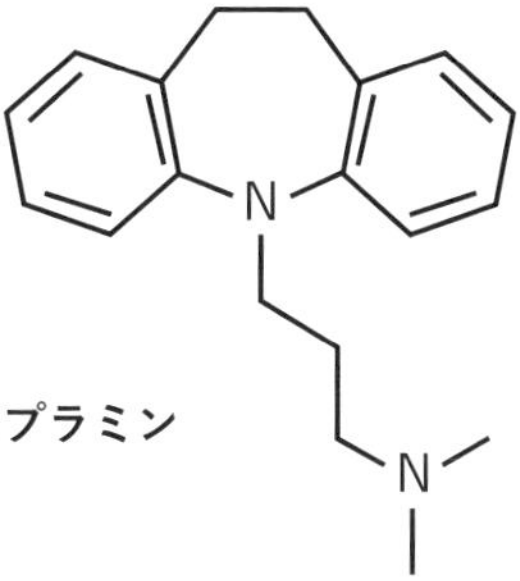

イミプラミン

学の話はやめましょう。精神科治療の現場で化学構造式の知識が必要になることはまずありません。三環系はそういう名前の薬の分類、という認識で十分です。次に行きます。

その後は、これらの仕組み、機序を想定して各種の薬が作られました。現在の主流の薬が、選択的セロトニン再取り込み阻害薬（SSRI：selective serotonin reuptake inhibitors）です。他の疾患の治療でも頻出の、精神科での最重要薬剤の一つですので、SSRIだけは名前を覚えておいてください。他には、セロトニン・ノルアドレナリン再取り込み阻害薬（SNRI：serotonin and norepinephrine reuptake inhibitors）も余裕があれば覚えておくといいかもしれません。

再取り込み阻害という回りくどい方法じゃなくて、直接セロトニンを増やしたらどうなんだ、と思われた方もおられるかもしれません。おっしゃる通りで、そういう薬もあります。それがノルアドレナリン作動性・特異的セロトニン作動性抗うつ薬（NaSSA：noradrenergic and specific serotonergic antidepressant）です。シナプス前細胞のある種の受容体を遮断して、セロトニン、ノルアドレナリンがまだ足りていないと錯覚させて放出を促すというのが主な仕組みです。こちらも結局は回りくどい方法なのですが、あの手この手で必死にセロトニン、ノルアドレナリンを増やそうという、人類の涙ぐましい努力をくみ取ってください。

ともかく抗うつ薬は、これらのセロトニン、ノルアドレナリンの効果を高めることによって、不安感を軽減し、そして無自覚の負の思考を軽減させます。それによって中途覚醒やその他のうつ病の症状を改善する、というのが抗うつ薬の主な仕組みです。

抗うつ薬の使い分けは副作用を見て考える

では、いくつもあるこれらの薬をどう使い分けるのでしょうか。これも抗精神症薬と同様に、主に副作用によって使い分けます（76ページ参照）。

上記のTCA、SSRI、SNRI、NaSSAはいずれも効果はそれほど違いがありません（表記の簡便さから英語の略称にしていますが、SSRI以外は覚えなくて構いません）。しかし、TCAでは過鎮静や抗コリン作用が多くあります。SSRI、SNRIはそれを踏まえて作られた薬でもあり、過鎮静、抗コリン作用は比較的少ないですが、ないわけではありません。また、投与最初の2週間で吐き気が出やすいという副作用があります。NaSSAには吐き気はありませんが、抗ヒスタミン作用が強いためSSRIよりは眠気が強く出て食欲が出過ぎる、という副作用があります。

そしてこれらの副作用の出方と患者の価値観を踏まえた上で薬を選択する、というのも統合失調症と同じやり方です（84ページ、94ページ参照）。参考にすべき論文としては、こちら（Andrea Cipriani,et al. Lancet. 2018;391:1357-66.）が最も重要と言えます。無料で公開されているので、「しっかりと勉強しようという気持ちは確かにあるのだが、時間とガッツが足りない」という方も、Figure 3と5だけでも眺めてみてください。

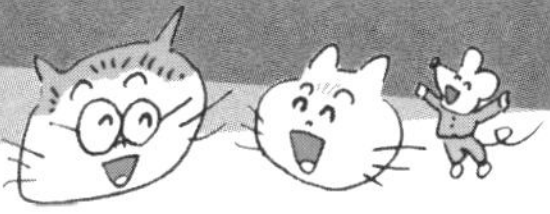

現在の主流はやはりSSRIと言っていいでしょう。決して特定の薬剤を推奨しているわけではありませんが、実際最も多く処方されている抗うつ薬です。しかし、何でもSSRI投与というわけではなく、眠れていないし食欲もないから抗ヒスタミン作用があってもいい、という人にはNaSSAの方がいいかもしれませんし、治療抵抗性の人や、点滴でないと投与できない人にはTCAを使ってもいいかもしれません。薬剤の特性、患者の状況、価値観に応じて薬を使い分けるのが、精神科医、薬剤師などうつ病の薬物療法における医療者の主な役割になります。

これがうつ病の薬物療法の概要です。基本的に考え方は抗精神症薬と同じで、理論よりも実践、結果が重要なのです。次項からは精神療法、身体両方について説明していきます。お楽しみに。

気分症（気分障害）——❹

うつ病の精神療法のポイント、身体療法の勧め方

ここまで、うつ病の仕組み、治療の道筋、薬物療法について説明してきました。ここからは、薬物療法以外の治療、つまり精神療法、身体療法について説明していきます。

精神科の治療は精神療法が主のはずだろう、と思われるかもしれません。それはある意味正しいのですが、正し過ぎて改めて言うまでもない、ということでもあります。精神科では話をする、接するということ自体が治療とも言えますが、あえて名前をつければ「支持的精神療法」と呼ばれるものになります。統合失調症の治療でも説明したように（110ページ参照）、一言で言えば、「普通に接するだけ」なのですが、それではさすがに不親切過ぎる気もするので、

うつ病における支持的精神療法について、ポイントだけいくつか書いておきましょう。

- うつ病であると伝える。
- 自分のせいではなく病気のせいであることを伝える。
- 治療と見通しを説明する。
- 周囲からの激励は聞き流すよう説明する。
- 原則的には、励まさない。
- 休息を促す。
- 趣味、娯楽については無理のない範囲で推奨する。
- 死にたい気持ちは否定せず苦しみを受容する。
- 「自殺はしない」と約束してもらう。
- 回復するまで重要な決断はせず、焦らないよう説明する。
- 仕事は段階的に復帰するよう説明する。

　など

これまで説明した病気の経過や症状を理解していれば、大体は常識の範囲でご理解いただけると思います。つまり基本的な知識と理解が重要ということに尽きます。とはいえ、少し補足しておきましょう。

「うつ病は励ましてはいけない」の例外

病気で休んでいるときには外出してはいけない、というある種の固定観念が社会的にあるようです。しかし意外かもしれませんが、感染症ならともかく、うつ病に関してはむしろ外出できるならした方がよいです。後で説明するように、運動は有効ですし、趣味、娯楽の外出で気分転換できるならした方がいいのです。逆に、うつ病で休養中に外出している人を責めないよう注意してください。

また、「うつ病は励ましてはいけない」というのは、わりと一般の人にも知られているようです。時に、精神科以外の知り合いから、「うつの人は励ましたらダメなんですよね」などと聞かれることもあります。確かに、励ますという行為は、ただでさえ自責感が生じている負の思考を後押ししてしまう危険性があるので、基本的にはやめておいた方が無難、というのが原則です。しかし、原則ということは例外もあるわけです。

例えば、食事に関しては無理してでも摂った方がいい場合もありますし、運動の推奨は悪くありません。「自殺はしない」と約束することも、ある意味では励ますとも言えますが必ずしも悪いことではありません。とはいえ、希死念慮に対して受容や共感なく否定する態度はかえって患者を追い込むことにもなるので注意が必要です。このように、受容する励まし方と追い込む励まし方とでは、実質的な方向は逆ですから、同じ「励ます」という言葉でも内容はかなり違うのです。病気の時期、重さによっても相応しい対応は違います。このあたりのさじ加減に関しては、やはり専門的な知識と経験が必要な領域と言えるかもしれません。

支持的精神療法以外では、ある程度形の決まった精神療法もあります。その代表的なものが、認知行動療法（CBT：cognitive behavioral therapy）です。

CBTは1950年頃に提唱され、時を経て流派が増えたり改善が加えられたりしながら確立されてきた、精神科治療で最も一般的な精神療法の一つです。うつ病だけでなく神経症などでも行われます。詳細な解説は専門書や厚生労働省[※1]に任せるとして、概略を大ざっぱに説明していきます。いつでもまずは大ざっぱな理解が大事です。

治療ガイドラインで第一選択のCBTが日本で普及しないワケ

CBTは、134ページで説明したうつ病における無自覚の負の思考を、「自動思考」と呼び、その自動思考を意識的に変えていく精神療法です。これは、ある程度やり方が決まっています。

基本的には30分間の面接を16～20回行います。状況に応じて回数などを変更することもあります。その中で、自身の精神状態の把握、自動思考の気付き、それに応じた認知·行動の変化を目指す、というのが主な目的と流れです。面接と面接の間にホームワーク（実生活の中で行う宿題）があったり、コラム法といって「考え」を書き出す方法があるなど、特有の方法論が確立されています。

このCBTは薬物療法と同等の効果があるとされています。米国や英国の治療ガイドラインでは第一選択として挙げられており、日本でもほぼ同様です。つまり、うつ病の治療はまずはCBTということです。

しかし、日本ではそこまでCBTが普及していません。実際、恥ずかしながら私はできません。精神科医の同僚を見渡しても、できる人、やったことのある人の方が圧倒的に少ないと思います。その理由としては、上記の通り30分の面接が10回以上必要なので、薬物療法と比べて時間と手間がはるかにかかることが大きいです。当然、人件費というコスト面でも厳しくなります。現場の実感として、普及しないのも個人的には理解できます。

とはいえ、国際標準の治療なわけですから、もっと行われるべきだとは思います。逆に日本は薬物療法偏重で、薬を安易に処方し過ぎですし、それを助長する保険診療の制度になっているのかもしれません。このあたりは、今後の日本の課題だろうと思われます。

他の精神療法としては、薬物療法よりはるかに歴史の長い精神分

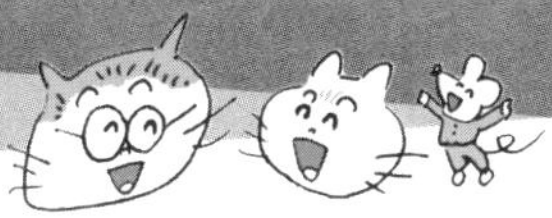

析や、最近、普及してきたマインドフルネスもあります。細かく言えば数え切れないほどありますが、入門としては何よりもまずCBTを覚えておいてもらえればいいと思います。

それでは次に身体療法に移ります。

■ 運動療法

身体療法の中で最も手軽な方法が運動療法です。いわゆる有酸素運動です。効果や評価は完全には定まっていないのですが、有効としている研究は多くあります。副作用も費用面での問題もほとんどないので、基本的には私は推奨しています。筋力維持にもいいでしょうし、生活習慣病予防としても悪くありません。ただ、無理強いがよくないのは言うまでもありません。さじ加減にはやはり経験が必要です。

運動が有効である機序については、要するに「運動している間は思考が止まるからではないか」というのが私の仮説です。無自覚の負の思考、自動思考などと説明してきましたが、走ったり運動しているときに、難しいことは考えにくいでしょう。単純に、運動中は思考自体が休んでいるのだろう、と想定しています。機序についてはともかく、同じようにヨガ、太極拳なども有効であるという報告があります。私は、眠れないときなどには柔軟体操をするよう勧めたりもしています。

■ 電気けいれん療法

他の身体療法としては、電気けいれん療法（ECT：electroconvulsive therapy）があります。余談ですが、高速道路の料金所で見るのはETCです。こちらはECT。精神科医でも言い間違えることがあるほど紛らわしいのでご注意を……。

ECTはその名の通り、頭部に電極を当てて電流を脳に通し、人工的にてんかんの強直間代発作のようなけいれん発作を起こす治療です。どういう機序で効くのかはいまだにはっきりとは分かっていませんが、実際に確かな効果があります。1930年代に始まり、うつ病だけでなく統合失調症にも使われ、薬物療法が発見されるまでは精神科治療の主流とも言えるほど普及していました。

ところが、十分な配慮もなくむやみに乱発されたり、時に患者への懲罰として使われたりすることが少なからずあったため、徐々にECTに対する批判が高まり、衰退していきました。今でも、精神医療の負の側面の象徴として、反対の声は根強くあります。

しかし、効果は確かにあることから、倫理面、安全面に十分な配慮を加え、麻酔科医の協力も仰ぎつつ痙攣発作を最小限にとどめる形にした修正型電気けいれん療法（m-ECT：modified electroconvulsive therapy）が開発され、再び広まりつつあります。特に、薬物療法の効果が乏しい治療抵抗性うつ病に対する有力な選択肢となっています。ただ、麻酔も必要ということで、どこでも気軽にできるわけではないのは今後の課題です。

機序不明と言いましたが、個人的にはECTはコンピューターでいう、強制シャットダウン、再起動をしているようなものかな、と想像しています。負の思考がループして、ある意味フリーズしたような状態のうつ病の精神と脳に、強制的に通電することで再起動する。実際、パソコンも再起動したらスムーズに動くことがありますよね。あんな感じのイメージです。これは仮説とも言えない単なる私の想像なので、適当なことを言っていると専門家に怒られるかもしれませんが、全体的なイメージを把握する参考にしていただければと思います。

■ 反復経頭蓋磁気刺激療法

他に、最近台頭しつつある身体療法としては、反復経頭蓋磁気刺

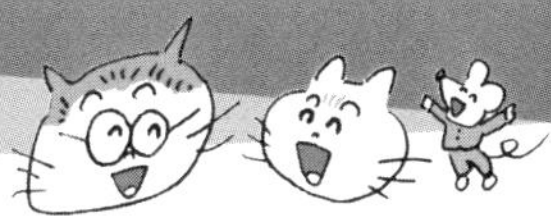

激療法（rTMS：repetitive transcranial magnetic stimulation）があります。1980年代に開発され徐々に広がり、2019年には日本でも保険適用となりました。ECTが電気なら、rTMSは磁気です。電気と磁気は表裏一体である、というのは高校物理の範囲ですが、精神科で物理の知識が役に立つレアケースと言えます。まあ、別に知らなくても全く困らないのですが……。

治療抵抗性うつ病に効果があるのもECTと同様です。ECTが機序不明ですからrTMSも機序不明です。ただ、こちらのメリットは脳の一部にピンポイントで刺激を与えるため、侵襲性が少なく麻酔も不要というところでしょうか。それもあって、昨今、数多くの医療機関で行われているようです。個人的には、乱用されているように見えなくもないので、ECTと同じような不遇の歴史を辿ることにならないか、一抹の不安はあります。ともかく、今後の動向に注目の治療法です。

これらが主な治療法となります。ただ列挙しただけでは全体のイメージがつかみづらいかもしれないので、典型的な治療の流れを、個人的な見解も加味しつつお示ししてみます。

治療では適応反応症（適応障害）との鑑別、治りかけのハイリスク期に注意

外来に初診でうつ病疑いで来る典型例は、「仕事で調子が悪く、眠れない」という主訴です。背景に職場でのストレスがあります。血液検査などで身体的な疾患によるものでないこと（外因性でないこと）をおおまかに確認します。

軽症のうつ病と、家では大丈夫だが職場でだけ調子が悪くなる適応反応症（適応障害）という疾患は、最初は区別が困難です。ちなみに一時期、「新型うつ」という診断名が流行りましたが、その実

態は適応反応症と考えられます。適応反応症であれば、仕事を休めば改善することが多いので、診断的治療として、休職を勧めます。同時に支持的精神療法も行います。できそうなら運動も勧めます。仕事を休んでも改善しなければ（心因性でもなさそうなら）、おそらくうつ病だろうと診断して、薬物療法を提案します。薬物療法に拒否感があれば、自然軽快もあり得るので引き続き休息で様子を見るか、CBTや心理カウンセリングを提案します。複数の薬物療法で改善しない場合には、入院も視野に入れつつ、ECTも考慮します。rTMSも選択肢に入るかもしれません。

一連の治療の中で、注意すべきは食思不振による低栄養、脱水と、自殺です。これらのリスクが高い場合は入院も考慮します。自殺に関しては、実は治りかけの時期がハイリスクです。症状が重いときは行動も起こせないほど意欲が低下していますが、治りかけの時期では、身体は動くのに負の思考は残存している、という状態になることがあります。そういう場合に希死念慮が行動化され自殺既遂に至るということです。実際、私も複数回、治療中に自殺を防げなかった方がいますが、まさに治りかけのときでした。今振り返っても自殺の兆しが読み取れなかったのは痛恨の極みです。これは私の力不足でもありますが、長く精神科医をやっていれば、自殺を経験しない医師の方がまれです。それほど自殺を防ぐのは難しく、それほどにうつ病は原因不明で了解が困難であるということだと思います。

うつ病の治療経過はこのようなイメージです。細かい部分は専門家には異論があるかもしれませんが、大ざっぱに把握する参考にしてください。

さて、ここからはもう一つの気分症である双極症（双極性障害）の説明に移りたいと思います。抑うつ状態の説明はしたので、躁状態の説明が中心になります。躁状態とは、本人のテンションが上がっていて気分が良い状態です。そして良過ぎる状態です。抑うつ状態

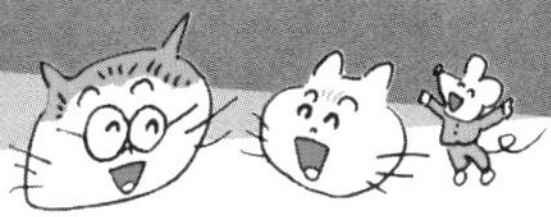

は症状を聞いているだけでしんどくなりますが、躁状態はだいぶ気分良く進められそうな気がします。いや、気分が良いからといってそれでうまくいくのでしょうか。良過ぎるとどうなってしまうのでしょうか。お楽しみに。

※1　厚生労働科学研究費補助金こころの健康科学研究事業「うつ病の認知療法・認知行動療法（患者さんのための資料）」（https://www.mhlw.go.jp/bunya/shougaihoken/kokoro/dl/04.pdf?_fsi=7KDT1qo1）

気分症（気分障害）──❺

コーヒーを飲んだら躁状態になりますか？

ここまで、気分症（気分障害）を大きく２つに分けたうちの１つ、うつ病について説明してきました。ここからは、もう一つの気分症、双極症（双極性障害）の話になります。「気分」は大ざっぱに捉えると日常用語で言うテンションの高い、低いと考えれば分かりやすいと説明しました。双極症はテンションが極端に低いうつ状態と極端に高い躁状態、両極端の気分が生じる、という意味で「双極」症と言います。うつ状態については説明したので、今回は躁状態についての話です。

躁状態は「了解不能なほどにテンションが高い状態」

うつ状態も単に「テンションが低い」どころではなく、「どう考えてもそうなるとは理解できないレベルでのテンションの低さ」という病態でした。逆に躁状態は、「了解不能なほどにテンションが高い状態」です。何となくテンションが高い、低いというイメージの範囲を超えているため、気分症は原因不明の内因性疾患と言える、という意味でした。

躁状態がどういうものか、細かく説明をする前に、うつ状態のときと同じように、まずは診断基準を見てもらうのが一番早いと思います。ということで、世界標準の診断基準 DSM-5-TR の躁状態の項目を見ていきましょう。うつ状態については診断基準の全文を紹介しましたが、躁状態に関しては簡略化したものだけでも大体は把握できると思います。

簡略版　躁状態の診断基準（DSM-5-TR より筆者抜粋）

（1）自尊心の肥大
（2）睡眠欲求の減少
（3）多弁
（4）観念奔逸
（5）注意散漫
（6）活動性の亢進
（7）無謀な活動への熱中
のうち3つ以上が1週間以上、ほとんど毎日ほぼ1日中持続する

項目名だけでも何となく分かるとは思いますが、日常用語と専門用語はニュアンスがだいぶ違います。そこが正しい理解のキモとも言えますから、順番に解説していきます。

これから紹介していくのは DSM-5-TR の中で例として挙げられているような典型的なエピソードですが、全ての人に表れるわけではありません。人によって違います。それを踏まえつつ全体像をつかんでください。

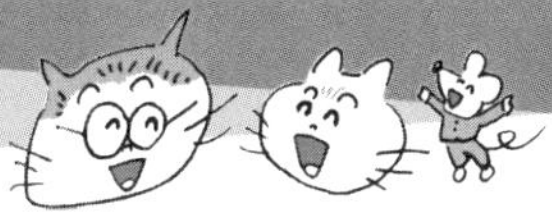

気分が良くなり活発になる

基本的に躁状態では、気分が良く、多幸的になります。「多幸的」は聞き慣れない言葉かもしれませんが、読んで字のごとく、とても幸せそうに見えます。高揚感もあり気分爽快です。

そして、とても活発になります。これを（6）「**活動性の亢進**」と呼びます。普段連絡を取っていなかった友人に急に電話をかけまくったり、急に仕事を増やしたり、性的にも交流が活発になったりします。焦燥感もあり、怒りっぽくなることもあります。急に色々なアイデアが出て、壮大な計画を立てたりします。しかし、短絡的でよく練られていないことがほとんどで、一見して無理そうと思えるものが多くなります。

また、（1）「**自尊心の肥大**」も見られますが、これは、根拠のない自信であったり、自信過剰で思考が飛躍してしまう状態です。急に小説を書いて発表してみたり、発明品を披露したりすることもあります。妄想と言えるほど非現実的な考えや、有名人と知り合いである、などの誇大妄想もあります。このような点からも、DSM-5-TRでは双極症は統合失調症にやや近い位置付けの分類となっています。

（2）「**睡眠欲求の減少**」はとても特徴的です。寝たいのに寝られない睡眠障害とは違って、「眠いとも寝たいとも思わない」という状態です。実際、何日間も一睡もせず起きていることもあります。

（3）「**多弁**」はずっとしゃべり続けることです。遮ることができないほど早口で大声でしゃべります。しゃべり過ぎて自分で何を話しているのかよく分からなくなってくることもあります。話題や考えがどんどん変わって、支離滅裂になるような状態を（4）「**観念奔逸**」と言います。

ささいなこと、ものが気になって反応してしまう状態を（5）「**注**

意散漫」と呼び、ひどい場合は会話もできなくなります。

買い物をしまくる、バカ騒ぎをする、お金を人に配り回るなど過剰に楽観主義になり、**(7)「無謀な活動への熱中」**が見られます。性的な活動も増え、見境のない性行為を繰り返す場合もあります。

「社会的に著しい障害を引き起こしている」ことが診断には必須

いかがでしょう。診断項目名の印象よりかなり激しく感じられるのではないでしょうか。しかもこれが、１週間以上、ほとんど毎日ほぼ１日中持続するのです。かなり了解不能な状態だと言えるでしょう。

そして、他の疾患同様に「社会的に著しい障害を引き起こしている」ことが診断には必須です。つまり、「困っている状態こそが病気である」ということです。

といっても難しいのは、本人は上機嫌でむしろ幸せなので問題を感じていない、つまり病識がないことがほとんどということです。しかし、たいていは周囲が困ります。それに、周囲が困ってしまうほどの状況というのは後から振り返ったときに、本人も困ることになります。それは、上機嫌で計画を立てて実行しても、結果的にはうまくいかないからです。それが周囲から容易に予見できるからこそ、躁状態を病気と呼び治療する必要があるわけです。

「テンションが高い＝悪」ではない

とはいうものの、判断はそれほど簡単でもありません。生きていれば誰しもテンションが上がることはあります。個人的な経験で言えば、コーヒーなどでカフェインを摂取すると、眠気もなくなりテンションも上がり、何でもできそうな気になって、色々なアイデアが頭に浮かび、おしゃべりになります。これはさすがに短時間しか持続しませんが、「このテンションがずっと続いたら躁状態というのかな」などと想像したりします。ちなみにカフェイン摂取が躁状態を誘発するという説（Sofia Frigerio, et al. Bipolar Disord. 2021;23:241-51.）はありますが、結論は出ていません。似たような経験は人それぞれ何かしらあるでしょう。

それに、世の中には普段から人並み以上にテンションが高い人もいます。それは一概に悪いことではなく、その性質によって社会的に成功を収めている人もいます。軽い躁状態が持続するのはむしろ最も望ましい状態という可能性もあります。調子が良いのか病気なのか、診断を迷う場合もありますし、そもそも紙一重なのかもしれません。そこが精神科の難しいところでもあり興味深いところでもあります。

双極症は大きく２つに分けられる

さて、双極症はI型とII型に分けられます（「VI型ぐらいまである」という解説もありますが、入門としてはマニアック過ぎますし、DSMの分類はII型までなので省略します）。分け方は簡単で、I型は激しい躁状態が生じる、具体的には入院が必要になるほどの躁状態が起こるもの。II型は軽躁状態にとどまる、つまり入院までは至らない躁状態が起こるものです。

I型でもII型でも、いつかはうつ状態が生じます。120ページでも説明したように、不思議な話ですが、基本的には躁状態だけの単極性の躁病というのはないか、あってもごくまれなのです。むしろうつ状態の期間の方が長く、躁状態は時々表れるというイメージです。

「うつ病は自然軽快することも多い」と言いましたが、躁状態も自然に治まります。しかし、治療しないと3カ月程度は症状が続くので、できるだけ治療した方がいいです。先ほど説明したように、様子を見ている間に色々なことをしてしまって、後で本人も後悔することが多くなるからです。治療についてはこの後154ページで解説します。

双極症とうつ病を「すぐに」区別するのは難しい

双極症と他の精神疾患との見極めは意外と困難です。双極症が必ず躁状態から表れてくれると分かりやすいのですが、うつ状態から始まる場合、その時点ではうつ病なのか双極症なのか、つまり後で躁状態が起こるのかが分かりません。うつ状態になった人の5～10％が10年以内に躁状態になると言われています。その違いはかなり重要です。それは、抗うつ薬を双極症のうつ状態に使うと、治療効果が乏しいだけでなく、躁状態を起こす（「躁転」と言います）可能性を高めるからです。なので、できることなら区別したい疾患です。

しかし、症状の特徴に多少違いはあるものの、うつ病と双極症のうつ状態は、残念ながら現実的には区別は付きません。後で結果を見て、「ああ、そうだったのか」と分かるだけです。ではどうするかといえば、基本的には単極性のうつ病の確率の方が高いので、まずはうつ病と考えて治療をし、後で躁状態が起こってしまったらそのときはそのときとして、躁状態の治療を進める、ということが多くなります。

また、統合失調症との鑑別もそれほど簡単ではありません。躁状態でも幻覚、妄想など精神症症状が出ることはあります。「自分は高貴な家系の血を引いている」という血統妄想は統合失調症でも躁

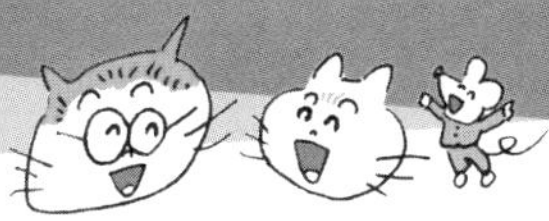

状態でも表れるので診断を迷う場合があります。統合失調感情症（統合失調感情障害）という統合失調症と気分症（＝感情症）が両方出現する疾患の分類もあるぐらいです。テンションの高い統合失調症と、妄想を伴う躁状態は、その場で診察しただけで区別するのは困難です。

いきなり診断を見極めるのは困難なので、暫定的に診断しながら、「予想は外れる可能性がある」ことを意識し、あらゆる状況が起こり得る心づもりをしながら、その都度対処していくのが精神科での取るべき姿勢と言えます。その中でも大事なのが、過去の病歴です。うつ状態に遭遇しても、以前に躁状態になったことがあるという情報があれば、双極症と判断できます。テンションの高い妄想があっても、統合失調症の入院歴、治療歴があれば、双極症と診断せずに済みます。

診断の決め手は「今だけではなく過去の情報も聞き出すこと」

このように、今だけでなく、過去の情報をなるべくたくさん聞き出すことが重要で、そのために家族や周囲の人から色々と情報を集める、というのが精神科の診断法になります。ゆっくり座って本人の話を聞く、というだけでは情報は集まらないので、家族に来てもらったり、以前通院していた病院に情報提供を依頼したり、行政や警察に尋ねたり、あの手この手を使います。

それでも、情報が間違っていることはしょっちゅうあるので油断はできません。本人からの情報が間違っていることもあれば、遠くの親戚に聞いても分からなかった情報が何かの拍子に近所の人の話から判明したり、色々なことがあります。精神科はなかなかスマートにはいきません。足で情報を稼ぐ、というような泥臭い仕事なのです。

さて、ここからは双極症の治療について説明します。診断についてもすっきりせず、もやもやした感じがありましたが、治療もなかなか混沌としています。「治療薬について知れば双極症がどういう病気かよく分かる」ということはありません。残念ながら余計に分からなくなるかもしれません。「抗うつ薬」のように「抗躁薬」という明確なジャンルの薬はなく、結局、ほとんどが他の疾患の治療薬の借用なのです。その混沌の中を漂うように進んでいく、というのも精神科の楽しみ方の一つです。いえ、嘘を付きました。楽しみと開き直っているだけです。ともかくお楽しみに。

気分症（気分障害）――❻

気分症（気分障害）による自殺を最も防ぐ薬とは

ここまでうつ状態、躁状態について説明し、気分症（気分障害）とはどのようなものかはだいたいご理解いただけたものと思います。ここからは双極症（双極性障害）の治療を取り上げます。

まず、躁状態の治療について説明します。基本的には薬物療法が中心です。テンションが上がり切っているときに、認知行動療法（CBT）やカウンセリングはほぼできません。運動療法も困難ですが、そもそも止められないぐらい動いているので、これ以上の運動は不要です。とにかく、何とかして落ち着いてもらうしかない、ということで薬物療法が中心になるわけです。

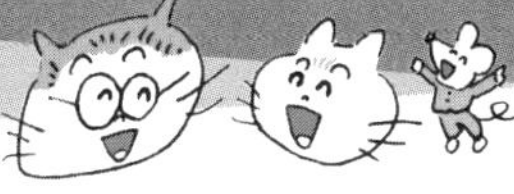

「抗躁薬」はない

薬物療法ですが、「抗躁薬」という分類は事実上「ない」と言って差し支えありません。あえて言うならリチウムぐらいでしょうか。他の薬は全て他の疾患の治療薬を借用しているだけです。ちょうど最近、急性躁病治療薬のメタ解析の論文が出た（Tien-Wei Hsu,et al. EClinicalMedicine.2022;54:101690.）ので、そこで比較された治療薬（の中で日本で発売されている薬）を列挙してみましょう。

リチウム、バルプロ酸、トピラマート、ハロペリドール、リスペリドン、パリペリドン、クエチアピン、オランザピン、アセナピン、アリピプラゾール、ブレクスピプラゾール

このうち、バルプロ酸、トピラマートは抗てんかん薬です。ここには含まれていませんが、カルバマゼピンもよく使われる抗てんかん薬です。ハロペリドール、リスペリドン、パリペリドン、クエチアピン、オランザピン、アセナピン、アリピプラゾール、ブレクスピプラゾールは全て抗精神症薬（抗精神病薬）です。リチウムだけは他の疾患であまり使われないので、あえて言えばこれだけは抗躁薬と呼んでいい薬かもしれません。これは一体どういうことでしょうか。

そもそも、躁状態の治療はとにかくテンションを下げることです。要するに鎮静をかける、ということが目的にならざるを得ません。そのための薬としてこれらが使われているということです。実はこれらの薬剤に、躁状態の改善につながる特有の機序があるのかもしれませんが、例によって躁状態も原因不明なので薬の作用機序もよく分かりません。鎮静を得るのが主たる目的という理解で大きな間違いはないでしょう。

抗精神症薬については68ページで説明しました。要するにドパミン受容体遮断薬です。それが幻覚、妄想を抑える効果があったわけですが、効果と同時に副作用として過鎮静がありました。それを利用して、躁状態を落ち着かせている、と考えれば分かりやすいと思います。

双極症治療に抗てんかん薬を使う理由

次に、抗てんかん薬ですが、精神科では気分安定薬に分類されます。「気分安定」というのは、気分の変動を抑える、振れ幅を小さくするということです。躁状態の治療にもなるし、うつ状態の治療としても使われます。そういう意味ではリチウムも抗精神症薬も気分安定薬に含まれますが、定義は曖昧なのであまり深く追求しないでおきましょう。どちらかというと気分安定薬の代表が抗てんかん薬というイメージです。

抗てんかん薬について、てんかんに対して想定されている作用機序はある程度分かっています。神経内科の領域でやや専門外になりますが解説しておくと、最も典型的な機序がNa^{+}（ナトリウムイオン）チャネルの阻害です。これによって、神経の興奮を抑えます。「神経が興奮する」ということがどういうことかは後の余談でも説明していますが、できればご自身で生理学を復習してください。

そもそもてんかんとは何かを簡単に説明すると、脳神経が異常に興奮して、電気回路としての神経回路が過剰に循環する状態です。それを抑えるのが抗てんかん薬です。つまり神経の興奮を抑制するわけです。そう考えると抗てんかん薬が躁状態に対して、精神状態の興奮（神経細胞の興奮とは意味が違いますが）を抑える薬として使えるのも想像がつきます。厳密な正しさはともかく、私はそのような覚え方で理解しています。

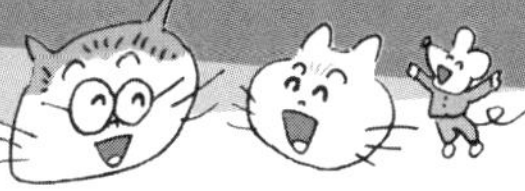

リチウムはうつ状態にも効果があるので気分安定薬に含まれます。しかし抗てんかん薬ではありません。むしろてんかん発作を起こしやすくなります。機序については後で説明します。

ガイドラインによって推奨が異なる双極症治療薬

さて、「どの薬を使うのか」ですが、あまり一定しません。上記の最近のメタ解析では有効性の大きい順にリスペリドン、ハロペリドール、オランザピン、リチウム、クエチアピン、アリピプラゾールとなっており、バルプロ酸はプラセボと有意差がありませんでした。しかし、日本うつ病学会のガイドラインでは、「最も推奨される治療」として、躁状態が軽度の場合はリチウム、中等度以上の場合はリチウムと非定型抗精神症薬（オランザピン、アリピプラゾール、クエチアピン、リスペリドン）の併用が挙げられており、「次に推奨される治療」の中には、抗てんかん薬のバルプロ酸とカルバマゼピンが含まれています。他の疾患でもエビデンスは年々更新され推奨薬が変わるのですが、双極症の治療は特に一定しない印象があります。

次に、双極症のうつ状態（双極性うつ病）の治療を見てみましょう。説明は後にして、とりあえず各国のガイドラインの第一選択（推奨優先度の高い選択肢）を見ていきます。

英国の国立医療技術評価機構（National Institute for Health and Care Excellence：NICE）のガイドラインではfluoxetineという選択的セロトニン再取り込み阻害薬（selective serotonin reuptake inhibitors：SSRI）とオランザピンの併用か、クエチアピン単剤が第一選択です。英国精神薬理学会（British Association for Psychopharmacology：BAP）ガイドラインではクエチアピン、ルラシドン、オランザピンが第一選択。カナダ気分・不安治療ネットワーク（CANMAT）および国際双極性障害学会（ISBD）のガイドラインではクエチアピン、ルラシドン、ラモトリギン、リチウム。王立オーストラリア・ニュージーランド精神医学会（Royal Australian and New Zealand College of Psychiatrists：RANZCP）ガイドラインではリチウム（続いてラモトリギン、バルプロ酸の順）が第一選択です。日本うつ病学会のガイドラインでは、クエチアピン、リチウム、オランザピン、ルラシドン、ラモトリギンの併記です。

どうでしょうか。かなりバラバラです。どうもクエチアピンの推奨が多いようではあります。他にもラモトリギン、ルラシドン、リチウムも推奨されがちです。ラモトリギンは抗てんかん薬の一種です。リチウムは機序の全く違う気分安定薬。クエチアピン、ルラシドンは抗精神症薬。抗うつ薬であるSSRIと抗精神症薬の併用も推奨されていました。

一体、双極症とは何なのでしょうか。何の薬がどのように効いているのでしょう。全く分かりませんね。私が精神科医になりたての頃は、クエチアピンが第一選択だった気がします。それを聞いて、「え？」と驚いた記憶があります。クエチアピンって抗精神症薬ですよね。しかも統合失調症の治療にそこまでメーンで使われていない薬です。鎮静が強めにかかるけど半減期が短いから睡眠薬代わりに使ったりする、そんな印象の薬。その短時間だけ鎮静をかける薬が躁状態にならまだしも、「なぜうつ状態に効くの？」と不思議でした。

「抗うつ薬を使うと躁状態になりやすい」というのは何となくイメージができるので、抗うつ薬はナシだな、と一度は覚えました。そうこうしているうちに、「いや抗うつ薬も抗精神症薬と併用ならアリ」などと言われるようになり、「やっぱりリチウムがいい」だとか、「いや抗てんかん薬のラモトリギンが一番有効だ」と言われるようになり、もう何が何だか分からなくなりました。一体、何の薬が何の機序で効いているんでしょう。考える気もなくなりそうです。

双極症の維持療法では第一選択リチウムで一致

最後に双極症の維持療法についても見ておきましょう。維持療法とはいったん治まった症状が再発、再燃するのをなるべく防ぐための治療です。双極症は自然軽快しやすい疾患ですが、約90%は再発します。そして再発のたびに社会的な後遺症が大きくなると言われているので、再発率を少しでも下げることは非常に重要です。維持療法の薬剤に関しては、日本うつ病学会でも他の多くのガイドラインでも第一選択はリチウムです。何と、これに関しては不思議と一致しているんですね。ちょっと安心できます。

少し話がずれますが、関連するものとして、うつ病の増強療法についてここで補足しておきましょう。増強療法というのは、抗うつ薬単剤で効果が不十分だったときに追加する薬のことです。リチウム、甲状腺ホルモンを追加すると有効であるというエビデンス（Andrew A Nierenberg,et al.Am J Psychiatry . 2006;163:1519-30; quiz 1665.）があります。ついでに補足として、統合失調症の増強療法にリチウムが使われる（S Leucht,et al.Cochrane Database Syst Rev .2003:CD003834.）こともあります。もう一つ、ついでに補足すると、うつ病でも双極症でも気分症患者の自殺は多く、大きな問題です。その自殺を最も防ぐ効果があるのはリチウム（Andrea Cipriani,et al.BMJ.2013;346:f3646.）です。

色々な場面に登場する「リチウム」とは?

おやおや、何だかリチウムが目立ってきましたね。ここまでリチウムについてはあまり詳しく話をしてきませんでしたが、どうもリチウムは色々な治療に顔を出してくる、それなりに重要な薬剤のようです。しかし、双極症の躁状態にもうつ状態にも維持療法にも有効で、さらに単極性のうつ病にも統合失調症にも効果があって、何と自殺まで防ぐ効果がある。あたかも万能薬のようなリチウムとはどういう物質なのでしょうか。

ここからしばらくは、かなりマニアックな余談になります。読みながら疲れたり興味がなくなってきたら、163ページの「双極症とは一体何なのか」まで飛ばしてください。飛ばしても続きに進めるようにしておきます。ただ、個人的には精神医療の不思議さの根幹のような気もしているので、よかったら聞いてみてください。

そもそもリチウムとは何でしょう。薬剤としては炭酸リチウムとして投与されます。リチウムは単体では金属ですが、この場合のリチウムはもちろんリチウムイオンです。炭酸リチウムは炭酸イオンとリチウムイオンの化合物ですが、炭酸イオンは要するに二酸化炭素が水に溶けたものですからこれに薬剤効果はありません。つまり、薬としてのリチウムとはリチウムイオンが効果を発揮しているということです。

ではリチウムイオンって何でしょうか。高校化学の知識を思い出しましょう。元素の周期表の覚え方ありましたね。「水兵リーベ僕の船……」でした。その「リ」元素番号3がリチウムです。元素番号3ということは陽子3個、電子3個の原子です。どうやら同位体は7Liが多いようで、つまり中性子が4個です。それが電子1個を手放して陽イオンになっているわけですから、要するにリチウムイオンとは、陽子3個、中性子4個、電子2個だけでできた物質です。

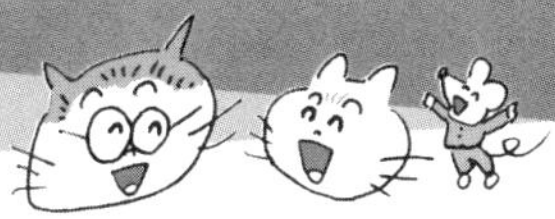

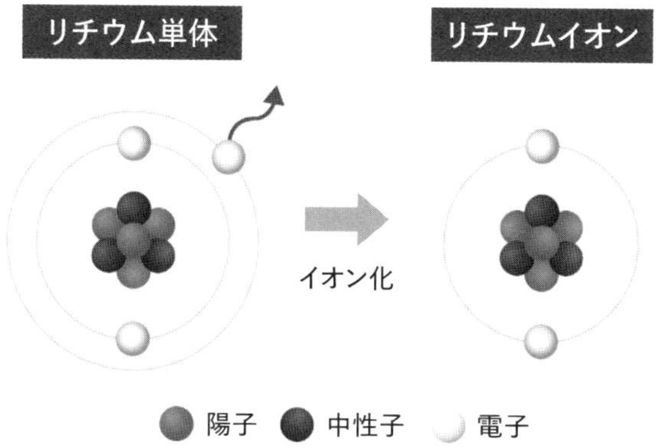

よく考えてください。他の薬剤は基本的に有機化合物です。炭素、酸素、水素を中心とした元素が多数集まってできた分子量の大きな分子です。一方でリチウムは元素です。もう一度言いますが、陽子3個、中性子4個、電子2個だけでできためちゃくちゃ小さな物質です。これが双極症に効果がある、と。どういうことですか？

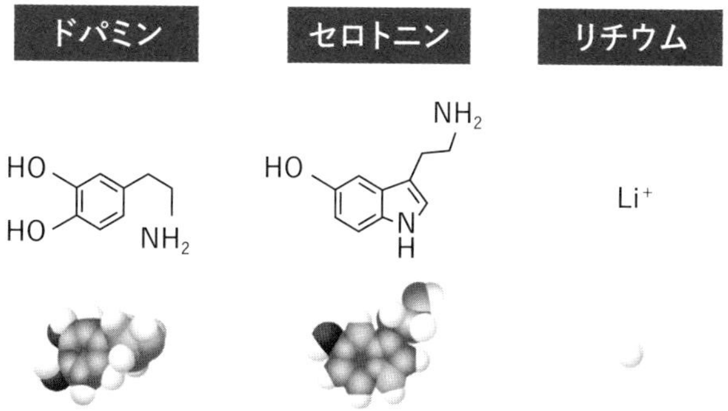

作用機序についてはいろいろと研究されていますが、私は「根本的な機序は、ナトリウムイオンと競合していることではないか」とにらんでいます。ナトリウムイオンは生体内でとても重要な動きを

します。機能全部を言い出したらキリがないですが、こと神経系で言えば神経の興奮に重要な働きをしています。

神経の興奮とは、神経細胞のナトリウムチャネルから細胞内にナトリウムが流入すると、細胞内に陽イオンであるナトリウムイオンが増えるので細胞内の電位が徐々に高くなり、ある電位（閾値）を超えたとき、急激にナトリウムイオンの流入が増える＝オーバーシュートが起こり一気に電位が高くなる、それを興奮と言っているわけです。そしてその興奮は細胞内を伝導し、それがシナプス末端に到達すると神経伝達物質が放出され、次の神経細胞に信号が伝達されます。これが神経系の電気回路の簡単な説明です。一応、これは高校化学と生理学の範囲の復習です。

で、このナトリウムイオンは１価の陽イオンです。電子を１つ手放してハロゲン族元素のような安定した電子配置になっている状態です。そしてリチウムイオンもナトリウムと同じアルカリ金属なので１価の陽イオンです。ハロゲン族である元素番号２のヘリウムのような状態になっています。つまり、この同じアルカリ金属、１価の陽イオンとしてのナトリウムイオンの動態に、阻害するのか競合するのか、何らかの形で関与して、神経の興奮を抑えているのではないか。これが私の推測です。いや、正確な機序はこの推理とは異なるものがいくつか分かっているので、これは私の単なる想像、妄想です。こういう感じで覚えています。

まあ、機序は何でもいいでしょう。とにかく、リチウムイオンのようなこの世界でトップ３に入るほど小さな物質が、人間の精神に変化を及ぼすことに私は驚きを隠せません。しかも、リチウムは水道水など環境中にも存在しており、その濃度がわずかに高い地域では自殺率が低くなるそうです（Anjum Memon, et al. Br J Psychiatry .2020;217:667-78.）。薬１錠の量とは比べものにならない微量です。最初に聞いたときにはにわかには信じられませんでしたが、そのような相関関係を示す研究結果は多くあります。つまり、分子とも言えない極めて小さな物質の濃度がわずかに高まるだけで、人の精神は影響を受ける、ということです。しかも、精神どころか、自殺するかどうかという生命まで左右してしまう物質ということです。何という物質でしょう。そして我々の精神、生命とは何とはかなく、もろいのでしょう。

双極症とは一体何なのか

さて、全部読んでいただいた方お疲れさまでした。途中で飛ばした方、おかえりなさい。1行でまとめると、リチウム（イオン）は極めて小さな物質で、こんなものが精神に作用するなんて不思議ですね、という話でした。

ここまで双極症の治療薬を見てきましたが、抗精神症薬、抗うつ薬、気分安定薬、リチウムと何でもアリでした。双極症とは一体何なのでしょう。いや、他の例も挙げれば、抗精神症薬はうつ病の増強療法にも使われるし、双極症の躁状態、うつ状態の両方に効果があります。抗てんかん薬も躁状態、うつ状態の両方に効きますし、統合失調症の増強療法にも使われます。となると、治療薬の分類に意味があるのでしょうか。どの薬もどの疾患にも効くわけです。精神疾患の分類などする意味があるのでしょうか。こう見ていくと、全ての精神疾患は1つにまとめられる、という単一精神病論に説得力が出てくる気もします。分類なんてどうでもいいのではないでしょうか。

おっと失礼しました。つい、精神医学の途方もない広大さに絶望しかけてしまいました。いや、そうではないのです。確かに精神は単純に理解できるわけではありません。人間一人の知能で、一気に理解し腹落ちできるほど単純な構造ではないのでしょう。しかし、分類していくことが無意味なわけではありません。それによって、より細かな治療薬の使い分けをするヒントを手にして、少しでも治療の効果を得て、病気が改善する確率を高めているわけです。諦めたらそこで精神医学は終了です。果てしなく長い道のりを、少しずつ目に見えないほどゆっくりとしたスピードでも前進していく。それが精神医療者の取るべき態度なのです。エビデンスが頻回に更新されているということは、着実に前進していることの証です。諦めてはいけません。

といったところで、気分症の説明は終了です。分かりやすさと分かりにくさが混在する興味深い疾患でした。ご理解いただけましたか。そしてお楽しみいただけたでしょうか。これで、オリジナルの精神疾患、真の分類（1）統合失調症、（2）気分症、（3）その他のうち、（1）、（2）が終わりです。つまり、精神医学のメジャーどころは修了したということです。おめでとうございます。お疲れさまでした。

そして次からは、（3）その他 に入ります。ここからは細かい話はしません。概要と要点をお伝えしながら一気に駆け抜けていきます。お楽しみに。

第4章

その他の精神疾患

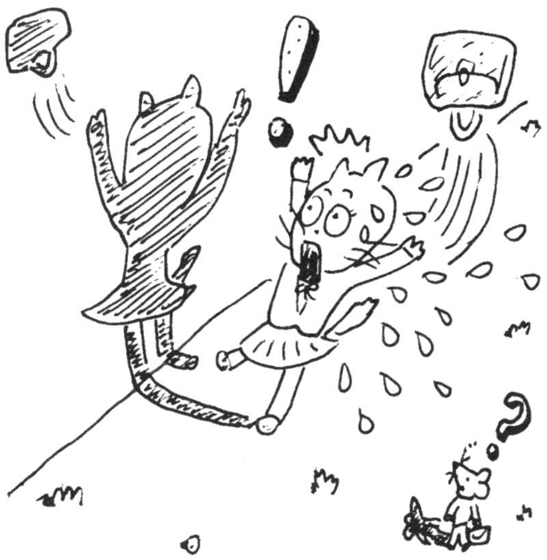

その他の精神疾患

メンタルクリニック、精神科、心療内科の違いとは

ここまで、精神疾患を大きく3つに分けたうちの2つ、(1) 統合失調症と (2) 気分症の説明をしてきました。ここからは、いよいよ最後の (3) その他になります。

「『その他』とは何事か」とお怒りの向きもあろうかとは思います。それもそのはずで、国際標準の診断基準 DSM-5-TR によれば精神疾患の数は150以上、細かく言えば約600もあるわけです（14ページ参照）。統合失調症、気分症も細かく分ければ複数の疾患を合わせたものですが、それにしても残り全てを「その他」でまとめるのはいかがなものか、というご批判は分かります。しかし、精神医学を捉える上での重要事項は統合失調症、気分症の説明で実はほとんど出尽くしているのです。

序破急という言葉をご存じでしょうか。日本の雅楽で使われる三部構成を表現した言葉です。最近ではエヴァンゲリヲン新劇場版が序、破、Qというタイトルで作られましたので、その元ネタとしても知られているかもしれません。同じように捉えていただくならば、「序」で統合失調症をじっくりと解説し、「破」で気分症という別の観点の疾患に展開し、ここから急加速し一気呵成（かせい）に全ての「Q」にアンサーを出していく、といった伝統的な構成とお考えください。そして最後にシン・精神医学として完結するのかどうなのか、しかと見届けていただきたいと思います。

いわゆる「メンタル不調」は心因性疾患

冗長なイントロはさておき、「その他」と言っても、全体的なま

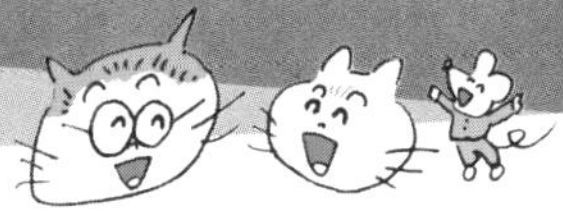

とまりはある程度あります。従来型の精神疾患の分類で外因性、内因性、心因性という分類法があることを紹介しました。統合失調症、気分症はどちらも内因性＝原因不明でした。精神医学の中心は原因不明の内因性疾患だったのです。

その中で、ここからの「その他」の疾患群はほとんどが心因性です。心因性というのは、まさに心の病というべき疾患で、葛藤や不安などの心理的な原因で生じる疾患のことです。「神経症」とも言います。「心」「神経」は聞きなじみのある言葉ですが、精神医学ではやや特徴的な使い方をしており、この場合、「自分を取り巻く環境に対する反応の仕方」というような意味で使われています。詳しくは19ページでまとめて解説しているので一度ご参照ください。

ということで、一部、認知症などの外因性疾患も含みますが、ここからの話の中心は心因性疾患になっていきます。一般の方にはむしろこちらの方が精神疾患のイメージに近いと思います。いわゆる「メンタルの不調」などと呼ばれるのは心因性疾患でしょう。

診療所が「精神科」を前面に出さない理由

そういえば、多くの精神科の外来診療所は「メンタルクリニック」という名が多いですね。「心療内科」を冠する診療所もよく聞きます。これは何が違うのでしょうか。そして、どこを受診したらいいのでしょう。余談になりますが、関心の高い話だと思いますので触れておきましょう。細かく検証したわけではないので、個人的な印象論にはなりますが、おおむねこんな感じ、という大ざっぱな感覚で聞いてください。

診療所とクリニックは同じ意味です。主に外来で診る医療機関です。一番分かりやすいのは「○○精神科クリニック」などと名前自体に精神科が含まれているケースです。そこはおそらく経験のある精神科医が診察している、精神科を主に診る診療所です。一方、「○○医院」といった診療所名で、「内科、○○科、精神科」など3番目以降に精神科を標榜していれば、おそらくその診療所の医師は内科のどれかを専門としていて、精神疾患も診ますよ、というところでしょう。医師が複数人在籍していて、精神科の経験がある医師もいるかもしれませんが、勤務の頻度が低いか、精神科の臨床経験が豊富とは言えないといった可能性があります。

「メンタルクリニック」は基本的には精神科の診療所を英語的にしただけで、精神科医がやっていると考えてよいでしょう。他には「○○こころのクリニック」なども同じように精神科である可能性が高いです。なぜ精神科と書かないかといえば、そう書くと多くの人が受診に心理的ハードルを感じ、患者が減ると考えるからでしょう。言葉のイメージは重要です。皆さん「精神科」という言葉には大きな抵抗を持っているようです。個人的にそれを実感した経験があります。

私は以前、総合病院で「もの忘れ外来」という認知症を専門とする外来をやっていた時期がありました。これももっと後で説明しますが、認知症は、脳神経内科と精神科の間の疾患で、精神疾患の一つです。現状ではどちらの科でも診ています。当時、病院内には脳神経内科と精神科、両方に、もの忘れ外来がありました。すると、脳神経内科は新患予約3カ月待ちにもかかわらず、精神科に来る患者はちらほら。1人も来ない日もたまにありました。もちろん、科の違いだけでなく私の評判が悪かっただけかもしれませんが、同じような話は他院でも聞きます。振り分け係の人に聞いたところでは、精神科のもの忘れ外来を案内したら「私は精神疾患ではないので大丈夫です」というようにやんわり断られることもあったようです。このように、精神科という言葉とイメージには相当な忌避感を持つ人が一定数いるようです。余談の余談になりましたが、そのような

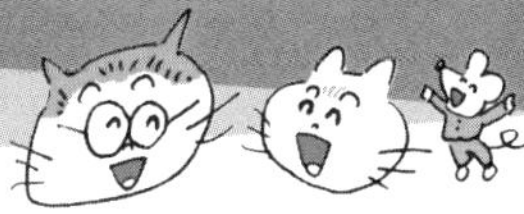

こともあり、「精神科」を前面に出さない診療所があるのだと思います。

名称変更には一定の効果がある

さらに余談の余談になりますが、最近「糖尿病」という疾患名の印象が悪いので変えようという動きがあります。このような名称変更に対しては以前から、「名前だけ変えても本質は変わらないのだから言葉狩りに過ぎない」というような批判もあります。確かに一理ありますが、私は名称変更には一定の効果はあると思います。

精神科関連で比較的最近、名前が変わったものとしては統合失調症があります。2002 年までは「精神分裂病」と呼ばれていました。これは英語の schizophrenia、ドイツ語の schizophrenie のほぼ直訳で schizo が分裂、phrenia が精神障害というような意味です。しかし、日本語にしたときの「精神分裂病」というインパクトはやはり相当強かったのでしょう。この名称変更はそれなりの効果があったように思います。同様に、「痴呆」は 2004 年に「認知症」に変わりました。こちらもいくぶんイメージは改善されたように思います。このように、名称というのは意外に重要です。

「心療内科」とは何なのか

余談の余談はこれぐらいにして、本来の余談に戻りましょう。「メンタルクリニック」「こころのクリニック」は名称の違いだけで、実態は精神科であることが多いという話でした。それでは「心療内科」はどうでしょう。これはもっと複雑です。実は心療内科と精神科は異なる科なのです。東京大学医学部附属病院の心療内科のウェブサイトに心療内科の説明が書いてあるので引用します。

>心療内科を一言で説明するなら「心身症を主な対象疾患として、心理療法も併用して診察および治療する内科」

とあります。心療内科は精神科ではなく「内科」の一部なんですね。同じページに心身症の説明もあります。

>日本心身医学会（1991）での定義では「病気の成り立ちや経過に心理社会的な因子が密接に関係している」一連の病気を心身症としています。また、「神経症やうつ病など、他の精神障害に伴っておこる身体症状は含みません」と定義しています。

ということだそうです。しかし、実際のところ、精神科でも「病気の成り立ちや経過に心理社会的な因子が密接に関係している」一連の病気は普通に診ています。24ページでも紹介したように、精神科は「困っていること」全てが守備範囲ですから、当然これらの心身症も診ます。多くは内科を受診して身体的な異常がないので精神科に紹介されるという流れになります。

しかし、定義からすれば本来は心療内科が診るべきではないのでしょうか。なぜそうなっていないのでしょう。その最大の理由は、心療内科をやっているところがとても少ないからです。日本心療内科学会のウェブサイトを見ると、心療内科学講座を持つ大学病院は日本で7大学しかありません。しかし2022年現在、大学病院は日本に81あり、精神科のない大学はありません。つまり、心療内科は精神科の10分の1以下しかないということです。なので、本来は心療内科が診るのがベストな病態だとしても、精神科が診るほかない、という状況なのです。

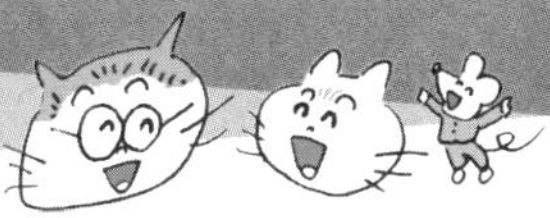

3つに分類される心療内科

さて、それを踏まえてもまだ複雑です。私は、世の中にある「心療内科」は大きく3つに分けられると考えています。

1つは本当の心療内科。つまり、上記の心身症を専門で診る場所。おそらく心療内科の経験豊富な医師がやっているでしょう。しかし問題は、心身症は「神経症やうつ病など、他の精神障害に伴っておこる身体症状は含みません」ということです。つまり、うつ病、神経症（心因性疾患）の方が受診先を探す場合、かなり近い分野とはいえ、厳密には心療内科の対象外となってしまいます。

2つ目は、内科クリニックなどの3番目以降の標榜で心療内科と書いてある場合です。これは先ほどの、3番目以降に精神科が標榜されているときと同じで、おそらく精神科も心療内科も専門ではない医師が、ある程度は診ますよ、という診療所と思われます。

3つ目は、精神科の診療所が、精神科という表記を避けて、心療内科を標榜しているパターンです。これはメンタルクリニック、こころのクリニックと同じで、少しでもイメージを良くするためです。名前自体には精神科も心療内科も入っていなくても、標榜の一番最初に心療内科と書いてあるクリニックは多いです。

心身の調子が悪いときにどこを受診すべきか

このように、精神科、メンタルクリニック、心療内科、内科の区別は混乱を極めています。心と身体の調子が悪いと感じたときにどこを受診すべきかは、一概には言えません。

うつ病や神経症の方は、基本的には精神科を受診すべきです。心療内科は心身症が専門であり、心身症にはうつ病は含まれないからです。しかし、そもそも自分がどの病気か、など診察を受けるまで分からないことの方が多いですし、心療内科医がうつ病を診療できないかと言うとそうでもないでしょう。精神科とはかなり近縁の専門科だとは思います。「よく分からないけど精神科はちょっとハードルが高い気がするから心療内科に行ってみよう」という選択は間違いとは言えません。

心療内科と標榜しているから行ってみたら、普通の内科だったというケースもかなり多いと考えられます。しかし、それも間違いとは言えません。精神疾患の診断の基本は身体因子の精査と除外です。まずは身体の異常を疑うのは正しいアプローチです。さらに、心療内科を標榜しているわけですから、きちんと診てもらえるはずです。専門家ではないとしても、「精神疾患は全く分からない」ということはないでしょう。より専門的な診療の必要があれば精神科に紹介してもらうという流れもあるはずです。

心療内科だと思って行ったら精神科だった、ということも考えられます。精神科医が精神疾患の治療をしていても、心療内科としか書いてない場合もあります。結果的に精神科だったとしたら、正解と言えるかもしれません。しかし先ほど言ったように、身体的な診察も必要なので、身体因子も関与している場合は精神科医よりは先に内科で診てもらった方が適切な場合も多くあります。これも診察しなければ一概には言えないことです。

正しい知識で偏った社会通念に対抗する

ということで、「どうすればいいのか分からない」としか言いようがありません。最もいいのは、医師なら誰でも内科も心療内科も精神科も診られる、そういう医療体制になっていることです。しかし、そんなことは現実的に不可能です。いずれの科も、それなりの

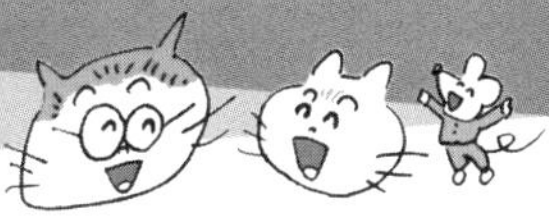

経験が必要だから専門を名乗っているのです。一人の医師が全てを経験することはできません。次善策としては、医療側も間口は広く受け入れつつ、より適切な科に紹介すること。患者側も、精神科をあまり嫌がらない、ということでしょうか。

どの科でも同様の紛らわしさはあるのですが、特に精神科で混乱を極めるのは、精神科に対する差別が大きく関わっている、ということはご理解いただけると思います。結局、偏った社会通念は、このような形で混乱として我が身に降り掛かってくるわけです。偏見、差別に良いことなどありません。正しい知識、情報をより多くの方に持ってもらいたい。この精神医学入門はそのためにあるのです。

余談のつもりが、むしろよりテーマの大きな「本題」になってしまいました。ともかく、ここからの第４章、その他の精神疾患編は、このような色々な事情が絡み合う状況が数多く現れます。心因性疾患は、葛藤や不安などの心理的な原因で生じる疾患であり、必然的に社会、環境と密接な関わりが生じるので、状況が複雑になってくるのも当然です。

というわけで、ここからは各疾患を個別に見ていきましょう。まずは最も一般的な心因性疾患、不安症（不安障害）からです。お楽しみに。

主治医と上手に
コミュニケーションを取るコツ

精神科の患者家族会などで、「主治医との上手なコミュニケーションの取り方」を聞かれることがあります。これは主に、外来の主治医との関係についての話になります。このような説明をすると分かりやすいと評価をいただくことが多いので紹介してみます。

●いったん主治医の立場に立って考えてみる

〈主治医〉患者さんはたくさんいるので一人当たりの時間が取れない

→看護師、ケースワーカー、ケアマネジャー、薬剤師にも相談してみる。相談内容を整理する。

〈主治医〉治療方針に直接関係する話を早く聞きたい

→一番困っていることから話し始める。(眠れない、やる気が出ない、便秘など)経緯は後から付け足していく。

〈主治医〉その時のしんどさを軽くするよりも、長い目で見て早く良くなることを優先したい

→病気自体の治療と、今のしんどさを和らげる対症療法との違いを自分でも意識してみる。

●患者としての希望

〈患者〉ゆっくり話がしたい

→看護師、ケースワーカー、ケアマネジャー、薬剤師にも相談してみる。相談内容を整理する。

〈患者〉うまく説明できない。言いたいことが漠然としている

→一番困っていることから話し始める（眠れない、やる気が出ない、便秘など）。経緯はあとから付け足していく。

〈患者〉良くなっているのか分からない。治るのか不安

→病気自体の治療と、今のしんどさを和らげる対症療法との違いを自分でも意識してみる。

主治医の立場として必要な情報と、患者側から工夫するコツは結局、裏表の関係で同じになる、ということを示してみました。これは医師＝患者関係だけでなく、医師＝看護師、精神科＝身体科のコミュニケーションでも有効だと思いますので参考にしてみてください。

地域の支援者などから、外来の主治医とのコミュニケーションについて質問を受けることがあります。これも患者と医師の間の第三者的立場の人がどう振る舞うべきかの参考になると思いますので、よくある質問に答える形で紹介してみます。

Q　医師との連絡手段は何がいいか。電話、メール、FAX など、どれを選ぶべきか。

A　電話はよほど緊急性がある場合以外はやめた方がいいです。メールも読むとは限りません。FAX なら誰かが確認して報告すると思いますが、それよりは、看護師や精神保健福祉士（PSW）などにまず相談するのがスムーズかもしれません。そのようなルートをあらかじめ作っておくのがいいでしょう。

Q　同伴受診した際には診察室まで入った方がいいか。

A　患者さんが同意するなら入った方がいいと思います。本人からよりも周囲の客観的な意見の方が有用な場合も多いので、医師もありがたいはずです。ただ、まれに本人のみの方がいい場合もあるので、

入室前に本人、入室時には医師に確認を取るのがスムーズでしょう。

Q 転院したい場合、主治医に診療情報提供書（紹介状）をお願いしにくい場合に、どうすればいいか。

A 基本的には気にせず「転院したいので紹介状をください」と言えばよいです。気まずい場合は、次の病院を受診して「実は前に通院していた病院はあるが転院したい」と告げ、その病院から情報提供依頼の文書を前の主治医に送ってもらう、という手もあるでしょう。

Q 患者が受診しない場合、家族による代理相談は可能か。

A 患者が受診しない場合も本人の同意を取れば相談は可能です。家族のみに来ていただく場合もあります。ただし、拒薬がある場合などは家族だけ来てもあまり意味はないかもしれません。家族が本人と利害対立している場合もあるので、家族相談に必ず対応できるわけではありませんが、家族側に説明することが有効な場合は、家族教育としてアプローチすることもあります。

Q 連携を取りにくいと感じる医師への対応方法について、何かアドバイスはあるか。

この質問に答える前に、「『こんな精神科医はイヤだ』という例を教えてください」というアンケートを地域の支援者に取ってみたので、まずはその中から抜粋して紹介してみます。

◉こんな精神科医はイヤだ！
診察の同行を拒否される
地域の支援者の話を聞いてくれない
診断書を書いてくれない
転院の話をしたら怒る

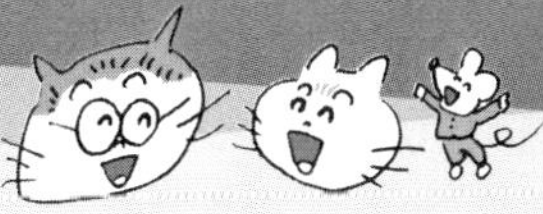

症状が良くならないが処方が変わらない
患者の家族関係や生活環境に目を向けない
その時々によって発言や対応が変わる
年老いて認知症傾向がある
電子化に対応できていない
病院の利益追求を優先する
支援者を資格で判断し差別する
患者の言うままに処方する
他人をこきおろす

耳が痛いです。痛過ぎて耳鼻科を受診したいです。しかし、こういう医師が少なくないのも事実でしょう。解決は容易ではありませんが、対策案を提案してみます。

A このような精神科医に相談する前に、その医師の周囲の看護師、PSWなどにまず相談するのがスムーズかもしれません。そのような相談ルートをあらかじめ作っておくのがいいでしょう。

それでも連携を取りにくい医師には、通院をやめて別の医師に通院するのを勧めるのもいいと思います。最近はかなりクリニックも増えてきているので、選択肢は多くあると思います。適切な競争が質の向上を促します。

それでも、どうしてもコミュニケーションに難のあるその医師と連携しないといけないときは、認知症の人に対応するように対応しましょう（291ページ参照）。つまり、正面から理解してもらうよりうまく誘導していくのがいいでしょう。

それでもコミュニケーションが難しい場合は、自然災害のようなものと思って、台風被害を防ぐ備えをするような気持ちで、創意工夫し乗り切るしかありません。最終的にはストレスがたまり過ぎないように、適度な距離を置いて冷静に対処することも大事です。ある意味、諦めが肝心です。

心因性疾患――❶

対人、逃げられない場所、動物
――対象によって分類が変わる不安症

統合失調症、気分症（気分障害）という精神科の2大疾患の説明を終え、166ページから「『その他』を一気に解説します」と宣言しておいて、いきなり余談に延々と字数を費やしてしまいました。ここからいよいよ、心因性疾患の説明に入ります。その代表が、「不安症」です。

不安症は細かく分けるといくつもありますが、それらに共通するのは、過剰な「恐怖」「不安」とそれに伴う行動の障害です。恐怖と不安について簡単に解説しておくと、恐怖は現実に切迫している脅威に対する反応、不安は将来の脅威に対する反応です。

恐怖、不安があること自体は病気ではなく、色々なストレスに対して一時的に起こるものは正常な反応です。しかし、それが過剰であったり持続時間が長くなると、日常生活、社会生活に支障が生じてきます。そこまでのレベルの恐怖、不安を恐怖症、不安症と呼んでいるわけです。基本的に「困っている」ということを病気と呼ぶ、と考えると理解がしやすくなります。

そして恐怖症、不安症はその対象が何かによって分類されます。代表的なものを挙げてみます。

- 社交不安症（社交恐怖症）
- 広場恐怖症
- 限局性恐怖症
- 全般不安症
- パニック症

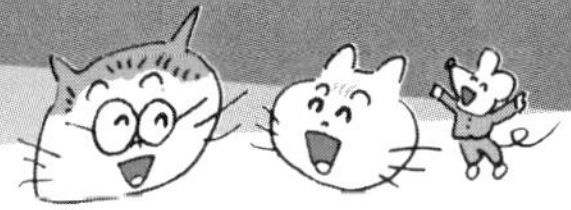

順に概要を簡単に説明していきましょう。どれもそれほど長くはならないと思います。というのも、いずれも誰しも経験があったり、心当たりがある、つまり了解可能な感情だからです。気分症は、誰にでも気分の波はあるものの、その程度があまりにも極端なものを疾患と捉えた分類でした。確かに、不安症も、「誰でも感じる不安の程度が過剰なもの」ではありますが、理解しづらいほど極端かというとそうではない、そこが了解可能な心因性疾患であるということです。

社交不安症（社交恐怖症）

対人場面での恐怖感が過剰に起こる疾患です。対人恐怖症や赤面恐怖症、と呼ばれることもあり、その方が一般的な呼び方かもしれません。

会食、スピーチ、公衆トイレの使用など、人前に出たり、人から注目されるような場面で過度な不安、緊張が起こり、動悸、赤面、手のふるえ、吐き気、尿意などの自律神経症状が起こります。それだけでなく、実際にその場面にいることを「想像する」だけで症状が出ることもあります。これを予期不安といいます。

このように対人場面で緊張する、というのは誰でもあることですが、それが過剰であるというのが、この疾患の要点です。そして過剰かどうかの目安として参考になるのが、自律神経症状が出ることと予期不安です。緊張しても、身体に変化が起こるというのはそうそうありませんし、しかも想像しただけで不安感が高まる、というのもそうはありません。どちらも多少は誰にでもあるものですが、それに本人が、苦痛を感じたり社会生活上困っている、ということがポイントです。

広場恐怖症

これはちょっと紛らわしい名前ですが、統合失調症、気分症のときと同じように診断基準を見ると分かりやすいので、簡単にまとめて紹介します。

広場恐怖症の診断基準（DSM-5-TRより筆者一部引用）

5つの状況のうち2つ以上に著明な恐怖や不安がある

(1) 公共交通機関の利用（例：タクシー、バス、電車、船、飛行機）
(2) 広い場所にいること（例：駐車場、市場、橋）
(3) 囲まれた場所にいること（例：店、劇場、映画館）
(4) 列に並ぶまたは群衆の中にいること
(5) 家の外に一人でいること

というものです。この5つの場所、状況をまとめて「広場」と呼んでいるわけですが、ちょっと分かりにくいですね。この場合、広場とは「すぐに逃げられない、または助けが得られそうにない状況や場所」という意味です。空間的には広いというよりは狭い場所も多い気がしますが、どちらかというと「逃げられない場所」と考えてください。広場はagoraの訳で、これは古代ギリシャの集会場が起源の言葉です。ボーッとしていたらソクラテスに哲学的な質問攻めにあって逃げられなさそうで怖い、とイメージしたら分かりやすいですかね……。

ともかく、この逃げられない不安、恐怖もある程度は共感できると思います。ただ、社交不安症と同じように、自律神経症状が出たり、予期不安が起こることで、本人が苦痛を強く感じたり、生活に支障を来すという段階までくると、病気、疾患と呼ばざるを得ません。

限局性恐怖症

これは、特定の状況、環境、対象に対して、過剰に激しい不安や恐怖感が持続する状態です。さまざまなものが不安、恐怖の対象になり得ますが、その人にとって特定のものだけに限局される、ということです。例を示した方が分かりやすいでしょう。例えば、動物恐怖症、高所恐怖症、雷恐怖症、鉄道恐怖症、閉所恐怖症、先端恐怖症などです。人それぞれ苦手なものがあるはずですが、それが極端過ぎて、苦痛を感じたり、社会生活に支障を来すほどになると病気と呼ばれるということです。そして、これも自律神経症状を起こしたり、予期不安が生じます。症状自体は社交恐怖症、広場恐怖症と同様です。

全般不安症

これは1つだけでなく、さまざまな状況、環境、対象に対して不安が持続する疾患です。DSM-5-TRの診断基準として、不安は6カ月以上続き、不安がある日数が不安のない日数を上回っている必要があります。また、不安に伴って次の症状のうち3つ以上が見られる必要があります。

・不穏（落ち着かなくなる）、緊張感、または神経の高ぶり
・疲れやすい
・集中力の低下
・易怒性
・筋肉の緊張
・睡眠障害

身体的な問題の項目が並んでいますが、これを精神疾患と診断す

るには身体的な疾患が原因でない（外因性ではない）ことを精査する必要がある、というのが一つのポイントです。全般性不安症は残念ながら多くの人で長期間、症状が持続します。

パニック症

突然、動悸や頻脈、過呼吸などの身体症状、自律神経症状が起こります。そしてしばしば、「死んでしまいそうだ」という不安発作を生じます（急激に強い症状が表れることを発作と呼びます）。この発作がまた起こるのではないかという予期不安が強くなります。パニック症は広場恐怖症を伴うことが多いです。パニック発作の中で最も一般的なのが過呼吸発作でしょう。パニック症は過呼吸をイメージすると分かりやすいかもしれません。

治療は後でまとめて説明しますが、パニック症には重要なポイントがあるのでそこだけ先に補足しておきます。それは、「パニック発作で死ぬことはない」ということです。もう少しピンポイントで言うと、「過呼吸になっても死にません」。死ぬときは呼吸が止まるのですから、過呼吸は死ぬ前には必ず治まります。不安に感じてしまうことは自分の意思では止められない、と考えてしまうかもしれませんが、頭で論理的に理解することで感情をある程度は制御することができるものです。死ぬことはない、ということを説明し、理解してもらうことが重要です。

これらが代表的な不安症です。どれも、統合失調症、気分症よりは身近なものに感じられるのではないでしょうか。167ページで、精神科の外来診療所の多くが「メンタルクリニック」という名前になっていることを説明しましたが、英語の正確な意味はともかく日本語的にはメンタルは「精神」よりは「心」に近いニュアンスのようです。メンタルクリニックは心因性疾患のクリニックというイメージで、だからこそ親しみやすく感じるのかもしれません。

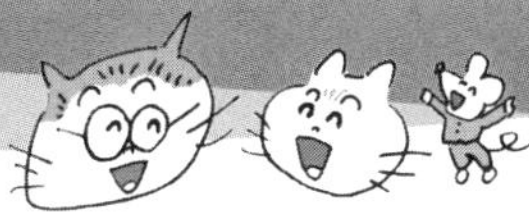

心因性疾患で自律神経症状が起こる理由

さて、これらの疾患の症状には同じようなものが多くありました。その一つが自律神経症状です。これを少し説明しておきましょう。

そもそも自律神経とは何でしょうか。神経において「自律」している、というのは、特に意識しなくても、意図しなくても働いている、ということです。それは例えば、心臓の拍動、呼吸、発汗、腸管蠕動、排便などです。これらは、普段は特に意識していないはずです。心拍数を意識的にコントロールできる人はほとんどいないでしょう。排便に関しても、常に注意していなくても失禁しないように無意識に止められているはずです。これらを制御している神経を自律神経と呼んでいます。

生理学を簡単に復習しておきましょう。自律神経には交感神経、副交感神経があります。交感神経は、おおまかに言うと興奮した状態に働く神経系です。戦闘と逃走（fight-or-flight）の状況が典型的と言われます。逆に副交感神経は落ち着いたときに働く神経系です。寝ているとき、食後などが代表的な副交感神経優位の状況です。この交感神経、副交感神経が普段は特に自覚なくバランスを取って働いているわけです。無意識のうちに勝手に働いているから「自律」神経と言われているということです。

しかし、自律神経と言っても完全に自律しているわけではありません。感情にはかなり影響されます。意図によってコントロールできる部分もあります。緊張したり興奮したら心拍数は勝手に上がります。しかし、冷静に考えて落ち着こうとすればある程度は意識的に心拍数を下げることもできます。つまり、自律神経の働きは精神状態ともかなり密接に関わってくる、ということです。そして、この自律神経がバランスを取れずうまく働いていない状態が自律神経症状、ということです。また、「自律神経失調症」はこの症状が起こることを指した疾患名です。

ここで、19ページで説明した、精神、脳、神経、心、意識、主観などの関係をもう一度見ておきましょう。これは、心因性疾患＝神経症の解説をするために説明していたようなものです。ここでやっと伏線回収になりました。

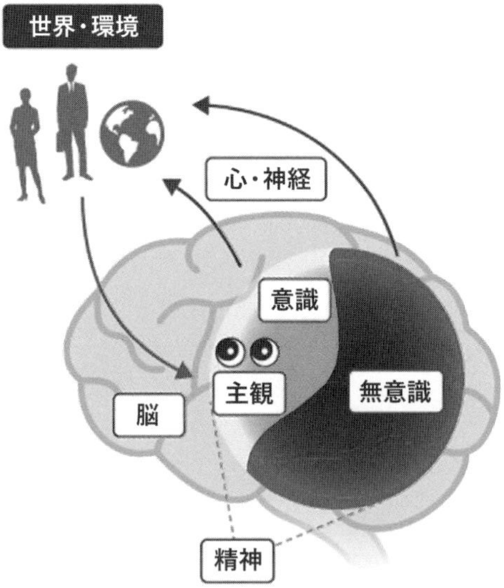

この図で心・神経は世界・環境に対して意識の領域、無意識の領域からそれぞれ１本ずつ矢印が出ているのが分かるでしょうか。20ページでは、精神の外である周囲の環境に対する反応を「心」と呼んでいる、と解説しました。自分が周囲に対してどのように対応するか、対応したいか、を意識し、制御する部分、これも心です。同時に、無意識に反応している面もあります。これも他人、外側から見れば同じように心と捉えられます。つまり、心には意識的、無意識的、２つの面があるということです。まあ、これはわざわざ言

われなくても何となく分かりますよね。

そして、ここから自律神経の話とつながります。先ほど説明したように、自律神経は特に自覚していなくても無意識のうちに働いているという神経系です。つまり、この図で言えば、無意識側の領域です。この無意識の自律神経が世界・環境に対して反応しているのも心の一部です。おそらく、日本でも欧米でも「心」と「神経」が同じような使われ方をするのは、この自律「神経」の神経を指しているのではないか、というのが私の説です。その真偽はともかく、このように考えると、「心因性疾患＝神経症」という呼び方、そして考え方が理解しやすくなると思います。心因性疾患で自律神経症状が起こるのはある意味で必然だと言えるでしょう。

改めてストレス→自律神経症状の流れを追っておきます。

周囲の状況、環境からのストレスがあると、精神が乱れます。そして無意識領域の自律神経も乱れます。それが、心拍数、血管の拡張、屈筋と伸筋の協調、腸管運動、排泄などの自律神経がつかさどっていた機能を乱し、その状況にふさわしくない不適切な形で表れます。それが動悸、赤面、手のふるえ、吐き気、尿意などになるということです。

精神を乱すストレス源は人によって違います。症状はほとんど変わりませんが、そのストレス源によって疾患分類されていると考えると分かりやすいかもしれません。

治療はどの疾患も、薬剤ではSSRIが第1選択です。SSRIが何だったか、自信がない方は137ページをご参照ください。そして精神療法はCBTです。うつ病のものからそれぞれ少しアレンジされたCBTを行います。CBTが何だったか、自信がない方は141ページをご参照ください。また、曝露療法を行うこともあります。曝露療法とは、簡単に言うと、そのストレス環境に向かう＝曝露する、ことで少しずつ慣れていく、という治療法です。

さて、このあたりはまた後でまとめて解説するとして、ここからは、不安症以外の心因性疾患をどんどん紹介していきます。お楽しみに。

心因性疾患――❷

「うつ病、不安症、神経症」同一疾患説

これまでは不安症をまとめて取り上げました。ここからは、その他の心因性疾患、特により「神経症」と言うべき疾患を説明していきます。そして、治療について一気に解説します。

強迫症（強迫性障害、強迫神経症）

強迫観念や強迫行為を繰り返してしまう疾患です。

強迫観念とは、どうしても特定の何かが気になることです。物の位置のズレや、鍵をかけることに対するこだわり、暴力的なイメージなどが、振り払おうとしても振り払えない、という状態です。

強迫行為とは、「どうしても特定の何かをしてしまう」という不合理な行動のことです。不潔恐怖症と相まって、長時間、何度も手洗いしてしまう、鍵をかけたか何度も確認する、などです。合理的でないと自分では分かっているのに、どうしてもやってしまう、という病態です。

この症状はイメージしやすいのではないでしょうか。「強迫」のポイントは、自分でそれはやらなくていい、やらない方がいい、やり過ぎだ、などと理性では「分かっていても」止められない、ということです。分かっている＝病識がある、というところがポイントです。そして、それによって生活に支障が出る、つまり「困ってい

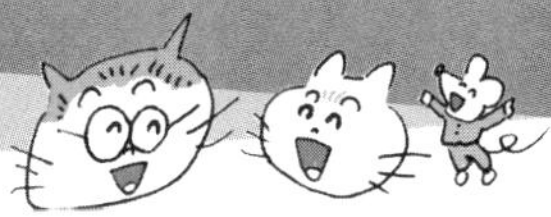

る」ことが病気の本質です。

次にストレス関連疾患です。その名の通り、ストレスが原因となって症状が生じる疾患です。代表的なものを紹介します。

心的外傷後ストレス症（PTSD）

これは恐怖体験（心的外傷の原因）の後、その体験が何度も頭によみがえり、過覚醒、不眠、過剰な驚愕反応などが生じるものです。急に体験が意識によみがえってくることをフラッシュバックと呼びます。

PTSDという呼び名は聞いたことがあるのではないでしょうか。トラウマというのはもはや日常用語ですが、心についた傷という意味です。

交通事故、自然災害などが代表的なストレス源ですが、さまざまなものが原因になります。米国でPTSDを引き起こす最も一般的なストレス源[※1]は、女性が身体的暴行とレイプ、男性が軍事戦闘だということです。最も一般的……。背景は地域、文化によってさまざまです。

適応反応症（適応障害）

周囲の環境の、特定のストレスにより不安、抑うつ、自律神経症状などが生じる疾患です。仕事でのトラブル、恋愛関係、身体疾患、転居など、さまざまな要因がストレス源となります。原因発生から1カ月以内に起こり、症状の持続は6カ月以内とされています。

自律神経失調症

DSMでは身体症状症に分類され、後ほど改めて解説しますが、便宜上、ここでも軽く触れておきます。心身症の一つで、どちらかというと心療内科の疾患です。心身症、心療内科については169ページを参照してください。簡単に言うと、ストレスなどで心因性に自律神経症状が生じる疾患のことです。

178ページで取り上げたものを含めて、ここまでが代表的な心因性、神経症の疾患です。ここで少し適応反応症について補足しておきましょう。

議論もあるが診断名として使われることも多い適応反応症

適応反応症は、最近、一般の方も耳にする機会が増えてきたのではないでしょうか。政治家や芸能人が休養を取る際の診断名として報道されることもあります。

適応反応症はいくつかの点で議論があります。

まず、「疾患概念の妥当性があるのか」ということです。要は、「本当にそんな病気があるのか」ということです。他の精神疾患も、客観的な情報が乏しい中でできる限り客観的な基準で分類することで、科学的な解析に耐えるデータを構築してきました。その一つの集大成がDSMでした。しかし適応反応症は、ストレスと症状が関連していることが必須であるにもかかわらず、それを客観的に評価しにくいため、一つの疾患として独立して扱えるものなのか（Mauro Giovanni Carta, et al. Clin Pract Epidemiol Ment Health. 2009; 5: 15.）、と疑問を呈されています。

それに関連して、そもそもこれを病気と捉えるべきなのか、という議論もあります。「周囲のストレスには誰しもがさらされている。その中で多少のつらい思いをしながら生きていくのは当たり前のことではないか、それを病気と言うのはおかしい」という意見もあります。

さらにそれに関連して、詐病的に使われているという論点もあります。例えば政治家が何らかの問題があって糾弾されたときに、ほ

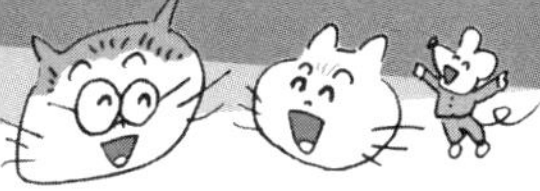

とぼりが冷めるまで身を潜めるための隠れみのとして、適応反応症という病名を使っているのではないか、といった疑念を持たれることもある疾患です。

このように適応反応症は、色々と議論のある疾患ですが、現実的にはよく診断名として使われます。それはどういうことでしょうか。

24ページで、病気とは「困っていること」だという説明をしました。適応反応症と診断される人は、たとえ他人からは大したことがないように見えるストレスであっても、不安、抑うつ、自律神経症状が出てしまう。つまり「困っている」のです。精神科では困っている人が来たら無視できません。何とか寄り添って診ていこうとするわけです。実際、薬物療法や精神療法が有効なことが多くあります。そのときに便宜上、病名が必要です。そこで適応反応症という病名が使われる、という面があると思います。そういう意味では、正常と病気の間にある状態と言えるかもしれません。このような議論に興味のある方は、以前、詐病と指摘された政治家の実例を挙げて詳しく論じたことがある[※2]のでご参照ください。

もう一つだけ補足しておくと、以前「新型うつ」という病名が流行したことがありました。仕事に行くと抑うつが生じるが自宅では元気である、という状態を指して「新型うつ」と呼ばれていました。気分症の説明で、1日中ほぼ毎日抑うつ症状が続くのがうつ病である（126ページ参照）と説明しましたが、自宅では抑うつ気分が改善するので1日中とは言えず、典型的なうつ病には該当しない。そこで「新型」と名付けていたわけです。

しかし、職場というストレス因子で症状が出て、そのストレスを除くと改善する。ということは、これはまさに適応反応症そのものです。一方では、疾患概念の妥当性を疑われ詐病と呼ばれながら、逆に本来病名が使われるべきときになぜか忘れられている、という不遇の疾患が適応反応症なのです。

適応反応症の話が長くなりました。しかし、適応反応症に象徴されるように、心因性疾患、神経症とは了解可能であるがゆえに、正常と病気の境目が曖昧になりがちです。統合失調スペクトラム症では正常と病気の間に、重症度に応じた病名がありました（64ページ参照）が、心因性疾患では1つの疾患の中に正常と病気の連なりがある、とイメージすると分かりやすいかもしれません。

治療の基本はSSRIとCBT

さて、これまで後回しにしてきた治療について説明しましょう。この説明はすぐに終わります。

どの疾患も、薬物療法は選択的セロトニン再取り込み阻害薬（SSRI：selective serotonin reuptake inhibitors）で、精神療法は認知行動療法（CBT：cognitive behavioral therapy）です。178ページの不安症についても思い出しましょう。不安症も薬物療法はSSRIで、精神療法はCBTでした。

つまり、社交不安症、広場恐怖症、限局性恐怖症、全般不安症、パニック症、強迫症、PTSD、自律神経失調症、全て治療はSSRIとCBTなのです（適応反応症は、薬物療法は基本的にあまり効果がありませんが、CBTは有効なので、多少乱暴ですがまとめて一緒に論じてしまいます）。もちろん薬物療法、精神療法ともに、これ以外にもいくつも治療法はありますが、基本的にはこの2つが中心と考えていいと思います。これは一体どういうことなのでしょう。

前に、ストレスと無意識、自律神経症状の関係について説明しました。簡単におさらいしておきましょう。大ざっぱには、以下の流れでした。

周囲の状況、環境からのストレスがあると、精神が乱れる。それによって無意識領域の自律神経も乱れる。それで動悸、赤面、手の

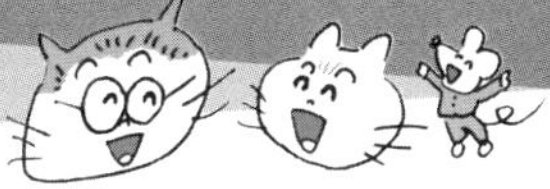

ふるえ、吐き気、尿意などの自律神経症状が生じる。

この機序はおおむね心因性疾患に共通しています。「神経質」という言葉は、厳密な定義は省いて大ざっぱに言うと、この流れを起こしやすい性質、気質のことを指しています。もともと精神医学用語ですが今や一般用語にもなっています。これでやっと、3ページの「神経質とはどういう意味か？」の伏線を回収できました。そして、それを改善するのが、SSRIとCBTということです。

SSRIはもともと抗うつ薬として使われており（137ページ参照）、シナプスのセロトニンの効果を増強することで不安感を抑える効果があるものでした。それが不安症、神経症にも効果があるということが分かり、使われるようになりました。それはおそらく、うつ病の無自覚の負の思考を止める作用であると同時に、自律神経への影響も緩和させる効果があるのでしょう。

またCBTも、もともとうつ病の治療法で、無自覚の負の思考を理性で修正する治療でした。これも同様に、無意識からの自律神経症状にも有効である、いうことでしょう。

このように、多くの疾患で治療法が共通しています。「それなら、これらは同じ病気なのではないか」という疑問が湧いてきます。そうです。これらは実は同じ疾患なのです。と、ここはあえて言い切ってみましょう。どういうことか、1つ架空の症例を挙げてみます。

仕事で叱責されることが多く、会社に行くのが苦痛になった。休日は問題なかったが、徐々に出勤前日の夜は憂鬱で寝られなくなった。食欲も落ちてきた。通勤のため電車に乗ると手汗が出て、動悸がして、息苦しくなるようになった。そのうち、過呼吸発作が起こって、パニック発作を来すようになった。最初に受診した病院では、適応反応症と自律神経失調症と言われ、次の病院では広場恐怖症とパニック症と言われ、その次の病院ではうつ病と言われた。「一体私の病気は何なんですか」と患者は訴えている。

いかがでしょうか。これは一つの典型例で、このような方は多くいます。細部が違う、似たようなケースを含めると、膨大な数になります。さて、この人の疾患名は何でしょうか。

178ページからの説明を理解していただいた方なら、挙げられたどの疾患に対してもそれらしい症状が存在していることが分かるでしょう。この症例の場合、そもそもは職場のストレスから始まった一連の流れです。職場のストレスに適応できていない、という面を強調すれば適応反応症。抑うつ気分、不眠、食欲低下に注目するとうつ病。電車が苦手と考えれば広場恐怖症。手汗、動悸など自律神経症状に注目すると自律神経失調症。過呼吸に注目すればパニック症となります。

つまり、何を言いたいかというと、「1つの症例を1つの病名で簡単に説明することはできない」ということです。これを複数の疾患が合併していると捉えることもできますが、むしろ、1つの状態に対して異なる角度から複数の名前をつけた、と言った方が自然ではないでしょうか。

同じような事態は、強迫症、PTSDなどでも生じます。つまり、一言で言ってしまえばどれもストレスからくる心身の不調です。にもかかわらず、ストレス源に着目するのか、症状に着目するのか、症状が出る場所に着目するのか、本人の気質に着目するのか、疾患分類におけるそもそもの視点がそろっていないのです。これでは患者が混乱するのも当然です。

と、いきおいDSM批判をした格好になってしまいましたが、批判が主題ではありません。精神疾患の分類が難しいのは百も承知の上で、現実の状態の整理の仕方、一つの見方を説明してみたということです。このように、各疾患を「ストレスからくる心身の不調」と捉えてしまえば、どの疾患にもSSRIとCBTが有効というのも理解できる気がしてきます。

ただ、この一連の疾患の中にうつ病も一緒に並んでいるのが気になりますね。え、なりましたよね？ 気になった方は、精神医学をかなり理解できてきた上級者です。入門卒業です。そうです。うつ病は心因性ではなく内因性疾患でした。

これも少し補足しておきましょう。うつ病も、全く誘引もなく起こるうつ病もあれば、ストレスが誘引となって起こるうつ病もあります。両者を線引きするのは難しいのですが、あえて分けると、前者を古典的なうつ病＝内因性のうつ病、後者を神経症性のうつ病と呼ぶことがあります。この2つは別の病気であるという説、やっぱり同じものであるという説など諸説あり定まっていません。しかし、今の精神医学ではDSMの診断基準を満たすならどちらもうつ病であり、区別していないのです。この分類法があっているのか間違っているのか、良いことなのか悪いことなのか、現時点では分かりません。時の洗礼を受けるのを待ちましょう。ともかく、たとえ不完全だとしても、今はこのような分類法で判断していくほかない、というのが精神医学の現状です。

そしてこの「神経症性うつ病」も、診断基準を満たしていなければ（9項目のうち5項目以上でしたね）うつ病とは診断できません。その場合、適応反応症など別の診断名になります。このように内因性疾患と心因性疾患もきれいに分けることは難しいのです。そしてそれらの疾患を全て抱きかかえるかのように、SSRIとCBTはどの疾患の症状も軽減させている、ということになります。

他にも左右にリズミカルに振られる指に合わせて眼球を動かすとPTSDの症状が軽減する、というEMDRなど、興味深い治療法はいくつもあるにはあるのですが、全部紹介しているとキリがないので省略させていただきます。まずは大ざっぱに要点を理解することが大事なのです。さらに興味がある方は教科書をご参照ください。

と言いつつ、もう一つ。ある重要な薬物療法についてだけは説明しなければいけません。抗不安薬という名前を聞いたことがあるのではないでしょうか。当然、不安症の治療薬、と思いますよね。それは必ずしも間違ってはいないのですが、そこには深い闇が潜んでいるのです。次は、その闇を暴いていきましょう。お楽しみに。

※1　「Post-Traumatic Stress Disorder」(https://www.health.harvard.edu/a_to_z/post-traumatic-stress-disorder-a-to-z) 2023年7月5日アクセス

※2　日経メディカル Online「『渦中の国会議員が適応障害』はいけないことか」(https://medical.nikkeibp.co.jp/leaf/mem/pub/opinion/orgnl/201905/561046.html) 2019年05月30日公開

ベンゾジアゼピン系薬の闇を暴く――❶

不安は抑えるが不安症を治せない「抗不安薬」

ここまで、心因性疾患、神経症を概観し、その治療がほぼ選択的セロトニン再取り込み阻害薬（selective serotonin reuptake inhibitors：SSRI）と認知行動療法（cognitive behavioral therapy：CBT）に集約される、という説明をしました。今回は、抗不安薬と、それに睡眠薬を加えた「ベンゾジアゼピン系薬」（benzodiazepine：BZD）について取り上げます。

「抗不安薬と言うからには不安症に使われる」と思いますよね。それ自体は間違いでもないのですが、実は主たる薬剤にはなり得ません。なぜなら、長期的にはほぼ効果がないことが分かっているからです。では、なぜ抗不安薬と呼ばれるかといえば、実際に不安を抑えるからです。不安は抑えるが不安症を治せない薬、それが抗不

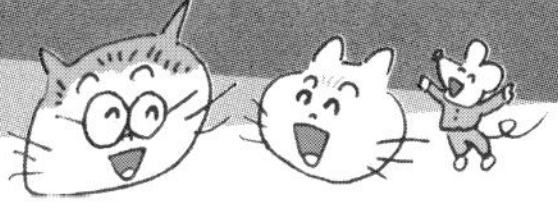

安薬です。

もう少し丁寧に言えば、短期的には不安を抑えられるのですが、長期的には依存性によってやめられなくなり、耐性によりだんだん効かなくなり、服用をやめると離脱作用が起こって不快感が生じるという厄介な副作用のため、治療としては主役になり得ないのが抗不安薬なのです。

ベンゾジアゼピン系薬の「負の側面」

抗不安薬の代表は、BZDに分類される薬です。抗不安薬は他にもあるのですが、BZDは抗不安薬処方の圧倒的なシェアを占めているので、今回は他の説明を省略します。また、睡眠薬のほとんどがBZDです。BZD以外の睡眠薬についても、同様に省略します。とにかく、今回の話はBZDです。このBZDには良い面もあるのですが、副作用や負の側面、「闇」がとても大きいので、まずはそこを暴いていく、説明していくのが今回の趣旨になります。

というと、BZDを批判しているだけと思われるかもしれませんが、いくつかの場面では有用かつ不可欠な薬です。しかし、それ以外の場面でバランス良く使う、というのが至難の業なのです。それを十分に理解していない場合は、処方すべきではないでしょう。

また、読者の中にはBZDを服用している方が少なからずいるはずです。それぐらい多く処方されていますから。今、服用している方を責める気は毛頭ありませんし、服用をすぐにやめるよう促すつもりもありません。処方している医師に責任を問う気持ちは多少ありますが、事情は人それぞれですから一概に責める気もありません。ただ、漫然と使用を続けることに対しては注意喚起したいと思っています。

BZDの主な違いは作用時間

さて、前置きが長くなりましたが、本題に入っていきます。本題も長くなるかもしれませんが、最後に、適切な使い方のポイントもお伝えするので、何とか最後まで聞いていただけると幸いです。

まず、代表的な抗不安薬と睡眠薬を挙げてみます。

抗不安薬

エチゾラム、ロラゼパム、アルプラゾラム、ジアゼパムなど

睡眠薬

ブロチゾラム、ゾルピデム、ゾピクロン、フルニトラゼパム、トリアゾラムなど

医療関係者であれば、精神科勤務でなくともどれかは聞いたことがあるでしょう。それぐらい身体科でもたくさん使われており、入院時の持参薬や、不眠時の頓服として使用されています。

これらはいずれも、ベンゾジアゼピン受容体に働くという同じ機序を有します。BZDはGABA作動性の神経に作用します。GABAは神経系全体を抑制する働きがあります。それによって、抗不安作用、鎮静作用、筋弛緩作用、抗てんかん作用が得られます。非BZD（Zドラッグとも言います）というのはGABA作動性神経の一部の受容体にのみ作用する薬剤です。上記に挙げた薬剤で言うと、ゾルピデムとゾピクロンは非BZDです。この違いは主に製薬会社によって強調されますが、ほとんど同じような作用なので、今回は区別せず説明します。

このBZDに属する薬剤はいくつもあります。主な違いは、作用時間です。半減期（血中濃度が半分になる時間）が短いと短時間作用、長いと長時間作用となります。睡眠薬として使う場合には翌朝

以降も眠さが残る＝持ち越し効果があるかないか、などで使い分けることがありますが、基本的な性質は同じです。

また､抗不安作用と睡眠作用のどちらの方がより強いかによって、抗不安薬と呼ばれたり睡眠薬と呼ばれたりします。これは程度の違いで呼び方を変えているだけで、こちらも基本的には同じと考えてもらって構いません。

副作用の代表「依存性、耐性、離脱症状」

さて、このような抗不安作用と睡眠作用のあるBZDは、1950年代に発売され、もともとは副作用の少ない睡眠薬としてもてはやされました。というのも、それまでの睡眠薬は麻酔薬に近く、多量に服薬すると呼吸抑制（呼吸を止めてしまう作用）が起こり、死に至ることがあったからです。BZDも多量に服薬すれば呼吸抑制が起こるのですが、従来の薬よりははるかにマシでした。自殺企図として大量服薬する、というのは今でも頻回に起こっていますが、BZDの大量服薬のみで死に至ることはほぼありません。そういう意味では「比較的」安全な薬、というのは間違っていません。

しかし、汎用されるようになって、徐々に副作用が無視できないことが分かってきました。その代表が、上述したように、依存性、耐性、離脱症状です。

依存性とはまさに「依存してしまう」ということです。依存には身体依存、精神依存がありますが、まずは精神依存に焦点を当てて説明します。

依存が起こる最大の理由の一つは「よく効く」ということです。睡眠薬として使えばとてもよく眠れますし、抗不安薬としても非常に気分が楽になります。なので「あの素晴らしい薬をもう一度」とまた欲しくなり、逆にないと余計に眠れなくなったり（反跳性不眠と言います)、不安になったりイライラします。

次に耐性。これも厄介です。要するにだんだん効かなくなってくる、ということです。身体や脳が薬の影響に耐えてしまう、というようなイメージでしょうか。依存性のところで、「よく効くから依存になる」と説明しました。「だったら良い薬なんじゃないのか？」と思いますよね。ところが、この耐性があるので、徐々に効かなくなってくるわけです。そこに依存が絡んできます。「あんなに気持ちよく効いていたのに効かなくなってきた、もっと増やしてください」となります。そして、増やすと一応効きます。「ああ良かった、やっぱりこの薬は最高だ」となりますが、長続きしません。耐性があるからです。効かなくなる、増やす、の繰り返しで薬がどんどん増量していきます。そのうち、効果よりも副作用の方が強くなってきます。その副作用の一つで厄介なのが離脱症状です。

副作用により使用前より症状が悪化する悪循環に突入

離脱症状は、薬が切れたときに起こります。身体依存の症状です。具体的な症状としては、ふらつき、不快感、イライラ、せん妄、自律神経症状などです。もともと不安感や自律神経症状の改善のために使っていたのに、薬が切れると元の症状が再燃するだけでなく、離脱症状としての不快感や自律神経症状がマシマシになって帰ってくるのです。これはたまりません。すると、早く薬が欲しくなるわけです。実際、薬をまた飲めばいったん症状は治まります。しかし、先ほどの耐性が逃してはくれません。いつまでも追いかけてきます。

飲んでも薬が切れたら前より症状がひどくなる、だから飲む、という自転車操業になり、耐性でさらに効かなくなり、余計に症状がひどくなる、と繰り返すうちに元の症状なのか副作用なのか分からなくなり、増量しても副作用が増えるだけで、何をやっても悪くなる一方。自転車操業の自転車は転倒してしまうというわけです。

他の副作用としては、眠気、ふらつき、倦怠感、脱力感など、薬効を過剰にさせかねない副作用があります。ひどくなると、転倒して骨折したり、せん妄で幻覚や妄想なども起こり得ます。高齢者ほどリスクは高くなります。

つまり、抗不安薬、睡眠薬として使っていたのに、いつの間にか元よりも症状が悪化した状態になってしまうのです。

BZD処方の悪循環を医師が止めるのが難しいワケ

もちろん、全員がこうなるわけではありません。体質、薬との相性や状況、使い方によって変わります。そして、その進行速度もケース・バイ・ケースです。大体は年単位で進行します。逆に言うと、すぐには悪影響が見えてきません。なので、上記の悪循環に自分ではなかなか気付けないのです。

本来、この悪循環を止めるのが医師の仕事なのですが、これは大変です。依存性、耐性、離脱症状の魔のトライアングルによって、服用している方は熱烈に薬を欲します。しかも止めたり減らしたりしたら離脱症状が襲ってくるので、さらに薬を熱望します。それをおして無理に減らそうとしたら、土下座する勢いで頼み込まれたり、激怒して怒鳴る人もまれではありません。

ゆっくりじっくり説明を尽くしていれば時間は瞬く間に消え去り、後に続く患者さんの待ち時間は増すばかり。今度は待っている方が激怒します。そして、往々にして待っている方もBZD服用中。離脱症状でイライラし、「早く薬を出せ」と怒ります。いくらやっても終わりません。

それなら薬を出す方がマシです。「その場では」とても喜んでくれますし、薬さえ出せば診察時間も短くて済みます。診察を待っている方々も喜びます。そうして素早く診ていたら多くの方が受診に来ます。そして医療機関は大繁盛します。あれ、みんな幸せですね。じゃあ、これでいいか。

高齢者になって払うことになるBZD副作用の「ツケ」

そうはいきません。思い出してください。これは問題を先送りしているだけなのです。赤字国債を無尽蔵に発行して借金を山積みにしたら、後から税金で払うしかないのです。国単位の経済なら、もしかしたら巧みな経済理論を使ってうまい解決方法があるのかもしれませんが、残念ながら、BZDは経済理論では解決できません。いつツケを払うのか。それは早ければ数年後、たいがいは高齢者になったときです。

先ほど、「副作用は高齢者ほどリスクが高い」と言いました。BZDを長年使っていると転倒、骨折や、せん妄のリスクもあります。若いうちはいいですが、高齢者になって転倒して骨折する。入院して手術をする。薬は中断せざるを得ない。手術が終わる。そして、離脱せん妄、術後せん妄、ICUせん妄、夜間せん妄が起こる。という流れになってしまいます。

場合によっては、というか往々にして認知症も合併しています。認知症の周辺症状（BPSD）なのか、薬剤性や術後のせん妄なのか、よく分かりません。とにかくしっちゃかめっちゃかでどうにもならず、精神科に対診依頼が出る。精神科への対診を精神科側からはリエゾンと呼びますが、これがリエゾン依頼の典型的なパターンです。

そうなる前に薬を止めたいのですが、この悪循環は緩徐に進むので、どこで止めればいいのか、タイミングが分かりにくいのです。次項はBZDの危険性についてもう少し掘り下げ、それでもBZDを使う場合のコツをご説明します。

ベンゾジアゼピン系薬の闇を暴く――❷

「やむを得ず」ベンゾジアゼピン系薬を使うときのコツ

ここまで、抗不安薬と睡眠薬の代表である「ベンゾジアゼピン系薬」(benzodiazepine：BZD) と、その副作用について説明しました。今回は、BZDの危険性についてもう少し掘り下げ、それでもBZDを使う場合のコツをお示しします。

BZDと似た困難があるアルコール、麻薬・覚醒剤

依存性、耐性、離脱症状が起こる物質で有名なのはアルコールと麻薬・覚醒剤です。実はこれらによる依存や耐性も、基本の仕組みはBZDのそれとほぼ同じです。最初に手を出したら、依存があってもっと欲しくなる、耐性で効果が減るのでもっと欲しくなる、やめたらしんどいのでまた欲しくなる。全く同じです。何が違うか。日本ではBZDとアルコールは合法で、麻薬・覚醒剤は違法というだけです。

実際に、多くの国や地域ではBZDは麻薬扱いで持ち込み禁止です。特に悪名高いのはフルニトラゼパムです。この薬は、水に溶けると青い色になります。一時期、女性のお酒にこっそり入れて泥酔させ、レイプする目的で使われるようになり、「レイプドラッグ」と呼ばれて問題視されました。そこで、液体に溶けたら明らかに分かるよう、青色色素が混ぜ込まれているのです。つまり、BZDはとても危険な薬なのです。

実は、BZDの脳内の作用部位は、アルコールの作用部位と近いと言われています。そして、作用も反応もかなり近いです。飲めば眠くなり、気が楽になります。副作用もだいたい同じで、ふらつき、

せん妄（酩酊）、自律神経症状などです。

さらに言うと、BZDとアルコールを同時に飲むと、作用が増強します。先ほど、BZDは従来の睡眠薬より安全と言いましたが、アルコールと同時摂取するとリスクは倍増し、吐物で窒息するといった致死的なリスクも起こりやすくなります。

また、アルコール離脱症状の改善にBZDが使われます。これは数少ないBZDの有用な使い道の一つです。アルコールの離脱症状もほとんどBZDの離脱症状と同じ症状ですが、BZDを服用することで改善します。つまりこれはアルコールとBZDがかなり近い作用を有しているという証拠でもあります。

ということを踏まえて、大ざっぱに説明すると、BZDを服用するのはアルコールを飲んでいるようなものと言えます。実際、お酒で憂さ晴らしする場合もありますし、寝酒をすることもありますよね。このように「BZDは少し軽めの酒」と捉えると分かりやすいと思います。

合法だが自分や他人への影響が大きい
「アルコール」という物質

さて、これまでBZDの悪い面ばかり言ってきましたが、実はアルコールを飲むよりはBZDの方がはるかにマシです。少し脱線に聞こえるかもしれませんが、アルコールについても説明しておかざるを得ません。

アルコールは合法ではありますが、実質的には麻薬・覚醒剤と大差ありません。「アルコールの自分への副作用、他人への影響の大きさは、麻薬・覚醒剤と同等以上」というデータがあります。実際、暴力事件、交通事故などアルコール絡みの致死的な事柄は枚挙に暇がありません。多くの精神科病棟では最近まで喫煙できましたが、飲酒可の病棟はほぼありません。それはアルコールの精神への影響は甚大だからです。アルコールは文化的、歴史的に許容されてきただけなのです。

かつて、禁酒法という法律が1920年代の米国で施行されました。つまり、アルコールは社会的に悪いものだ、という認識は昔からあったということです。しかし、1930年代には廃止されました。禁止したら、逆に裏社会で取り引きされ、かえって社会が混乱したからです。「アルコールが悪いもの」という考えが間違っていたわけではありません。単に、あまりに悪過ぎて手に負えなかったから許容するしかなくなったのです。麻薬・覚醒剤は今も違法ですね。これらは何とか禁止できる程度の物質だ、と考えることもできます。アルコールは今なお制御不能なのです。

とにかく、アルコールはやむを得ず合法化された精神作用物質、合法ドラッグと考えるのが医学的には妥当ということです。そして、アルコールよりはまだマシなのがBZDだと考えると分かりやすいでしょう。

BZDの「光の面」

さて、そんなBZDですが、役に立つときもあります。その一つは、先ほど挙げた、アルコール離脱症状の治療薬です。治療薬というか、「弱毒を持って強毒を制す」というイメージです。作用も作用部位も似ているBZDで、強烈なアルコールの離脱症状を緩和し、ソフトランディングに持っていく、という使い方です。これは役に立ちます。

もう一つは、抗てんかん作用です。BZDは上述の通り、神経系全体を抑制する作用があるので、これによりてんかん発作を抑える効果があるということです。発作時にジアゼパム(BZDの一種です)

筋肉注射というのは臨床現場でもよく使われます。また統合失調症関連ではカタトニアや抗精神症薬の悪性症候群の治療にも使用されます。

他には……あまりありません。これぐらいですね。あとは、短期間のその場しのぎとしての使用でしょう。

多くの国のガイドラインで、BZDは2週間以内、長くても5カ月以内に服用を止めるよう推奨されています。それ以上使うと、依存性などのリスクが高まることが分かっているからです。しかし、1度使ってしまうと上記の通り、中止するのはとても困難です。ですから、最初から安易に使わないのが何より重要です。とはいっても、最初はよく効くので使いたくなる気持ちも否めません。BZDは、そのように悩みの多い薬なのです。

BZDは減量・中止する前提で使う

さて、ここからは少し、うまく使うコツもお示ししておきたいと思います。要するに1度使っても、やめられればいいわけです。そのやめ方もある程度分かっています。

まずは漸減法です。これはゆっくり少しずつ減らしていく、という方法です。ゆっくり減らすことで離脱症状を起こりにくくします。

もう一つは置換法です。より半減期の長い＝作用時間の長い薬に変更します。これによって、離脱症状が起こりにくくなります。最も半減期の長い薬剤がジアゼパムで、約4日間も体内に残存しています。自然と漸減されていくため、効果の切れる境目が曖昧で離脱症状が起こりにくいのです。

この両者を合わせて、半減期の長い薬に置換してから漸減する、というのが有効です。私は、以前は単純にその薬を漸減する漸減法だけやっていましたが、それではあまりうまくいきませんでした。

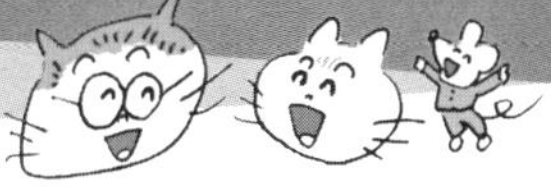

依存性のために減量への患者の抵抗感が強いのと、少しの減量でも離脱症状が出てしまうと減薬に協力してくれなくなるからです。しかし、ジアゼパムに一度置換してから漸減するようになって、かなり漸減・中止の成功率が上がりました。まあ、これこそがガイドライン（Clinical Guidelines for Withdrawal Management and Treatment of Drug Dependence in Closed Settings.）で推奨されている方法なんですが。やはり科学的なデータを踏まえることが大事です。

個人的には、やむを得ずBZDを新規処方するときも、あらかじめ止めることを想定して、ジアゼパムしか使わないようにしています。これでかなり止めやすくなりました。

他には認知行動療法（cognitive behavioral therapy：CBT）も有効と言われています。ここでもCBT（141ページ参照）が出てきましたね。CBTとくれば選択的セロトニン再取り込み阻害薬（selective serotonin reuptake inhibitors：SSRI）も思い浮かぶでしょう。SSRIに限らず他の鎮静効果のあるBZD以外の薬に置換するのも一つの方法です。

このように、手を替え品を替え、無理せずじっくりゆっくりやめていく、というのがうまくBZDを止めるコツです。1年以上かかると思っておいた方が、そしてあらかじめそう患者に説明しておいた方が、焦らなくて済むのでうまくいきやすいと思います。

実際、BZDを止めたら長く続いていた不安感やイライラが消失することも多くあります。これは要するに、元の不安症ではなく、離脱症状によって作られた不安、イライラだったわけです。これに気付かず漫然と使い続けるのはもったいないことです。

いかがでしょう。BZDの闇は暴かれたでしょうか。本当は、製薬会社も絡んだ陰謀論めいた話や、身体科での安易な処方について、認知症との関連など、話したいことはまだあるのですが、入門ですのでこれぐらいにしておきます。

長くなったので、最重要ポイントをまとめます。

・BZDは弱いアルコールのようなもの。
・依存性、耐性、離脱症状があります。
・安易に使うのはやめましょう。
・止めるときは慎重に。

以上です。ご静聴ありがとうございました。

ここからは、説明し残している心因性疾患と、それに関連して「ヒステリー」という概念について説明したいと思います。お楽しみに。

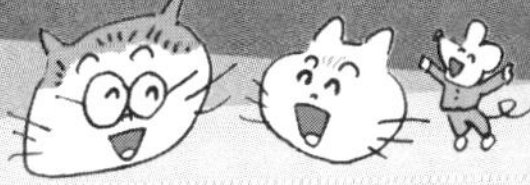

【解説】
精神科の薬剤

よく使われる向精神薬（精神科の薬剤）について、比較的処方頻度が多いもの（参考：日経メディカル Online「NMO 処方サーベイ」など）を中心に簡単な説明をしていきたいと思います。全体的な傾向の説明であり、大前提として、個別の症例によって効果・副作用などは変わる、ということはご注意ください。多少の私見も交えますが、大ざっぱなポイントの説明として参考にしていただければと思います。

◆抗精神症薬

参考：Maximilian Huhn,et al. Lancet.2019;394:939-51.
Kishi T,et al J Psychiatr Res.2013;47:149-54.

リスペリドン（商品名：リスパダールなど）

SDA（セロトニン・ドパミン拮抗薬）の一つ。効果、副作用、半減期のいずれも全ての抗精神症薬の中で中間的な位置にあり、剤型の多さも含めて、抗精神症薬の代表と言っていい薬剤です。

リスペリドンは体内で代謝されてパリペリドンとなります（パリペリドンをリスペリドンの主活性代謝物と言います）。リスペリドンとパリペリドンは同じような効果、特性を持っています。リスペリドン自体の半減期（薬剤の血中濃度が半減するまでの時間）は約 4 時間ですが、主活性代謝物であるパリペリドンの半減期は約 21 時間で、1 日後にも約半分が血中に残っています。

ドパミン遮断作用が比較的強めで陽性症状に特に効果が高い傾向があります。体重増加、パーキンソン症状、過鎮静などの副作用は他剤より頻度は高い傾向がありますが、その中でも高プロラクチン血症に伴う、乳汁分泌、性機能障害は多く出現します。

リスペリドンの剤型は錠剤、液剤、持効性注射剤（薬物が長期間体内に残存する注射製剤）があり、液剤は不穏時頓服に使われることが多いです。リスペリドンの持効性注射剤は、2週間に1回打つ製剤になります。

パリペリドン（商品名：インヴェガ、ゼプリオンなど）

SDAの一つ。パリペリドンはリスペリドンの主活性代謝物で、リスペリドンと同じような特性を持っています。

リスペリドンと比較するとパリペリドンは、効果としては社会機能改善効果が高くなります。副作用としてはアカシジア、過鎮静の頻度は低くなりますが、高プロラクチン血症の頻度は高い、という違いがあります。

パリペリドンは錠剤と持効性注射剤があります。注射剤は4週間に1回打つ製剤と12週間に1回打つ製剤があります。

クエチアピン（商品名：セロクエルなど）

MARTA（multi-acting receptor-targeted antipsychotics：多元受容体作用抗精神症薬）の一つです。ドパミン遮断作用は比較的弱く、精神症状への作用はそれほど強くありませんが、パーキンソン症状などの副作用は少ないです。一方で、抗ヒスタミン作用が比較的強く、過鎮静、体重増加などの副作用の頻度は高い傾向にあります。糖尿病には禁忌であることは実用面でとても重要です。

最も特徴的なのが半減期の短さで、3.5時間です。鎮静の強さと半減期の短さから、翌朝に持ち効果が少ない鎮静効果のある薬剤として、認知症の夜間せん妄などに使われることがあります。パーキンソン症状の少なさからレビー小体型認知症の不穏にもよく使われます。

アリピプラゾール（商品名：エビリファイなど）

部分アゴニスト作用の薬剤です。ドパミン受容体を部分的にしか遮断せずむしろ刺激するところから、効果はさほど強くありませんが、パーキンソン症状、体重増加、過鎮静の頻度は低いです。副作用の中ではアカシジアは比較的頻度が高いです。半減期は約60時間、主活性代謝物は110時

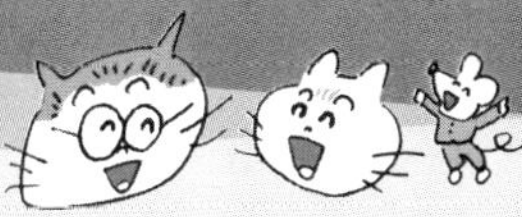

間以上と非常に長いのも特徴です。持効性注射剤もあり、4 週間に 1 回投与です。

オランザピン（商品名：ジプレキサなど）

MARTA の一つです。効果に関してはかなり高く、陽性症状、陰性症状、抑うつ症状のいずれにも高い効果があります。同じ MARTA であるクエチアピンと同様に、パーキンソン症状は少なく、抗ヒスタミン作用が強いため、体重増加、過鎮静は多いです。糖尿病に禁忌であることが重要です。

クエチアピンとの最大の違いは半減期で、約 28 時間とかなり長めです。筋注製剤があり、不穏への頓用として使われます。内服とは違って、糖尿病に禁忌ではないことが実用上重要な違いです。

アセナピン（商品名：シクレスト）

MARTA の一つです。全体的にはオランザピンとよく似た特性を持ちます。オランザピンと比較すると、効果はやや落ちますが、抗ヒスタミン作用が比較的弱いため体重増加が起こりにくいことが特徴です。オランザピンとの違いで重要なのが、糖尿病に禁忌ではないことです。

舌下投与という特殊な投与方法になっており、口腔内の痺れなどの副作用があります。

ブレクスピプラゾール（商品名：レキサルティ）

ドパミン D2 受容体、セロトニン 5-HT1A 受容体には部分アゴニスト作用、セロトニン 5-HT2A 受容体にはアンタゴニスト作用を有するセロトニン - ドパミンアクティビティモジュレーター（Serotonin-Dopamine Activity Modulator：SDAM）と呼ばれる新しい作用機序を有しています。

特性としてはアリピプラゾールとほとんど同じです。半減期は 53 ～ 67 時間とアリピプラゾールよりやや短いですが、効果、副作用に関してはほぼ同じです。

ブロナンセリン（商品名：ロナセンなど）

SDA の一つです。リスペリドンとの比較でいうと、効果は同程度で、副作用に関してはブロナンセリンの方がアカシジアは起こりやすく、高プロラクチン血症は起こりにくいです。食後に服用しないと吸収が悪くなることに注意が必要です。単回投与では半減期は約 10.7 ～ 16.2 時間ですが、反復投与、つまり毎日飲むと半減期は約 68 時間ととても長く体内に残る薬剤です。

貼付剤があるのが他の薬剤との大きな違いです。内服に抵抗感のある認知症の方などに使うことがあります。

ペロスピロン（商品名：ルーランなど）

SDA の一つです。半減期がクエチアピンと同様に約 3 時間と短いのが特徴です。クエチアピンは糖尿病には禁忌ですが、ペロスピロンは禁忌ではないため、糖尿病がありクエチアピンが使えない場合の代替薬として不穏時頓服に使われることが多いです。

ルラシドン（商品名：ラツーダ）

SDA の一つです。リスペリドンと比較すると、効果はやや劣りますが、体重増加、高プロラクチン血症、QTc 延長などの副作用が起こりにくいのが特徴です。

クロザピン（商品名：クロザリル）

MARTA の一つです。効果については他剤よりも頭一つ抜けて高い薬です。1971 年に欧州で発売されましたが、無顆粒球症という白血球が少なくなる致死的な副作用が起こるため、1975 年に販売中止となりました。しかし、効果がかなり高いため、他の薬剤 2 剤で効果が不十分だった難治性症例に限り投薬可能になりました。日本では 2009 年から販売されています。副作用のモニタリングのために、開始時からしばらくは 1 週間に 1 回、血液検査で白血球数を確認してからでないと処方はできないなどの処方制限があります。

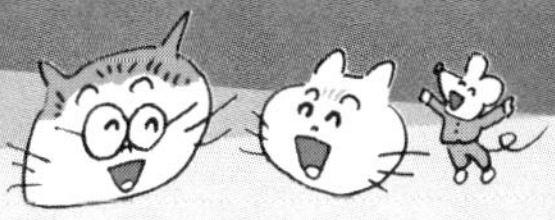

それらの影響で、日本において特に処方が少なかったのですが、最近では徐々に普及して処方頻度は増えてきています。

ハロペリドール（商品名：セレネースなど）

定型薬（昔からあるドパミン遮断薬）の一つ。高いドパミン受容体遮断効果があり、精神症状への効果はまずまず高いですが、パーキンソン症候群などの副作用がやや多いのが特徴です。

とても古くからある薬剤で、根強く使われ続けています。無味無臭の液剤、点滴注射薬、持効性注射薬などの剤型があります。

◆抗うつ薬

参考：Andrea Cipriani,et al. Lancet. 2018;391:1357-66.

パロキセチン（商品名：パキシルなど）、セルトラリン（商品名：ジェイゾロフトなど）、フルボキサミン（商品名：デプロメール、ルボックスなど）

SSRI（選択的セロトニン再取り込み阻害薬）です。効果、忍容性（副作用などで中止せず服用を続けられること）ともに中間的な、代表的な抗うつ薬です。吐き気、眠気、めまいなどの副作用があります。吐き気は出現しても開始後2週間以内に消失します。

ほとんどの向精神薬は、添付文書で眠気が出るため投与中「自動車の運転等危険を伴う機械を操作に従事させない」とされていますが、SSRIは「操作する際には十分注意させること」とあり、車の運転を禁止まではしていません。車を使う仕事をしている人にも十分注意すれば使用することができる、ということが実用上、重要な特徴です。

エスシタロプラム（商品名：レクサプロなど）

SSRIの一つ。他のSSRIより効果は比較的高く、フルボキサミン、トラゾドンより抗うつ効果があります。忍容性もフルボキサミン、ベンラファキシンよりも高いです。

ミルタザピン（商品名：リフレックス、レメロンなど）

NaSSA（ノルアドレナリン作動性・特異的セロトニン作動性抗うつ薬）の一つです。鎮静効果が強く、食欲増進の副作用が比較的多いのが特徴です。一方、吐き気はほとんどありません。

フルボキサミン、トラゾドンより抗うつ効果は高く、全体的にエスシタロプラムと同程度に効果が高い薬剤です。

デュロキセチン（商品名：サインバルタなど）

SNRI（セロトニン・ノルアドレナリン再取り込み阻害薬）の一つ。効果はSSRIと同程度ですが、忍容性はやや落ちます。

糖尿病性神経障害、線維筋痛症、慢性腰痛症、変形性関節症の疼痛に保険適応があり、鎮痛に使われることがあるのが特徴です。

アミトリプチリン（商品名：トリプタノールなど）、クロミプラミン（商品名：アナフラニール）

三環系抗うつ薬です。SSRIに比べると抗コリン作用が強く、口渇、尿閉、眠気などの副作用が強いですが、効果は比較的高めです。SSRIで効果が乏しい場合に使われることがよくあります。

クロミプラミンは点滴製剤があるため内服困難な人にも使用できるのが特徴です。

ボルチオキセチン（商品名：トリンテリックス）

セロトニン再取り込み阻害作用・セロトニン受容体調節作用がありS-RIM（Serotonin reuptake inhibitor and serotonin modulator）と呼ばれています。効果はエスシタロプラムと同程度にあり、忍容性も高いのが特徴です。

ベンラファキシン（商品名：イフェクサー）

SNRIの一つ。トラゾドンよりは効果は高いですが、エスシタロプラムよりは忍容性が低い薬です。

トラゾドン（商品名：デジレル、レスリンなど）

セロトニン遮断再取り込み阻害薬（SARI）と呼ばれる薬です。抗うつ効果は他剤よりやや低く、忍容性も低いですが、鎮静効果は比較的強いため、主に睡眠薬として使われることが多いです。認知症の鎮静に効果と安全性が確認されていることも特徴です。

心因性疾患――❸

ヒステリーの歴史はフロイト以前、フロイト以後に分かれる

ここまでで、心因性疾患、神経症の話はほとんど終わったのですが、もう少しだけ残っているので、ここからはその話をしていきます。と言いつつ実はこれから紹介する解離症、身体症状症と関連症群こそが「神経症」の中心と言うべき疾患です。余談も少し交えますが、例によってそちらが本題になってしまうかもしれません。毎度のこととご了承ください。

解離症、身体症状症と関連症群は以前、ヒステリーと呼ばれていました。ヒステリーを解離症と機能性神経学的症状症（変換症）の2つに分けて改めて整理された、というのが経緯です。ヒステリーについては後で説明します。

解離症（解離性障害）

解離症は、意識、記憶、同一性、情動、知覚、身体表象、運動制御、行動の正常な統合における破綻、不連続が生じる疾患です。多くは心的外傷（トラウマ）と関連しています。

DSM-5-TRにはこんなふうに書いてありますが、よく分からないですよね。もう少し日常用語的にかみ砕いてみます。

解離とは、「離れている」という意味です。何と離れているかというと、本来の自分の意識や状態です。その原因として、トラウマがあることが多いわけです。

「解離性同一症」は、かつて「多重人格障害」と呼ばれていたものです。複数の人格があり、別の人格の間の記憶が途切れている状態です。人格は基本的に同一のはずですが、そこから離れた＝解離した状態が起こる、それが解離性同一症です。

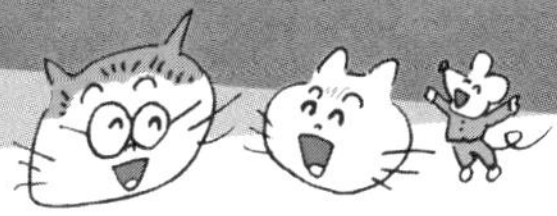

「解離性健忘」は、最近の特定の記憶が思い出せない状態です。特定の記憶の多くはトラウマに関連します。自分の生活史、過去の全てのエピソードを忘れてしまっている状態を全般性健忘と言います。ドラマなどでよく描かれる「記憶喪失」というイメージがこれです。

「離人感・現実感消失症」は、自分の考えや感覚が自分のものであるという実感が持てず、世界との間にベールがかかったような感じがする状態です。極端になると、自分が分かれて自分を観察しているような、いわゆる「体外離脱体験」と呼ばれる状態にもなります。離人感というと分かりづらいですが、「体外離脱しそうな感じ」と言うとイメージしやすいでしょうか。

解離は時と場合でかなり色々な意味で使われますが、「多重人格」「記憶喪失」「体外離脱体験」になること、あるいはその手前の感じを軸に捉えると理解しやすいかもしれません。

身体症状症と関連症群

精神的な問題が身体の問題として表れるのを身体化と言います。身体症状症と関連症群とは、身体化が起こる疾患のことです。

「身体症状症」は、痛みや胃腸症状などの身体の症状が慢性的に表れ、それを過剰に気にしてしまう疾患です。実際に軽微な身体疾患やそれに伴う身体症状がある場合もありますが、それを「過剰に」心配します。そして、それが何らかの身体疾患によるものであると思い込み、医師に身体疾患の可能性を強く訴えることもあります。その訴えを否定されると逆上してしまう場合もあります。

実際のところ、身体疾患の見落としであることも、かなりあります。しゅうとめのいじめに悩んでいる、主訴は動悸の人。一見典型的な神経症のようだったが、心電図検査の結果、発作性上室性頻拍と分かり、カテーテルアブレーションを行った。こんな例はよくあります。それに、未知の身体疾患の症状である可能性も否定はしきれません。このように、身体疾患の除外はかなり難しいのが悩ましいところです。身体疾患の影響をむやみに否定することは、信頼感を損ねて逆効果になることも多いです。

「機能性神経学的症状症（変換症）」は、身体症状症と関連症群の一つで、身体的な原因はないのに多様な症状が表れる疾患です。以前は転換性障害と呼ばれていました。転換、変換という言葉は、「精神的な問題が身体的な問題に転換、変換される」と考えると理解しやすいと思います。機能性神経学的症状症では、例えば、手が動かなくなった、左半身が動かないなどの運動麻痺や、足の感覚がない、目が見えなくなったなどの感覚症状も出現します。

また、けいれん発作も起こります。てんかんの強直間代発作のようなけいれんが起こる場合もあり、てんかんとの区別が困難です。発作時の脳波にてんかん波がないことを確認して初めて確定できます。このけいれん発作を非てんかん性発作と呼びますが、同時に「転換」性障害でもあり、名前が非常にややこしいです。

大ざっぱに整理すると、身体症状症は「過剰な心配」に焦点を当てた疾患であり、機能性神経学的症状症は「多様な身体症状」に焦点を当てた疾患です。

一見似て非なる「身体症状症」と「心身症」

これに関連して、心身症（170ページ参照）についても改めて見ておきましょう。心身症は、心理社会的なストレスによって実際に身体的＝器質的な障害が生じるものです。片頭痛や過敏性腸症候群など、身体疾患の中で、心理社会的因子が密接に関与するものを指します。実際に身体疾患は存在し、それが主たる治療対象である点

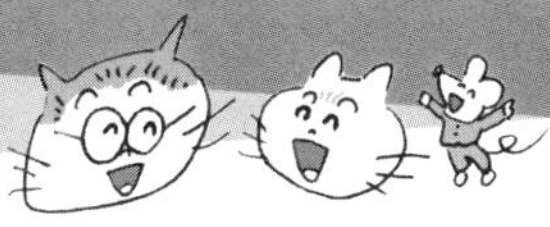

が身体症状症と関連症群との違いです。そしてこの心身症が、心療内科で主に扱う疾患というわけです。

さて、本項で紹介するのは精神疾患と身体疾患の狭間にある疾患です。狭間というよりは両方にまたがっている、と言うべきでしょう。身体症状症と関連症群は、まず間違いなく最初に身体科を受診します。なぜなら、主訴が身体症状だからです。そこで検査をした結果、「明らかな器質的異常がない」と分かって初めて精神科あるいは心療内科を受診する、という流れになります。

このように、身体疾患と精神疾患をきれいに区別することは、難しいというより不可能です。24ページで「病気とは困っていること全般である」と説明しました。そこで紹介した「何の病名も付かないが確かに困っている」ケースは、まさに神経症と言うべき症状で、不安症、自律神経失調症と同時に解離症、身体症状症と関連症群の代表的な例でもあります。

一般的な病気のイメージ、狭義の疾患は、身体疾患を指すでしょう。しかし、精神疾患との境目が曖昧で区別が付かない以上、精神疾患全般も「病気」に含めて考えるほかありません。治療は必要ですし、それには精神科以外の科との協力も必要なのです。切り捨てられないなら包摂して考えます。ということは、必然的に「病気とは、困っていること全般を指す」と考えるしかないのです。むしろ、身体疾患であると分かるだけでもまだしも幸運です。その少し外には、原因もほとんど分からない精神疾患の広大な海が広がっており、身体疾患は医療のごく一部に残された陸地とすら言っていいかもしれません。

性差別的な「ヒステリー」命名の由来

また話を広げ過ぎたかもしれません。話を戻しましょう。最初に、

「ヒステリー」という言葉を紹介しました。このヒステリーは、私が子どものころ、数十年前は一般用語として広く使われていた記憶があります。感情が高ぶっている状態、そうなりやすい人をヒステリーと呼び、明らかに蔑称として使われていましたが、最近はあまり聞かなくなりました。その理由の一つは、上記の分類再構成の中でDSMからヒステリーという用語がなくなっていったこともあります。しかし、一般用語として使われなくなった経緯はそれだけでもなさそうです。それは、ヒステリーという言葉の意味を考えると少し理解できます。ヒステリーの専門家ではないので、歴史について概観するのみで、詳細については自信がありませんが、大ざっぱに理解してください。

「ヒステリー」という名前は「子宮」を意味するギリシャ語が由来とのことです。上記の解離症、機能性神経学的症状症（変換症、転換性障害）などをまとめて表していたようです。ちなみに、心理的な葛藤が身体症状に置き換えられる「転換」という防衛機制に注目し、ヒステリーに心因性を見いだして「転換性障害」という名前を付けたのは精神分析の始祖、フロイトです。ヒステリーの歴史はフロイト以前、フロイト以後に分かれます。

フロイト以前、ヒステリーに子宮由来の言葉が付けられたのは、女性に多い、女性特有の症状というイメージで捉えられていたからです。実際、昔のドラマや映画、マンガでは、恐怖や怒りで感情が高ぶった女性が「キャー」という悲鳴とともに倒れて気を失う描写は多くあったように思います。あるいは、ビートルズの記録映像では、興奮した女性ファンが黄色い声援を送りながら気を失って倒れる、という場面が見られます。これらは医学的なヒステリーそのものではないですが、近い心理状態です。そういう精神状態、気質を指して一般用語としてヒステリーという言葉は使われていたようです。

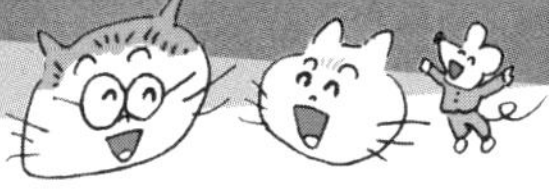

しかし、最近はそのような描写はほとんど見ません。現実でも女性がそのような状態になっているのを個人的には見た記憶がありません。解剖実習で気を失って倒れるのはむしろ男性の方が多いというのが定説です。

つまり、実際の患者層は女性が多いとしても、それを子宮と絡めて女性特有の症状と呼ぶのは、現代的価値観からは明らかに性差別的と言わざるを得ません。そういう背景もあって、ヒステリーという言葉は日常用語から消えていったのではないかと推察しています。

ただ、解離症、身体症状症と関連症群、機能性神経学的症状症（変換症）を説明するのには「要するにヒステリーのことで……」から話を始めるのは便利でした。ただ、今の学生さんには通じません。アップデートが必要ですね。

ともかく、ヒステリーのイメージがある人には分かりやすい説明ですので、精神医学の歴史解説を兼ねて、ヒステリーのヒストリーも紹介してみました。……え、これがオチ？ いえ、たまたまです。

治療は精神療法が主

さて、解離症、身体症状症と関連症群の治療ですが、精神療法です。いや、精神療法って大ざっぱ過ぎない？ そうですね、色々です。残念ながら、これという確実な治療法はないのです。とにかくあれこれ工夫しながらやっていくしかありません。その一つには催眠術もあります。薬剤はあまり効きません。補助的にSSRIや抗精神症薬、抗不安薬も使いますが、薬剤はあくまで補助的です。

実際のところ、神経症では心理士にカウンセリングを依頼することが多くなります。精神科医の多くは実はカウンセリングはあまり得意ではありません。これまでも説明してきた通り、統合失調症、気分症（気分障害）が主戦場で、神経症は「その他」に入れてしまうぐらいです。逆に言うと、神経症は心理士によるカウンセリングの最適な治療対象です。心理士にカウンセリングをしてもらいながら、精神科医は身体面も診つつ補助的に薬剤を処方する。神経症の治療には、このようなすみ分けと協力が必要不可欠なのです。

え？ 催眠術が気になって話が頭に入ってきませんか？ そうですよね。怪しげですね。実は、催眠術と関係しているのが精神分析です。フロイトがヒステリーを転換性障害と名付けたその流れで、ヒステリーの治療法として編み出したのが精神分析です。精神医学といえば精神分析というイメージも強いのではないでしょうか。それはなぜでしょう。ここからは精神分析について、専門的な説明ではなく、大ざっぱな雑談レベルの話を紹介していきます。お楽しみに。

その他の精神疾患――❷：精神分析

精神科医は精神分析を知らなくてもいい!?

ここからは催眠術の時代を経て、ジークムント・フロイトという一人の天才によって創られた「精神分析」について説明します。

「説明します」と言っても、はじめに断っておきますが、私は精神分析に関しては専門的な知識はありません。ほとんど知らないと言っていいでしょう。「精神医学といえば精神分析」というイメージをお持ちの方も多いかもしれませんが、実はそうでもないのです。そのあたりの距離感、温度感をお伝えしつつ、ふんわりした雑談的な話となる予定です。

先に出典、というか情報源を明かしておきます。藤山直樹『集中講義・精神分析（上・下)』（岩崎学術出版社、2008）です。

これしか読んでいません。ここに書いてあることを基に説明します。より深く学びたい方は、専門家向けの成書などをご参照ください。ちなみに、この本は名著です。講義録の形なので話し口調でとても分かりやすいですし、非常に面白いです。精神科医になりたてのころに一度読んだのですが、10年以上ぶりに再び読み直して、今回は精神分析の本質を垣間見られた気がしました。オススメの本です。

精神医学史からみる精神分析

では手始めに、タイトルにも挙げた「精神科医は精神分析を知らなくてもいい」という暴論から入りたいと思います。一応、私も精神保健指定医、専門医を持つぐらいには精神科医をやってきたわけですが、精神分析については全く知りません。ほとんど素人以下です。先ほど言ったように、2冊しか読んでないわけですから。それでも、特に問題なくやってこられました。精神分析の勉強が必要だと思ったこともほとんどありません。これは悪口を言っているのではなく、精神分析はそれぐらい今の精神医学の主流からは離れている、ということを言いたいのです。

しかし、かつて精神分析が主流だった時代がありました。1930年ごろから1970年代までは精神分析から派生した力動精神医学が米国で隆盛を極め、精神医学の中心でした。それが1970年代後半に急速に衰退します。その理由は多くの事柄が絡んでいますが、一言で言うと時代の流れです。その象徴が1980年に出版されたDSM-IIIでした。

DSMとはこれまで何度も出てきた精神科診断のバイブル「精神疾患の診断・統計マニュアル」です。この第3版で、記述精神医学にのっとった形に全面的に改訂されました。これが今のDSMの源流です。ここで精神医学の主流は力動精神医学（精神分析）から記述精神医学へと大転換したのです。

と見てきたように書いていますが、これは全て松本雅彦『精神病理学とは何だろうか』（星和書店、1987）からの受け売りです。

精神医学の歴史についてはこれしか読んでいません。より深く学びたい方は、専門家向けの成書などをご参照ください。ちなみに、この本も名著です。精神病理学をひも解きつつ、それがそのまま精神医学史の解説になっており、とても分かりやすいです。と同時に、いつの間にか反精神医学、反精神病理学的な思想に導かれるというスリリングさが最高です。こちらも精神科医になりたてのころに一度読んだのですが、10年以上ぶりに再び読み直して精神医学史の奔流と著者の知の巨人ぶりに圧倒されました。オススメの本です。

本の紹介はともかく、話を戻すと、1980年のDSM-III出版を機に、精神医学は精神分析から離れ、記述精神医学を基にした今の形に変わりました。なので、現在の精神医療においては精神分析を知らなくてもさして困らない、というわけです。

しかし、入門編とはいえ、数十年前まで精神医学のど真ん中に君臨していた精神分析を本書で全く紹介せずに済ますわけにもいきません。ということで、ここからはさらに雑談レベルの話をしていきます。気楽にお聞きください。

「精神分析の神」ジークムント・フロイト

精神分析が生まれたのは1900年ごろです。ジークムント・フロイトという天才が一人で生み出しました。フロイトは精神医学史上、最大級の重要人物です。『カプラン臨床精神医学テキスト』（メディカル・サイエンス・インターナショナル）という、精神科の聖書とも言うべき電話帳のような厚みの教科書があります。その第2版には、4ページにわたって9枚ものフロイトの写真が掲載されていた

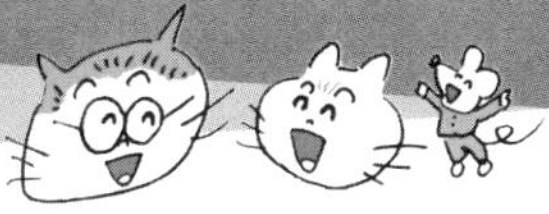

ほど、重要な存在なのです。

少年時代のフロイト、フロイト夫妻、1903年のフロイト、1911年のフロイト、1922年のフロイト、1935年のフロイト、1936年のフロイトwithチャウチャウ、1938年のフロイトwith 2頭のチャウチャウ、フロイトの寝椅子……。精神科医になりたてのころにそれを見た私は噴き出しました。いくら何でも多過ぎやろ。寝椅子は精神分析の技法に重要だからいいとしても、チャウチャウいらんやろ、と感じていました。今、見直しても尋常じゃない枚数に驚きますが、2冊だけとはいえ、精神分析を勉強し直した私としては「まあ仕方ないか。フロイトは精神分析の神だしな」と思えるようになるから不思議なものです。最新のカプラン第3版では、フロイトの写真がたった3枚に減ってとても残念です。

雑談が過ぎました。さて、フロイトは1886年に開業しました。当時、開業医のところに来るのはほとんどがヒステリー（解離症＋身体症状症と関連症群）の患者だったそうです。そして富裕層の女性が多かったようです。ちょっとこの時点で現在と違い過ぎてイメージしづらいですが、そういう時代でした。

そのころ、ヒステリーの治療法は確立されておらず、水浴びしてみる、電気でマッサージしてみるなど、無効な試みしかありませんでした。そこに、ブロイエルという医師が診た、アンナ・O（仮名）という重要な症例がありました。

アンナ・Oは当時21歳の女性で、父親の介護中に、徐々に身体各所の運動麻痺、筋肉の拘縮、あちこちの皮膚の感覚脱失、二重人格、幻覚、緘黙（黙ってしゃべらない状態）などの多様な症状が出現しました。しかし、ある苦痛な出来事を契機に緘黙が始まったことを知ったブロイエルが、彼女にこの事件について語らせたところ、緘黙が消えました。その後も、催眠状態にして（ここで催眠術です！）ある症状のきっかけとなった出来事を語らせるとその症状が消える、ということが繰り返されました。

ブロイエルとフロイトは、このような事例を集めて『ヒステリー研究』という本を出版しました。要点は、無意識的な記憶が意識化されると症状がストンと消える、ということでした。苦痛な記憶が抑え込まれて無意識に入ってしまい症状が起こる、それを催眠下で出すと症状が治まる、というモデルでした。

受け入れがたい苦痛・状況にさらされた場合などに、不安を減弱させるために無意識に作用する心理的なメカニズムを「防衛機制」と言います。これはフロイトが考えた概念で、娘であり精神分析家でもあるアンナ・フロイトが整理してまとめました。現在は心理学用語として広く使われています。衝動を無意識下に抑え込む「抑圧」、身体症状になる「転換」、パーソナリティーが変わる「解離」などが代表です。解離症、転換性障害などの疾患名はこの防衛機制の名がそのまま付けられています。

人間の文化は全てセクシュアリティが起源?!

『ヒステリー研究』の出版後、フロイトはさらに独自の理論を発展させていきます。ヒステリーの原因は、基本的に幼児期の性的な虐待、あるいは誘惑にあるという考えを提示しました。勢い込んで学会で発表したものの全然ウケなくて、フロイトはかなりショックを受けたそうです。そこから発奮して、人間の心のさまざまな機能の構成要素の起源を性愛に求める、という性愛理論が構築されていきます。人間の文化的なもの、芸術、宗教、科学も全部、元をたどればセクシュアリティから来ている、という説です。いきなり飛ばしてきますね。ここからがより本質的なので引かずについてきてください。

精神分析の重要な理論に「エディプス・コンプレックス」があり

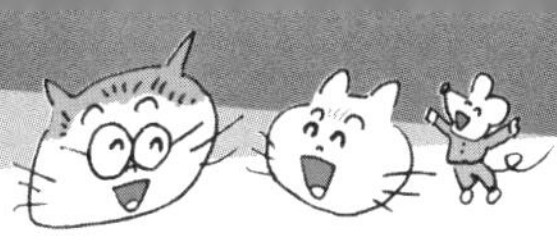

ます。「お父さんとお母さんがいて、子どもがいて、特に男の子がお母さんとセックスをしたくなって、お父さんから脅されちゃって『怖いよー』とかになって」(『集中講義・精神分析』より引用)といった葛藤のことです。名前は、父王を殺し自分の母親と結婚したというギリシャ悲劇『オイディプス』から名付けられたものです。フロイトによると、人間が人間である限り、このエディプス・コンプレックスを経験する、ということです。

ついてきていますか? ついてこられませんね。分かりました。ここからは、多少の間違いは恐れずフロイトの性愛理論を私なりにそしゃくして解釈したものを話してみます。

>人類は生物である以上、子孫を残さなければ生き残れません。子孫を残すには必ず性交をしなければいけない。つまり、性交を目指す本能、衝動は生得的に備わっているはず。生きる、という活動の背景には必ず性愛がある。でもその欲望はすぐにかなえられるわけではないし、そのまま発露するわけにもいかない。その葛藤が色々な形で症状として表れてくる。そのような葛藤を解決する方法として開発されたのが精神分析である。

こんな感じでしょうか。これを、かなり生々しい言葉で理論構築しているので、あのような表現になるわけです。

精神医学の隆盛

精神分析はかなり厳密に形式が定められています。患者は寝椅子に寝転んで自由に話します。自由連想と言います。治療者は寝椅子の横で、お互いに顔が見えない位置に座って話を聞き、患者の話を解釈して返していきます。これを１回当たり約１時間、週に４～５回、年単位で続けます。１回の費用は大体１万円ぐらいだそうです。流派によって色々と違うようですが、フロイトはこのような形で行っていました。この形式は言わば催眠術の代わり、その発展形です。無意識に抑圧された思考を出しやすくする仕組みです。フロイトは催眠術が苦手だったようで、それでこのような方法論に至ったのかもしれません。

精神分析の技法は、色々と重要なポイントがあり、難しいようです。治療者になるにはまず自身が分析対象となる「訓練分析」を受けねばなりません。一患者としてお金を払って訓練分析を受けるのです。そしてこれが治療者になるための特別なトレーニングになります。フロイトの考えでは、病気と健康、患者と治療者の間に区別はないそうです。大体1000回ほどの訓練分析が必要とのことです。単純計算で1000万円かかります。そう簡単には精神分析家にはなれないのです 。

1900年ごろに確立された精神分析は徐々に広がり、弟子が集まってきます。1910年には国際精神分析協会も設立され、今も続いています。そして精神分析は他の精神医学、心理学にも強い影響を及ぼしていきます。フロイトはもともとオーストリアの神経学者でしたが、彼の後継者によってさまざまに展開され、前述の通り、力動精神医学という形で、米国で隆盛を迎えます。力動精神医学とは「心の病をあるいは心そのものを固定化したものではなく、動くもの、ダイナミックなものとして捉えようとする」（『精神病理学とは何だろうか』より引用）精神医学です。

米国で隆盛した背景には、フロイトがユダヤ人であり、ナチスに迫害されていたこと、米国が当時はまだ新興国であり受け入れ土壌があったことなどが影響しているようです。

そうこうしているうち、1952年に精神医学史上最大の革命、世界初の抗精神症薬、クロルプロマジン（CP：chlorpromazine）が発見されます（68ページ参照）。ここから生物学的精神医学が急速に発展します。その思想的背景として記述精神医学がピッタリと合致し、1980年のDSM-III出版をもって時代が完全に変わりました。精神分析は精神医学の主流から傍流への移行を余儀なくされ、今に至ります。卑近な表現をすれば、ここで文系の精神医学から理系の精神医学へと変わったのです。この対立は今も形を変えながら潜在的に続いています。

記述精神医学と精神分析は水と油のようなもので両立は極めて困難です。記述精神医学の創立者の一人、ヤスパースは精神分析をかなり強く批判しています。一方で、フロイトも「精神分析は精神医学ではない」と強調し、精神分析家には医師免許など資格がなくてもなれるほどに、医学界からも距離を取っていました。

近い将来、精神分析がメーンストリームに返り咲く日が来る?

とはいえ、精神分析が役に立たない無用の長物、というわけではもちろんありません。心理学、医学だけでなく哲学にも大きな影響を残しました。今も、精神分析は世界中で行われています。精神療法では、例えば精神分析的精神療法という形で応用されています。心理カウンセリングは心理学を背景としていますが、先ほど紹介したように、心理学には精神分析の影響が色濃く出ています。

今でもヒステリー（解離症、身体症状症と関連症群）の治療は、薬物療法よりもこれらの精神療法が中心になります。このように広い意味での精神療法においては、精神分析は不可欠な要素となっているのです。

裏を返せば、今の多数派である理系の生物学的精神科医の多くは、解離症、身体症状症と関連症群の治療は苦手でしょう。私もご多分に漏れずとても苦手です。だいたいは公認心理士さんや臨床心理士さんにカウンセリングをお願いして、あとはお任せしてしまう、という体たらくです。

しかし、時代は移り変わります。DSMの操作的な診断に頼り切った「操作的な治療」はAIに代替されるかもしれません。その時が来ても、生々しい言葉で、生の心の交流を行う精神分析の需要がAIで満たされることはないでしょう。近い将来、再び大転換が起こり、精神分析が精神医学に限らず、世界のメーンストリームに返り咲く日が来るのかもしれません。私も遅まきながら勉強を続けたいと思います。

とりとめのない雑談になってしまいましたが、参考にしてください。これ以降も専門性の高い分野の疾患が続き、私も専門的なことは分かりません。かなり雑談に近くなる見込みですが、なんとか大ざっぱな理解を目指して解説していきたいと思います。お楽しみに。

その他の精神疾患――❸：摂食症（摂食障害）

本当は怖い摂食症（摂食障害）

ここまでで心因性疾患、神経症の説明は一応終わりました。ここからは、外因性、内因性、心因性という分類にはあまりなじまない個別の疾患を説明していきます。いずれも専門性の高い疾患になり、精神科医なら誰でも精通している、という疾患ではありません。ですから専門的な詳しい説明はできませんが、大ざっぱに理解する、ということに主眼を置いていきたいと思います。精神医学入門もいよいよ終盤戦です。あともう少し、ゴールは近づいています。負け

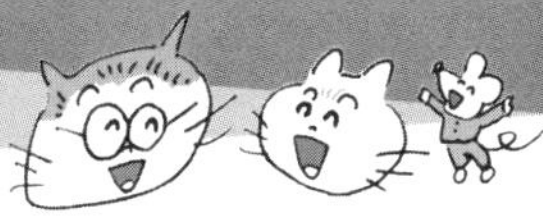

ないで。

ここからは摂食症（摂食障害）を紹介します。その中でも代表的な神経性やせ症（神経性無食欲症）を中心に、神経性過食症についても少し説明します。どちらも若い女性に多く見られる疾患です。

本人も周りも困っていないなら問題ない？

摂食症は、摂食に関連した行動の障害のことですが、心身症と捉えるのが分かりやすいでしょう。心身症とは心理社会的ストレスで身体に障害が生じる疾患のことですが、摂食症も心理社会的ストレスから体重減少に伴う身体の障害が生じる疾患です。

神経性やせ症は、正常な体重を下回るにもかかわらず、カロリー摂取を自ら制限してさらに体重を落とそうとしてしまう病気です。

その背景にはボディーイメージのゆがみがあると言われています。つまり、自身が持っている「あるべき身体像」がやせ過ぎに偏っており、すでにやせているにもかかわらず、「まだ足りない、まだ太っている」というゆがんだ理想像がある、という状態です。何とかして体重を落とそう、やせようという執念のような強いこだわりを持ちます。そして摂取カロリーを何とか減らそうとします。病的であるという認識（病識）は全くないわけではありませんが、乏しい傾向にあります。

典型的にはカロリー摂取が少なくても、過剰にやせていても、活発に活動している、むしろ元気に見えることが多いです。なので、一見すると重症感がありません。本人が望んだ通りの生活をしていて、困っておらず、周りも困っていないなら、何も問題ないのではないかと思うかもしれませんが、そういうわけにはいきません。なぜなら、食事を摂らないと人は死んでしまうからです。

実際、神経性やせ症の致死率は5％（Hans - Christoph Steinhausen.

Am J Psychiatry. 2002 ; 159 : 1284 - 93.）と、とても高いです。5%は、とんでもない高さです。本人はその時点では困っていないとしても、死んでしまっては困るはずです。それを病気と捉えて、予防的に治療をしていくわけです。

一方、神経性過食症は、「むちゃ食い」と呼ばれるように過剰に食べてしまう疾患です。過食衝動が自分でも抑えられなくなります。しかし、肥満に対する恐怖心もあり、過食後に嘔吐したり、下剤を使って体重を減らそうとします。逆に全く食べなくなる期間があることもあります。体重は正常付近を上下することが多く、肥満になることはまれです。神経性やせ症から神経性過食症に移行することもあります。

神経性過食症の意外な合併症として、クレプトマニア（窃盗症）があります。クレプトマニアは、物を盗む行為を繰り返してしまう障害ですが、大量に食べ吐きするため食費を節約しようとする、食べてしまったことの罪悪感で自分を罰したいという気持ちからバレたら罰せられる窃盗行動を取ろうとする、といった心理が背景にあると考えられています。

さまざまな因子が複雑に絡む摂食症の発症要因

もう少し理解を深めるために、摂食症にまつわる臨床像、要因論などを紹介してみます。以下は「摂食障害に関する研究の動向と展望」（奥田 ,et al. 広島大学大学院教育学研究科紀要 第三部 .2006; 教育人間科学関連領域 54 号 :319-27.）を参考に解説していきます。まず、摂食症の歴史を見ておきましょう。拒食（食事を拒むこと）という症状が 1689 年に初めて報告され、1874 年に anorexia nervosa ＝神経性やせ症と名付けられました。その後、近代化と経済発展に伴い、摂食症は増加した一方、発展途上国、貧困層では極めてまれ

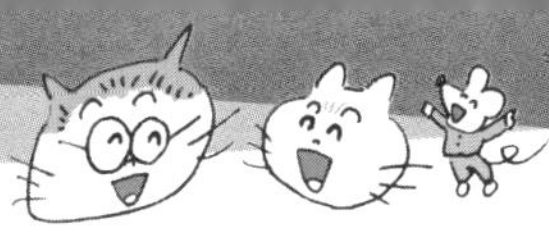

でした。1983年に、カーペンターズのボーカル、カレン・カーペンターが神経性やせ症で亡くなったことで、「拒食症」という名称で広く知られることになりました。なお、神経性過食症は1950年代から問題とされ始めました。

摂食症の発症要因は、文化・社会因子、心理因子、環境因子などが複雑に関連していると考えられています。文化・社会因子として挙げられるのは以下のようなことです。

・西洋文化の中の「やせ」を美とする風潮が影響している
・フェミニズム台頭期の社会では母娘の間に女性像のギャップがあり、その反発が母の食事を拒むという形で表れる
・食物が欠乏し生存も危うい状況では拒食は存在し得ないが、高度経済成長とともに増加した
・8頭身美人という言葉や、ツィギーというモデル、ファッション人形など、女性の「やせ」を礼賛する文化的価値が生まれた
・男女雇用機会均等法など女性の社会的地位の変化と関連している

心理的因子としては

・伝統的女性観と社会進出の狭間の葛藤、空虚感を、社会の「やせ志向」と同調して埋めることで自尊心を保とうしてやせへの希求行動を取る説（田中、2001）
・他人好みに外見や態度を整えることで、周囲の称賛や評価を得て自我のよりどころにしようとする説（吾妻ら、2002）

など諸説あります。

環境因子としては、

・母子の過度の密着と父親の不在、という家庭環境
・互いに責任を回避する両親が、娘を通して妻や夫への不満を解消しようとする三角関係
・家族との関わりを切に求める思春期という発達段階

などが挙げられています。

個人的要因としては

・完璧主義、強迫的な人格傾向、きちょうめんなどの本人の性格
・禁欲傾向、情緒的な人間関係を回避する分裂気質
・ヒステリー的な自己顕示性、内的空虚感の訴え

などが挙げられます。

誘発因子としては、

・友人に「足が太い」と言われた
・男子生徒に「デブ」とからかわれた

などのやせ願望、肥満恐怖を促すような体験が挙げられています。

さて、とりあえず列挙してみて、全体像がご理解いただけたでしょうか。いや、よく分かりませんよね。これは私の実感としてもそうなのですが、摂食症の精神病理を一言で分かりやすくまとめることはできません。実際に摂食症の専門家も、一言で表せないからこそ諸説生まれて、いまだ確定的な理論がないのだと思います。

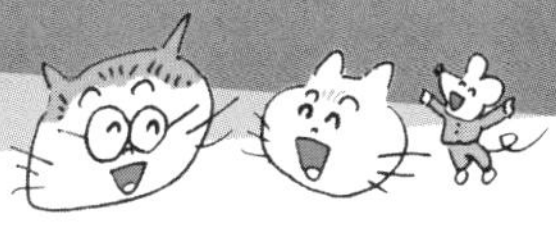

治療は「適正量の食事を摂れるようになること」

治療としては、薬はほとんど効きません。対症療法として多少有効だとしても根本治療にはなりません。やせ過ぎだと理屈では分かっているけどカロリー制限をやめられない、というのは強迫行動のようにも思えますが、強迫症の治療薬であるSSRIは効きません。ボディーイメージのゆがみや、やせなければいけないという観念を「妄想」と考えて抗精神症薬を使っても効きません。抗ヒスタミン作用で食欲が増進して肥満になる副作用があるタイプの抗精神症薬や抗うつ薬を使っても、摂食症には効果はありません。つまり、摂食症は神経症とも統合失調症ともかなり異なる疾患であり、薬はほとんど効かないのです。

ではどうするかと言うと、主な治療は行動療法です。とにかく適正量の食事を摂ることです。入院治療では、少なめの量からきっちり食べ切ることに慣れていくよう促します。目標体重を設定し、定期的に体重を測りながら、少しずつ摂取カロリーを上げていきます。これは私が専攻医時代に学んだ行動療法の一例ですが、他にも色々な方法があると思います。

心理療法としては、支持的精神療法や、摂食症に焦点化された認知行動療法があります。行動療法と併用します。

栄養を摂っても摂らなくても難しい摂食症

重症度が軽度なら一般の精神科医でもある程度対応できますが、困るのは最重度の状態です。重症度はBMI（体重［kg］÷身長［m］^{2}）が目安になります。BMI 17（kg/m^{2}）以上は軽度、16～16.99は中等度、15～15.99は重度、15未満は最重度です。重度になるほど拒食傾向は強くなります。飢餓状態では判断能力が低下し、冷静に考えられなくなります。食事を摂るよう促すと、そのときはしぶしぶ同意しても、実は食事をこっそりトイレに捨てていたなどということもよくあります。

前述の通り、神経性やせ症はとても致死率が高い疾患です。放置したり油断すると命を失います。高齢者の肺炎のように徐々に弱っていくのが誰の目にも明らかならまだしも、摂食症の人は体重20kg、BMI 10 ぐらいに極度にやせていても、元気に動いています。それが「こと切れる」という言葉がピッタリなほど、あるとき突然亡くなることがあります。

摂食症は身体の病気でもあるので、内科を受診することも多くなります。摂食症の診療に慣れていない身体科の心優しい医師が、本人の「食べます」という言葉を信じ、自主性を尊重して自ら食べるのを待っていたところ、ある日気づいたときには亡くなっていた、ということも、まれならずあります。

このような治療の困難さ、致死率の高さを理解している精神科医としては、本人が拒否しても、身体拘束をして鼻から胃まで直接栄養を送る経鼻経管栄養を行わざるを得ない場合もあります。そこまでしても油断は全くできません。

慢性的に栄養不足だった身体に急に栄養補給すると、リフィーディング症候群が起こります。これは十分管理しなければ心不全、呼吸不全、腎不全、肝機能障害、多臓器不全が起こる致命的な合併症です。そのため、摂食症の身体管理は、一般の精神科医では至難の業です。内科医に協力してもらいながら行うべきですが、そもそも総合病院の精神科病床自体が少なく、このような困難な治療に協力的な内科も限られます。

しかも、身体拘束をして経鼻経管栄養するというのは、当然ながら本人には大きな苦痛です。病識がない場合も多いので、より苦しみます。それが後に訴訟となること[※1]もあります。仮に訴訟では

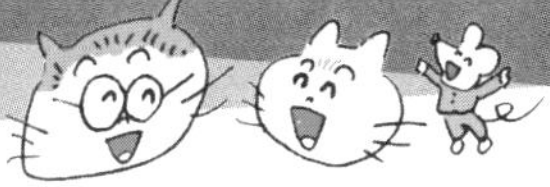

負けなかったとしても、最終的に訴えられるまでのリスクを負って治療することになります。

このような状況の中、ほとんどの病院では重度の摂食症は引き受けられませんし、進んで摂食症の治療を行おうとする病院は少なくなります。そのため、国立精神・神経医療研究センター（NCNP）は摂食症患者、家族のために「摂食障害治療施設リスト」をウェブ上に公開しています。一度見てもらえば分かりますが、治療施設はとても少ないです。例えば、大阪府で3カ所、京都府では2カ所しかありません。大阪、京都ほどの大都市でこの数です。実際に、大阪、京都で診療している私の実感としては、摂食症を診てくれる病院はごくわずかと言わざるを得ません。紹介しても数カ月待ちが普通です。困ったときに頼れる場所がないわけですから、「軽度でも診られない」という医療機関が多くなる、という悪循環が起こっています。

誰だって、若い人が亡くなる病気は何とか治したいと思っています。しかし、必要なスキルが非常に高く、力及ばず患者が亡くなってしまうと治療者も心の傷を負います。訴訟のリスクもあります。簡単に対応できるものではありません。

ではどうすればいいか、ということですが、少し私案をお示ししてみます。

最重度の摂食症を受け入れられる病床の確保を

そもそも最重度の摂食症を治療するのが大変だから誰もが治療を引き受けられなくなっているのです。であれば、公的な機関が採算度外視でもきちんと最重度の方を迅速に受け入れられる病床を確保することです。そして、治療の透明性を高めて訴訟リスクを下げます。そのような最重度の受け皿さえあれば、「中等症までは診ます」

という医療機関や医師も増えるでしょう。私もそれなら治療を引き受けられます。例えが適切かは自信がありませんが、底の抜けたバケツや、小さ過ぎる器では水は受け止められないのです。

とはいえ、それでもなお、摂食症の治療に努めている医療関係者は多くおられます。「上記の治療施設リストに公表はできないが、実際は診療している」という病院もあります。頭の下がる思いです。私も少しでも協力できればと思います。

主観もこめて、なかなか重苦しい話になってしまいましたが、摂食症はこのように精神病理、診療体制ともに、心理的、文化的、社会的背景がとても複雑に絡まり合った疾患ということはお分かりいただけたかと思います。

さて、次項からはアルコール依存症（アルコール使用症）を代表とした依存症の全体像について説明したいと思います。お楽しみに。

※1　毎日新聞「精神科で身体拘束、2審は適法判断　摂食障害治療の女性が逆転敗訴」(https://mainichi.jp/articles/20221031/k00/00m/040/243000c) 2022/10/31 19:04 公開

その他の疾患——❹：アルコール依存症（アルコール使用症）

依存症を依存症たらしめるのは個人か社会か

ここまででメジャーどころの精神疾患はほぼ網羅しましたが、外因性、内因性、心因性のどれにも当てはめづらい疾患について、もう少し説明していきます。今回は、使用症（依存症）全体の概要と、それを代表して「アルコール使用症（アルコール依存症）」の説明をします。

依存症は、DSMでは主に「使用症」という呼称が使われています。

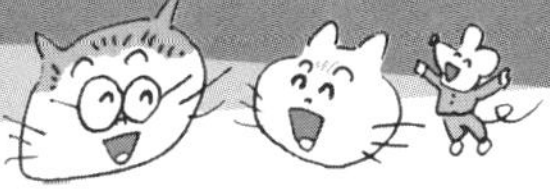

さまざまな使用症がありますが、DSM に挙げられている項目をまず紹介しておくと、以下にはそれぞれ使用症があります。

アルコール、カフェイン、大麻、幻覚薬、吸入薬、オピオイド、鎮静薬・睡眠薬・抗不安薬、精神刺激薬、タバコ

また、近いものとしてギャンブル行動症（ギャンブル依存症）があります。日本語的には依存症の方が分かりやすいので、ここでは「依存症」と呼んでいきます。いずれも別個の問題点はあるのですが、依存症という意味で基本的な考え方は同じなので、最も多いアルコール依存症を中心に説明し、他の疾患については補足をしていく形で進めたいと思います。

ポイントは依存性、耐性、離脱症状

その前に、先ほど、DSM で挙げられている使用症の中に「鎮静薬・睡眠薬・抗不安薬」が含まれていたのにお気づきでしょうか。ここまで本書を読んでいただいた方には、ここでピンときてほしいところです。実は、依存症の仕組みは鎮静薬・睡眠薬・抗不安薬＝ベンゾジアゼピン系薬（BZD）の回でほとんど説明しています（194 ページ、201 ページ参照）。復習しておきましょう。

・BZD は弱いアルコールのようなもの。
・依存性、耐性、離脱症状があります。
・安易に使うのはやめましょう。
・止めるときは慎重に。

ポイントは依存性、耐性、離脱症状です。

依存性は、止められなくなることですが、使ったときの短期的な効果があればあるほど、依存性は高くなります。耐性は、だんだん効かなくなることです。効果は徐々に少なくなっていきます。それに伴い、同じ効果を得ようと使用量が増えていきます。離脱症状は、効果が切れたときに起こる、主に身体依存の症状です。BZDの項でより詳しく説明しているのでぜひ読み直してみてください。

そして、それらの性質はアルコールに関してもほとんど同じだということも、BZDの項で説明しました。アルコールは合法ではあるものの、実質的には麻薬・覚醒剤と大差なく、自分への副作用、他人への影響の大きさは、麻薬・覚醒剤と同等以上である、ということもすでに説明しました。すでに依存症の基本的な説明はほぼ終わっていたんですね。

ということで、ここからはアルコール依存症についてさらに深掘りしていきたいと思います。

4つの質問からなる簡易スクリーニングテスト「CAGE」

アルコール依存症の説明としてよく用いられるのは「ブレーキが壊れた状態」という表現です。アルコール自体は合法であり（これはこれで問題ですが）、アルコールを飲めば全員が依存症になるわけではありません。麻薬・覚醒剤でも使用した人のうち依存症になるのは約12%と言われています（World Drug Report 2016）。おそらく、これを読んでいる方の多くはお酒を飲むでしょう。しかし、依存症にはなっていません。つまり、アルコールという依存物質に対する自分の欲求にブレーキが効いているということです。

しかし、依存症になるとブレーキが効かなくなります。というか、効かなくなった状態を依存症と呼びます。典型的には、一滴でもアルコールを飲むと歯止めが効かず、泥酔するまで飲んでしまう、仕事に支障を来す、他人に迷惑をかけてしまう、警察のお世話になるといったことが頻回に起こる状態。これが依存症です。診断基準には細かい項目もありますが、他の疾患と同様に、「結果的に本人が、自覚的あるいは社会的に困る」というのが病気の本質で、その原因がアルコールに対する依存であるということです。

これは診断基準ではありませんが、よく使われているCAGEという簡単なスクリーニングテストを紹介しておきます。

C：飲酒量を減らさなければいけないと感じたことがありますか（Cut down）

A：他人があなたの飲酒を非難するので気に障ったことがありますか（Annoyed by criticism）

G：自分の飲酒について悪いとか申し訳ないと感じたことがありますか（Guilty feeling）

E：神経を落ち着かせたり、二日酔いを治すために「迎え酒」をしたことがありますか（Eye-opener）

このうち2つ以上当てはまるとアルコール依存症の可能性がある、というものです。

必ずしも質問のみで診断するわけではありませんが、このCAGEの項目が、アルコール依存症の象徴的なエピソードになります。

治療の中心は「自助グループへの参加を続けること」

さて治療については、依存症を治す特効薬や即効性のある方法はありません。アルコール依存症を疑った際、とりあえず精神科、特にアルコール依存症専門機関に紹介しさえすればアルコールの摂取をやめさせられる、という素朴な期待を伴って紹介、相談されることがあります。しかし、現実にはそんなに簡単にはやめられません。これは身体科だけでなく、精神科医にも意外に知られていないことです。

基本的には、自分からやめようという意志がないと治療は継続できません。統合失調症であれば病識がない人に強制治療を行うと改善が期待できる場合がありますが、依存症に関してはそうはいかないのです。最近は飲酒欲求を少し抑制できる薬もありますが、あくまで補助的です。入院治療をする場合は、基本的には自らの意志で入院する「任意入院」になります。

入院治療の内容は病院によります。一例としては、3カ月間の断酒プログラムを行います。「断酒」は、自らの意志で生涯にわたって飲酒をしないことです。ちなみに「節酒」は飲酒量を少なくすること、「禁酒」は一時的にでもとにかく飲酒をやめることです。入院中に酒害教育（アルコールの危険性についてのレクチャー）を行い、院外の断酒会やアルコール依存症リハビリテーション施設（マックなど）、AA（アルコホーリクス・アノニマス）などの自助グループに参加します。そして、退院した後も自助グループに通いながら通院を続け、断酒の継続を目指します。このように、治療の中心は「自助グループへの参加を続けること」と言えます。入院はその入り口という位置付けです。

自助グループについては、代表的な自助グループ「断酒会」の説明を見ていただくと趣旨、雰囲気が分かると思います。全日本断酒連盟のウェブサイトにある説明が分かりやすいので、少し長くなりますが引用させてもらいます。

> 断酒会とは、1958年に誕生した酒害者（お酒に悩む人達）による、酒害者のための自助組織です。誕生5年後の1963年には、全日本断酒連盟という全国ネットワークが完成し、

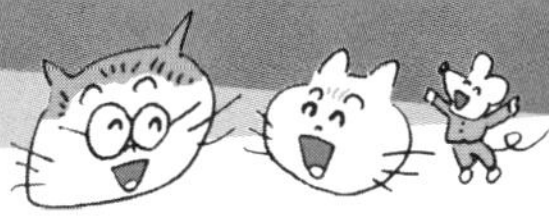

現在では、会員本人約１万人とその家族が酒のない新しい人生を明るく生きています。

>自助組織とは、同じ悩みを持つ人たちが互いに理解しあい、支え合うことによって問題を解決していく組織です。では、今までとても無理だと思っていた断酒が、どうして断酒会に入会することで可能になるのでしょうか。特別に難しいことをやっているわけではありません。断酒例会に出席して、会員一人一人が酒害体験と自分自身を率直に語り、聴くだけです。断酒例会では、会員同士は完全に平等の立場です。

>断酒例会で語り、聴くことで自分と酒の関係がはっきりと見え共通の悩みを持った者同士の信頼関係が生まれます。そこで、断酒に踏み切り、断酒を継続する努力を始めるのです。断酒を継続することで、新しい人生を創り、力強く、生きていくのだという自覚と自信が湧いてくるのです。

>お酒を止めただけで全ての問題が解決されるわけではありません。長い飲酒生活の間に傷つきあるいは失われた家族や社会との信頼関係を取り戻さなければなりません。断酒例会で体験談を聴きそして語ることで、ひとつひとつ問題が掘り起こされ、解決の糸口が見えてくるのです。解決することが償いに繋がり、償おうとする努力を通してあなた自身が立派に変わっていくのです。お酒はあなたのために止めるのです。

いかがでしょう。アルコール依存症治療の主な流れをご理解いただけたのではないでしょうか。

差別と偏見を生む可能性のある「ダメ。ゼッタイ。」

もう少し深掘っていきましょう。アルコール依存症で重要なのは、多くの場合、アルコールは本人の抱えている問題の氷山の一角に過ぎない、ということです。というのも、幼少期からいじめがあった、しつけが厳しかった、家族に問題があった、など潜在的にさまざまな問題を抱えており、その対応としてアルコールで紛らわせていたというケースも少なくないのです。また、人との信頼関係を構築するのが苦手な人も多く、アルコール依存症には「生きづらさからの対人関係障害」という側面もあると言われています。

そのような考え方が広まるにつれ、対応法も変わってきました。数十年前の依存症治療では、厳しく叱りつけ、とにかく飲まないよう指導するというやり方もあったようです。しかし現在では、とにかくリラックスできる環境を作る、何でも言いやすい関係を保つ、仮に治療経過中に飲酒してしまっても（これをスリップと言います）、「よく教えてくれた」と受け入れる、などの受容的な対応に変わってきています。

これは麻薬・覚醒剤の依存症でも同じような傾向があります。これらの薬剤は違法なので、使用した際の代償はアルコールよりも大きく、場合によっては刑務所への収監を余儀なくされます。そういうケースでも、依存症の治療者としては責めるのではなく相手の存在を受け入れる態度が重要と言われています。

数十年前、覚醒剤の危険性を啓発するテレビCMで「覚醒剤やめますか？　それとも人間やめますか？」という衝撃的なフレーズが流されていました。私は幼少期に見ましたが、その衝撃は今でも脳裏に刻み込まれています。最近でも厚生労働省主導の麻薬・覚醒

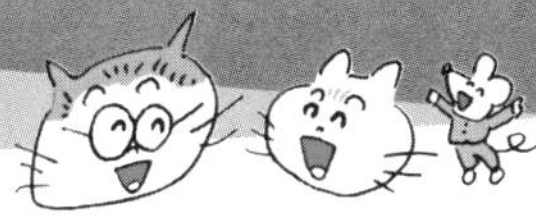

剤乱用防止に向けた啓発ポスターには「ダメ。ゼッタイ。」とことさら危険性を強調する標語が使われ続けています。これらは最初に使用してしまうのを防止するという意味では一定の効果はあるかもしれません。私も麻薬・覚醒剤に何とも言えない強い恐怖心があり、それはこれらのフレーズの影響がある気もします。しかし、その効果が強ければ強いほど、それは逆に依存症の人に対する差別と偏見を生み、結果的に依存症からの回復を遠ざけてしまう、という批判もあります。このように疾患の捉え方、対応の仕方は時代とともに変わっていくのです。

個人の問題でありつつも
社会で規定される面が大きい「依存症」

また、最近では国際疾病分類第 11 版（ICD-11）にゲーム障害という症状が新たに掲載されました。これはまだ DSM では正式な疾患と認められていませんが、すでに議論を呼んでいます。ゲーム障害、つまりゲーム依存症の状態で苦しんでいる人には治療につながるきっかけになるかもしれませんが、同時に、単なるゲーム愛好家と依存症の境目はどこにあるのか、疾患を口実に過剰な規制が起きたり、一般の社会生活への悪影響はないのかという懸念もあります。依存症として捉える範囲もまた時代とともに変わっていきます。このように、依存症とは、個人の問題であると同時に、社会で規定される面が非常に大きい疾患です。社会がどこまで何を許容するかで、同じ状態でも疾患かどうかは変わります。

例えば、アルコールやタバコが違法になったら、今問題なく使用している人たちも依存症と呼ばれるかもしれませんし、逆に将来的な依存症は減るかもしれません。大麻合法化も議論されていますが、その結果によっても依存症の状況は全く変わっていくでしょう。あるいは砂糖依存症という疾患概念もすでに提唱されており(Margaret L Westwater,et al.Eur J Nutr .2016;55:55-69.)、いつかDSMに収載される日が来るかもしれません。そのような社会と医療の相互関係という視点で依存症の動向に注目してもらうと、今後の社会情勢をより興味深く見ていけるのではないかと思います。

さて、次項からはパーソナリティー症(パーソナリティー障害)について紹介します。本書も終盤戦、最終コーナーも回って、徐々に生物学的というよりも社会と関わりの大きい疾患になっていきます。お楽しみに。

その他の精神疾患――❺：パーソナリティー症（パーソナリティー障害）

パーソナリティー症（パーソナリティー障害）とサイコパスの違い

いよいよ精神医学入門も終わりに近づいています。ここからは「それ本当に精神疾患？」という疾患が続くことになりますので、終わりに近づいていることを感じていただけるかと思います。しかし、だからこそ逆に「精神疾患とは何か」が浮き彫りになってくる、という見方もできるので、緊張感を持って注視していただきたいと思います。今回はパーソナリティー症(パーソナリティー障害)です。DSM-5-TRから疾患名のdisorderの日本語訳は原則「障害」から「症」に変わりましたが、disorderは疾患、不調、病気、障害などという意味です。ここでは説明の都合上、旧訳の「障害」という訳語も使用しながら説明します。

最初に、そもそも「パーソナリティー」の「障害」ってどういうこと？と首をかしげてほしいところです。パーソナリティーは人格

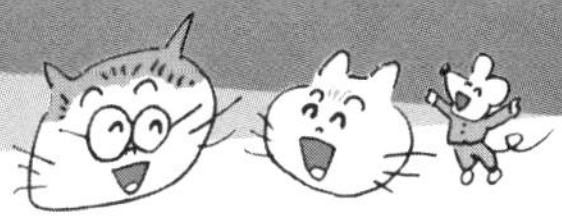

のことですから、「人格に障害がある」という意味になります。激しい討論の中で、話の内容ではなく話し手のことをやゆしたときなどに「それは人格否定だ」と非難する言葉を聞くことがあります。この場合、「人格否定」とはとても罪深いことの例として出されています。「パーソナリティー障害」という病名は人格否定ではないのでしょうか。

という前置きをしつつ、本題に入っていきましょう。

パーソナリティー症には10種類ある

まず、パーソナリティー症の定義を見ておきます。いつものようにDSMの定義をお示しします。

>パーソナリティー症とは、その人が属する文化から期待されるものから著しく偏り、広範でかつ柔軟性がなく、青年期または成人期早期に始まり、長期にわたり変わることなく、苦痛または障害を引き起こす内的体験および行動の持続的様式である。

例によって分かりづらいですが、後半から順にかみ砕いてみます。

「苦痛または障害を引き起こす内的体験および行動の持続的様式である」は病気であることの定義です。つまり「困っている」ということです（24ページ参照）。

「広範でかつ柔軟性がなく、青年期または成人期早期に始まり、長期にわたり変わることなく」は要するに、パーソナリティー＝人格というのは生まれつきのもので変わるものではないですよ、という意味です。

「その人が属する文化から期待されるものから著しく偏り」。問題はここですね。「属する文化」がどんなものかで大きく左右され、その中で「期待される」ことと合っているか、によって疾患かどうかが決まります。つまり、変えようのない生まれつきの性質が文化的な期待とかみ合わずに困っている状態がパーソナリティー症ということになります。

パーソナリティー症は10種類ありますが、それがさらに3種類に大きく分類されています。

Aグループは、猜疑（さいぎ）性、シゾイド、統合失調型の3つ
Bグループは、反社会性、ボーダーライン、演技性、自己愛性の4つ
Cグループは、回避性、依存性、強迫性の3つ

それぞれの簡単な性質を列挙しておきます。

Aグループは、奇妙で風変わりに見える群です。

猜疑（さいぎ）性　他人に悪意があると解釈し、不信と疑い深さを示す
シゾイド　社会からの距離を取り、感情表出が少ない
統合失調型　認知が歪み、行動が風変わり

Bグループは演技的で、情緒的で、移り気に見える群です。

反社会性　他人の権利を無視する、侵害する
境界性　対人関係、自己像、感情が不安定で、著しい衝動性がある
演技性　過剰に人の注意を引こうとする

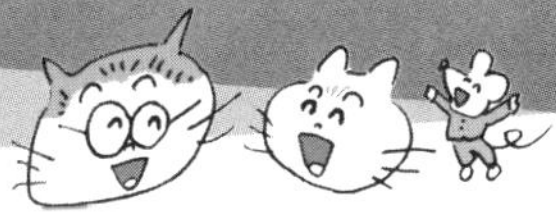

自己愛性　誇大性、称賛されたいという欲求があり、共感の欠如がある

Cグループは不安または恐怖を感じているように見える群です。

回避性　社会的抑制、不全感、否定的評価に対する過敏性がある
依存性　世話をされたいという過剰な欲求がある
強迫性　秩序、完璧主義、統制にとらわれている

この中からいくつか説明を加えておきます。

Aグループは、要するに統合失調症と正常の間です。統合失調型パーソナリティー症は統合失調スペクトラム症の中に含まれていることは以前説明しました。Aグループはいずれも統合失調症の診断まではいかないが、一部その性質がある、という状態です。猜疑性は軽い陽性症状の状態、シゾイドは軽い陰性症状の状態、統合失調型は軽い思考障害の状態と考えると分かりやすいでしょう。

強迫性パーソナリティー症は、強迫症の性質を持つが診断までは至らない状態です。このように、他の精神疾患とまでは診断できないが正常とも言いがたい微妙な状態をパーソナリティー症と呼んでいる、と言えます。

サイコパスとパーソナリティー症の違い

少し余談になりますが、反社会性パーソナリティー症（非社会性パーソナリティー障害）は、最近では「サイコパス」と同列で語られることがあります。どちらも社会的に問題行動を起こしやすい性質があることは共通していますが、サイコパスの方は、共感性や罪

悪感の乏しさという内面の性質を重視した基準がある[※1]、という点で異なります。

サイコパスはもともと、psychopathy（精神病質）という古い精神医学用語があり、そこから派生して作られた概念ですが、現在は、共感性や罪悪感の乏しい点を強調した一般用語として広まっているようです。

パーソナリティー症は正常とも病気とも言える曖昧な状態

治療に関しては、いずれのタイプもなかなか困難です。パーソナリティーを変えることはできません。変えることができないものをパーソナリティーと呼んでいるのですから当然です。環境＝文化的な期待を変えるのもほぼ不可能です。できるとしたら精神療法によって対処法の助言をすることぐらいです。薬剤は使うこともありますが、補助的な役割のみです。

パーソナリティー症は10種類に分類されますが、複数の種類を併発することも多いです。全体の有病率は9.1%、米国成人に関しては15%が少なくとも1つのパーソナリティー症を持っている、と言われています（DSM-5-TRより）。それだけ多ければ、もはや普通の人で、正常範囲なのでは？とも思います。実際、精神疾患を有する総患者数は日本でせいぜい400万人程度、大半は統合失調症、気分症（厚生労働省「患者調査」より）ですから、有病率9.1%と言われるパーソナリティー症の人の大半は受診していません。つまり、自分ではあまり困っていないわけです。むしろ困っているのは周囲の他人であって、それをある意味では勝手に疾患と呼んでいる状況とも言えます。

それまで問題とされていなかった領域を、病気とみなして治療の

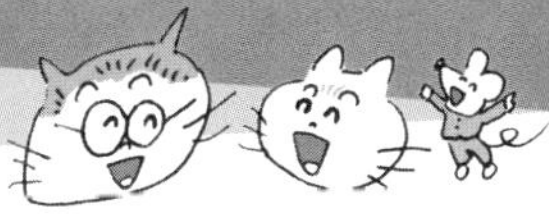

対象としていくことを社会学で「医療化」と呼びます。医療化には、過剰に病気に対する不安をあおること、病気に対する偏見、差別を生み出してしまうこと、などの懸念点があります。例えば、「社会的、道徳的に望ましくないとみなされる行動を病気と捉えること」も医療化ですが、パーソナリティー症はまさにその医療化された疾患分類と言えるかもしれません。

医療化への懸念とは逆に、精神分析の回（220ページ参照）で説明したように、フロイトは病気と健康、患者と治療者の間の区別をしませんでした。精神分析家になるにはまず自身が一患者として分析対象となる訓練分析を受けねばならないほどです。つまり精神医学の源流には、医療化どころか、人類みな病気という発想すらあるわけです。

冒頭で、「パーソナリティー障害という病名は人格否定ではないか」という疑問を提示しました。医療化を問題視する観点からはそのような見方もできると思います。一方で、精神分析の観点からは言わば全員が病気なのですから、「障害と呼ぶ程度では人格を否定していることにはならない」とも言えます。このように、パーソナリティー症は、色々な考え方の境界に存在する、正常とも病気とも言える曖昧な状態と理解してもらえばいいかと思います。

**ボーダーラインパーソナリティー症
（境界性パーソナリティー障害）の「境界性」とは**

さて、ここまでパーソナリティー症10種類を列挙してきましたが、実際のところ臨床上、パーソナリティー症といえば、ほとんどは「ボーダーラインパーソナリティー症（境界性パーソナリティー障害）」（以下BPD：Borderline Personality Disorder）のことです。患者数が多く、症状も目立つことと、他の疾患や概念とも関連が深いからです。ということで、BPDについて少し深掘りしていきましょう。

「境界性」とは、神経症と統合失調症の両方の性質があり、その境界である、という発想から名付けられました。例えば「強いイライラ感」は神経症的な症状、「現実が冷静に認識できない」という症状は統合失調症的です。

一言でまとめづらい疾患ですが、こういう場合は診断基準を見てもらうのが、かえって分かりやすいかもしれません。簡素化して書いておきます。

(1) 見捨てられることを極端に不安に感じる
(2) 他者への理想化とこき下ろしの両極端を揺れ動く
(3) 自己像、自己意識が極めて不安定
(4) 浪費、性行為、物質乱用などの自己を傷つける行動を繰り返す
(5) 自殺企図、自傷行為を繰り返す
(6) 気分が短時間で変化し不安定
(7) 慢性的な空虚感がある
(8) 怒りの制御ができない
(9) ストレスで一過性の妄想や、解離症状を起こしやすい
上記のうち5つ以上が当てはまれば診断

余談として、あまりいい表現ではないので例として提示するのはかなりためらわれますが、理解しやすさのためにあえて挙げてみると、「かまってちゃん」や「メンヘラ」という言葉のイメージの元は、おそらくBPDのことではないかと思います。

虐待体験が関連する ボーダーラインパーソナリティー症（BPD）

話を戻します。BPDは、環境的な背景として、養育段階での虐待的な体験と強く関連（Eric Russ, et al.J Pers Disord. 2003 ; 17:522-36.）していると言われています。同様に虐待体験が関係する疾患概念に「複雑性心的外傷後ストレス症（複雑性PTSD）」があります。BPDはその不安定性、繰り返す自傷行為などから、上記のような蔑称が生まれるほどの偏見があります。BPDという診断名もそのような侮蔑的なレッテルとして使われがちなので、それに対して提唱されたのが「複雑性PTSD」という診断名です。これは、虐待体験の影響を中心に捉えた概念で、持続的な虐待が外傷的体験となり、それによってPTSDが起こっているという考え方です。PTSDは187ページでも説明したように、再体験、回避、過覚醒、フラッシュバックなどの症状が生じますが、複雑性PTSDでもこれらの症状が表れます。

また、疾患名ではありませんが、アダルトチルドレン（AC）という概念があります。これは1980年代に「アルコール依存症の親を持ち、成人した子ども」が共通の心理的な特徴を持っていることから提唱されました。アルコール依存症では前に説明したように飲酒のブレーキが効かず泥酔するまで飲んでしまうわけですが、子育ての面では虐待も多く見られます。そのような虐待的な親の下で育った影響で、低い自己評価、強い自己承認欲求、怒りや批判へのおびえなどが共通して表れるということです。

BPD、複雑性PTSD、ACは一般的にも広まっている言葉なので名前を聞いたことがあるかもしれません。それぞれ注目する角度は異なりますが、いずれも、持続的な虐待体験（外傷的育ち）を背景として、見捨てられ恐怖症、感情調節障害、自己承認の病理を共通して持っていると言われています。そして228ページと236ページで説明した摂食症、アルコール依存症も多く合併します。この2つは対人関係や親子間の問題も潜在的に関与すると説明しましたが、これはBPD、複雑性PTSD、ACとも共通しています。つまり、このような外傷的育ちを背景にした対人関係の障害、空虚感が子ども世代にも引き継がれてしまうという負の連鎖が起こりやすくなっているのです。これらの関係はセットで理解すると分かりやすいので紹介してみました（参考：崔 炯仁著『メンタライゼーションでガイドする外傷的育ちの克服』［星和書店、2016］）。

次は、知的発達症（知的能力障害）とてんかんに伴う精神症状について説明します。これらはおおむね外因性（器質性）精神疾患に分類できます。ここから脳の器質的な状態と関連する疾患をいくつか説明して、本書も終わります。大団円も間近です。お楽しみに。

※1　日本医事新報社「精神病質者（サイコパス）とは」（https://www.jmedj.co.jp/journal/paper/detail.php?id=3772）2023年7月4日アクセス

その他の精神疾患──❻：てんかん

「てんかん」は精神疾患か?

今回から、外因性精神疾患について説明していきます。「そもそも外因性とは何か」は、12ページ、19ページをご参照ください。簡単におさらいしておくと、精神というのはソフトウエア、脳はそれを動かしているハードウエアと捉えると分かりやすいということ。そして精神医学的な発想としては、脳は精神の外にあるもので、外因性精神疾患とは、脳を含めた身体の器質的＝物理的な原因によって起こっている精神疾患のこと──でした。

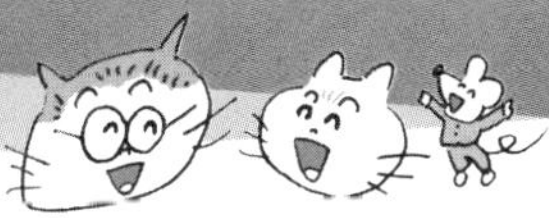

さらに外因性も、脳腫瘍、頭部外傷などによる「器質性」、内分泌疾患などの身体疾患による「症状性」、薬物中毒などによる「中毒性」に分類することがあります。いずれも精神の外的な要因によるものなので、できるのであれば外的要因の治療、改善を優先します。しかし治療が難しい場合も多いので、そのときは出てくる症状に合わせて対症療法をするしかありません。幻覚、妄想、不穏行動があれば抗精神症薬（抗精神病薬）、抑うつ症状があれば抗うつ薬、気分変動があれば気分安定薬などを使ったりします（いずれも保険適応外使用になる可能性に留意は必要です）。もちろん支持的精神療法、カウンセリングなども行います。個別のケースの話をするとキリがありませんが、大ざっぱな外因性の説明としては上記のようなものになります。

……と、これで終わるのも愛想がない話ですので、その中でも頻度の高い疾患、特徴的な疾患については少し詳しく説明していこうと思います。

「てんかん」とは脳神経が異常に興奮した状態

ということで今回は、てんかんに伴う精神症状について説明します。と言っても、雑談程度の内容になります。その理由は後で説明します。

そもそもてんかんとは何か、覚えているでしょうか。これは気分安定薬の説明（156ページ参照）で少し触れましたが、もう一度簡単にまとめておきます。

てんかんとは、脳神経が異常に興奮して、電気回路としての神経回路が過剰に循環する状態です。その結果、けいれん発作が起きるのが典型的な症状です。その神経の興奮を抑えるのが抗てんかん薬です。それが、精神科では気分の変動を抑える気分安定薬として使われている、ということでした。

今回はてんかんの精神面だけに焦点を当てます。てんかん自体の解説については、手を出すと膨大になってしまうので省略させていただきます。詳細は別の教科書などをご参照ください。

多面的でややこしい「てんかん」

19世紀から20世紀にかけて、てんかんは3大精神病の一つに数えられていた時代がありました。当時は謎が多く残されていたこと、精神症状の併存も多いことから精神疾患に含まれていましたが、今となっては、てんかんはほぼ脳神経内科の領域とみなされています。

脳波などの検査技術によって、脳の電気信号に異常があり、けいれんという身体症状が生じる、脳という身体器官に原因がある疾患、という仕組みが明らかになることで、自然と身体疾患の一つとして脳神経内科の範疇に含まれるようになりました。ただ、歴史的経緯や精神症状の併存などから、精神科との境界領域の疾患と捉えられ、今でもてんかん専門医に精神科医は多くいます。そして精神科的には、脳という物質的な要因＝外因によって起こる精神症状なので外因性疾患という考え方になります。

てんかんに伴う精神症状には色々な面があります。まず直接的なものとして発作時には意識消失を伴うことが少なくありません。意識障害がありながらも目的のない動きを繰り返す自動症という発作もあります。発作がないとき（発作間欠期）にも、発作前に不安や苛立ちが見られることがあり、発作後も不安や気分高揚が生じることがあります。難治の方では繰り返す発作のために、脳に器質的な変化が起こり、認知機能障害や、知覚、思考、行動の変化が表れることがあります。これらはてんかん発作にまつわる外因性の精神症状と言えるでしょう。

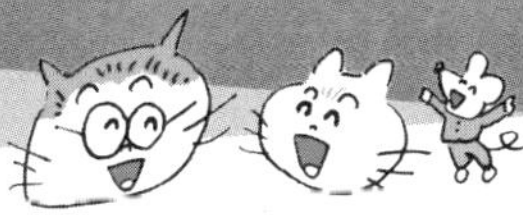

薬の影響もあります。てんかんの薬の多くは気分安定薬としても使われているわけで、その副作用として認知機能低下、注意力低下、眠気などが起こり得ます。

心理的な側面もあります。てんかんは直接致命的ではないもののそれなりに重い症状が続く慢性疾患であり、それに伴い、不安、抑うつが起こりやすくなります。

また、古くは「てんかん気質」という性格面での特徴も論じられました。20世紀前半に活躍したクレッチマーという精神科医の分類では、きちょうめんで融通の利かない性格、とされていました。このような分類は、ある程度根拠があるとしても、現代的には偏見のようにも思えます。これに限らず、そのような病気に伴うてんかんの特性への偏見、差別は現在の社会にも存在しています。これも精神疾患と同様の側面と言えます。

よりややこしい話としては、心因性非てんかん発作（psychogenic non-epileptic seizures：PNES）というものがあります。これは、突発的にてんかん発作にそっくりの身体症状が生じる精神症状です。つまりてんかんの症状ではありません。逆に精神科から見ると身体症状症の一つである転換性障害（機能性神経症状症、変換症）のことになります。てんかんではないけど転換性障害なのです。さらに複雑になりますが、このPNESは、てんかん患者の12％で見られ、合併が多いです（Mansur A Kutlubaev, et al.Epilepsy Behav. 2018;89:70-8.）。発作時のビデオを録画しながら脳波を記録しなければ区別できません。「てっきり、てんかんだと思ったら転換性障害だった」というとんでもなくややこしい話になるのです。

精神科から離れつつある「てんかん」

このように、てんかんという病気はさまざまな側面で精神科と深く関わっています。しかし、精神科からは年々離れていっているようです。かつて聞いた覚えのある話を思い出し、改めて出典を調べようしてもうまく見つけられないものが多くありました。てんかんはDSM-5-TRでも「他の医学的疾患による軽度認知障害」という小さな疾患分類の、さらにその他大勢の疾患の一つとして含まれるだけです。

また、精神分析の回（220ページ参照）で紹介した巨大な教科書『カプラン臨床精神医学テキスト DSM-5診断基準の臨床への展開 第3版』（メディカル・サイエンス・インターナショナル、2016年）での記載も、約1600ページ中わずか4ページのみです。「3大精神病」の面影はもはやありません。以上の話は、主に静岡てんかん・神経医療センターのウェブサイトなどを参考にしましたが、歴史的な話になるほど出典があやふやです。そういうわけで、てんかんと精神科の関係にまつわる雑談程度の紹介にならざるを得なかったとご理解ください。

さてもう一つ、てんかんと精神科の関連としては、知的発達症（知的能力障害）との合併があります。知的発達症の約4分の1がてんかんを合併しており、重度になるほど多く併発する（Catherine W McGrother, et al.Seizure. 2006; 15: 376-86.）と言われています。ということで、次項からは知的発達症の話になります。お楽しみに。

その他の精神疾患——❼：知的発達症（知的能力障害）

IQだけでは判断できない知的発達症（知的能力障害）の話

ここからは、てんかんとの合併が多い知的発達症（知的能力障害）について説明します。

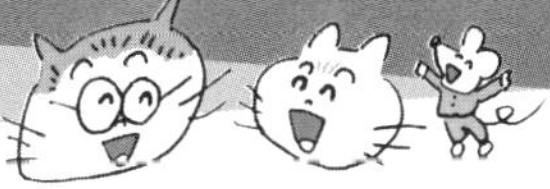

知的発達症とIQの関係

知的発達症は、以前は精神遅滞と呼ばれていました。生まれつき知的な発達が遅れ、結果的に成人後も知的能力が低い人、という考え方です。知能指数（IQ）で診断するわけではなく、臨床上の障害で診断します。つまり「知的能力が低いために生活で困っていること」が障害の本質になります。

重症度をかなり大ざっぱに表すと、下記のようになります。

軽　度　できないこともある。対人関係は未熟。生活に少し支援が必要。

中等度　学習能力は初等教育水準。社会的な判断能力は限られる。生活にかなりの支援が必要。

重　度　単純な会話のみ可能。日常的な全てのことに援助が必要。

最重度　身ぶり程度のコミュニケーション。生活全般を他者に依存する。

IQは診断基準ではありませんが、指標として最も分かりやすいので紹介しておくと、おおむねIQ 70未満というのが一つの目安です。IQは偏差値のようなものなので、統計学的にはIQ 70未満の人は人口の約2%いることになります。しかし、それだけで知的発達症と診断されるわけではありません。先ほど言ったように、IQが低くても社会的に困っていなければ病気とは言えないからです。

実際に、大学を出て働いていても、何かのきっかけで精神科を受診したときに知能検査でIQ 70未満だったと分かる人もいます。そのような人は、受診するまでは困っていなかったわけですから、

IQ 70 未満というだけで障害とは言えません。逆に IQ が 70 より少し高くても、その特性によっては生活に困ることもあります。このような諸々の要因を合わせた結果、知的発達症の有病率は約 1%と言われています。それなりに多い数で、統合失調症とほとんど同程度です。ただ、知的発達症の人の方が幼少期から触れ合う機会が多いので、よりなじみはあるかもしれません。

知的発達症の原因と治療

知的発達症の原因ははっきり分かっていません。というより要因はさまざまです。一応､分かっているものを列挙しておきましょう。覚える必要はないので流し読みしてください。

出生前の要因	遺伝子異常、先天性代謝異常、脳形成異常、母体疾患、アルコールや催奇形物質の影響など
周産期の要因	新生児脳症を起こすような分娩、出産にまつわるさまざまな出来事
出生後の要因	低酸素性虚血性障害、外傷性脳損傷、感染症、脱髄性疾患、けいれん性疾患、社会的貧困、中毒性代謝症候群、鉛や水銀などの中毒

要因はさまざまとはいえ、脳に受けた物理的な影響による結果である、という意味で知的発達症は外因性と考えていいでしょう。

治療についてはなかなか困難です。脳に受けた影響は基本的には生まれつき変わらないものであり、今の医学では脳を改変することはほぼ不可能です。他の外因性疾患と同様に、対症療法をするほかありません。生活の困難に関しては、家族やヘルパーなどが支援をするということが多く、これは福祉・介護の範囲になります。

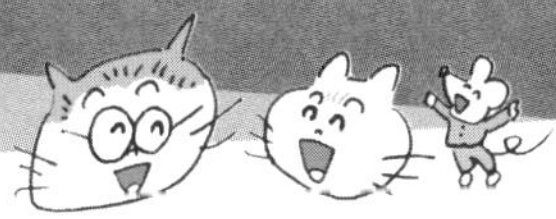

「拘束するくらいなら強制退院」に正義はあるのか

より精神科として関わりが深いのが、幻覚・妄想などの精神症状、不穏、衝動行為、粗暴行為といった行動異常です。もちろん、知的発達症の方も大半は落ち着いて過ごせていますが、これらの症状がかなり激しくなる方も一定数はいます。そうなると、「治療する」と言うよりは、結果的に、鎮静をかけて何とか制御するだけ、ということになり得ます。難治性の統合失調症でも状況は似ていますが、統合失調症は、病前は正常であったわけで、鎮静と同時に病状全体の改善も図れます。

しかし、知的発達症に関しては生まれつきの状態であり、「病前」という状態が存在しないので、どちらかというと、鎮静をかけても他の状態は改善せず、単に対症療法に終始して、本質的には解決していない、ということになりがちです。これは治療する側としてはかなり苦しい面があります。

そういう意味では、ただでさえ一般には触れられない精神医学の問題の中でも、さらに触れづらい課題と言えるでしょう。精神科でもあまり話題にすることがありません。それは本当にどうしようもない、という無力感を共有しているからかもしれません。

実はどこの病院でも耳にする話なのですが、あまりに処遇困難な人は強制退院になることがあります。精神科病棟内でも粗暴行為を繰り返し、スタッフにけがをさせる、他の患者に多大な迷惑行為を繰り返す、場合によっては放火するなど、なかなか収拾がつかない方です。そのような強制退院は、主治医や誰かの一存ではなく、病院全体で話し合って決めるか、あらかじめ決められたルールに基づいて決定されます。

しかし、私はそんな話を聞くたび、強制退院にすることは正しいことなのだろうか、と疑問を持ってしまいます。その理由は、退院させても解決のしようがないからです。身体拘束、隔離が法的に可能な精神科病棟ですら制御できない人、例えば上記の粗暴行為を繰り返す人を、家族に押し付けて放り出し、家族が暴力を受け続けたとしてもその後のことは知らない、というのはあまりに過酷な仕打ちである、と私には感じられるのです。それならばいっそ、多量の薬物を投与してでも鎮静をかける、あるいは長時間に及ぶとしても身体拘束をして管理する、その方がよほど人道的ではないか、とすら思います。とはいえ、これは病院だけでなく社会全体の問題なので、簡単には答えが出せないのが苦しいところです。

繰り返しますが、もちろん、知的発達症の方も大半は落ち着いて過ごせています。ただ、世間から隔絶した世界を日常的に見ている精神科でも、いかんともしがたい状況が起こり得るのが知的発達症という疾患なのです。

精神科医療の闇

ちなみに最近、そのような知的発達症の方や、極めて難治の統合失調症の方がたどり着くのは、より辺縁の精神科病院である、ということが分かりました。ほとんどの精神科病院では身体拘束を行わざるを得ない人は病院全体でごく少数です。しかし、中には数十人単位で拘束をしている病院もあります。精神科医でも「そんな状況は信じられない」と言う人もいますが、実際にあるのです。精神科病院から強制退院になるような人でも引き受ける精神科病院。それが、数年前から私の勤める病院です。

……ちょっと大げさに言いましたが、そういう辺縁の病院は実は各地にあります。医療の質が悪いというわけではなく、行き先に困る患者の受け皿という役割を果たしているのであり、きちんと良心

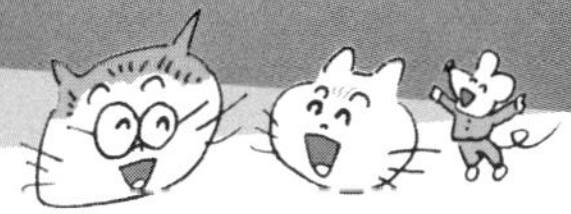

的な治療が行われています。私の勤める病院も、退院する人も数多くいて、空床に悩むぐらいですので、ご安心ください。そもそも世間からよく知られていない精神科病院。その中にもさらに役割分担があるわけです。世界は多層構造になっている、とある意味感心します。

ただ、最近も看護師による虐待疑惑が報じられた病院がある[※1]ように、問題のある病院も一部にはいくつか存在し、それが繰り返し社会問題として報じられている、ということも認めざるを得ません。その背景には行政制度を含めた構造的な問題があるのですが、それはまた機会があれば説明したいと思います。

今回は、精神科の知られざる最深部の話になりましたが、次項からは一見よく知られているようでそこまで理解されていない神経発達症（発達障害）の話になります。お楽しみに。

※1　NHK「患者暴行か 身体拘束疑いも？ 高い死亡退院率 精神科病院で何が」（https://www3.nhk.or.jp/news/html/20230224/k10013990221000.html）2023年2月24日20時27分公開

その他の精神疾患――❽：神経発達症（発達障害）

「病気」なのはアスペルガー？　カサンドラ？

ここまで、広義の意味での外因性疾患として、てんかん、知的発達症の説明をしてきました。ここからは、神経発達症（発達障害）です。神経発達症とは、主に幼児期から行動、情動で生活に支障が生じる疾患群です。基本的には生まれつきの脳の状態によって起こる疾患なので広義の外因性疾患と考えていいでしょう。その中でも代表的な自閉スペクトラム症（ASD：Autism Spectrum Disorder）と注意欠如多動症（ADHD：Attention-Deficit / Hyperactivity Disorder）について説明します。これらは本来、どちらかというと児童精神医学の分野の話になります。

児童精神医学は、実は一般の精神医学とはかなり毛色が異なります。小児科と精神科の境界領域です。実際、小児科医が関与することもありますし、小児科医から精神科医になった人が診ることも多いです。逆に言うと、これまで説明してきた精神医学は「大人の」精神医学だったのです。正直なところ、児童精神医学に関して、私は詳しくありません。小児の精神というのは大人とはかなり違う、ということは想像していただけると思います。物心が付く、という言葉があるように、子どもの精神状態は未成熟で可塑性が高く、環境の要因も大きいので扱いもかなり違うのです。思春期以降なら何とか一般の精神科でも診ます、というような感じです。児童精神医学について興味のある方は別の教科書などをお読みいただく、ということでご容赦願います。

成長してから見つかる「大人の神経発達症」

というわけで、ここで扱うのは大ざっぱに言うと「大人の」神経発達症です。比較的軽症の人で大人になっても残存している症状について、あるいは小児期には目立たなかったが大人になってから特性が見つかった人などを対象にして説明していきます。

神経発達症はこれまで見てきた疾患以上に、正常と疾患の区別が付きにくい状態と言えます。というのも、疾患の特性が障害だけでなく、むしろ社会的に有利に働くこともあるからです。ある意味、これまでの精神疾患の説明の集大成と言えるかもしれません。やや大げさですが、まずはいつも通り疾患の概要を見ていきましょう。

重症度の幅が大きいASD

ASDは社会性の障害、コミュニケーションの障害、興味の限定の3つの特性が一緒に表れるのが典型的です。これら3つの特性の関係をローナ・ウィングという精神科医が発見したため「ウィングの3つ組」と呼ばれたりします。もう少し具体的にイメージするため、以下にDSM-5-TRの診断基準を簡略化してみました。

A　社会的コミュニケーションの持続的な欠陥がある（以下は例）

(1) 情緒的関係が築けない、あまり感情が共有できない
(2) 非言語的コミュニケーションが苦手（視線が合わない、顔の表情が読み取れない、など）
(3) 人間関係がうまく築けない、友人ができにくい、他人に興味を持たない

B　行動、興味、活動の反復的な様式で以下のうち2つ以上当てはまる

(1) 身体運動、会話で同じことを繰り返す＜常同的、反復的＞
(2) こだわりが強い、変化を嫌う、毎日同じ道順を繰り返すなど同じ行動を繰り返す
(3) 興味の対象が限定されている
(4) 音や光に対する感覚が過敏

C　発達早期から症状がある

D　社会的、職業的に障害がある

E　知的発達症だけでは説明できない

AとBがウィングの3つ組の部分ですね。そしてCが生まれつきの特性が発達段階で表れてくる、すなわち神経発達症である、という説明です。

そして、Dが「困っている」、つまりこれまでも言ってきたように「病気だ」ということです。これが極めて重要です。神経発達症のために繰り返し説明してきたようなものです。詳しくは後述します。Eは、ASDと知的発達症は合併することが多いのですが、とはいえ違う病気である、という説明です。

ASDの重症度はかなりの幅があります。かつて「自閉症」と呼ばれていた典型例は、ほとんどコミュニケーションが不可能で、知的能力にも障害があるほどの状態を指していました。一方で、以前「アスペルガー症候群」「高機能自閉症」と呼ばれていたのは、特性として上記の性質を持っているものの、社会生活上の支障が軽度かほとんどない状態のことでした。そして近年、これらが同じ特性上で切れ目なくつながるスペクトラム＝連続体（62ページ参照）であることが分かってきた、ということで、「自閉スペクトラム症」と呼ばれることになりました。

治療は、根治につながる薬物はありません。対症療法として薬物は使用しますが、環境調整、支持的な対応、アドバイスなどが治療の中心となります。

不注意と多動性によって障害が起きるADHD

次にADHDを見ていきます。これはその名の通り、不注意と多動性によって障害が起きている疾患のことです。簡単に言うとこれ

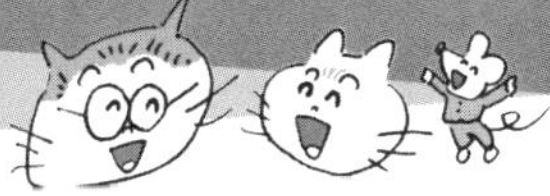

だけですが、それを踏まえつつ診断基準を見ると、より良く理解できると思いますので、こちらもDSM-5-TRの診断基準を簡略化したものを紹介します。

1　不注意：以下のうち６つがある

（a）学業、仕事で不注意によって間違う
（b）講義、会話、読書などで集中力が続かない
（c）話しかけられても聞いていないように見える
（d）学業、職場で集中できず、課題をやり遂げられない
（e）課題が順序立ててできない、作業が乱雑
（f）集中力の持続が必要なものを嫌がる
（g）鍵、財布、書類、携帯電話などをよくなくしてしまう
（h）外からの刺激ですぐに気が散る
（i）用事、約束をよく忘れる

2　多動、衝動性：以下のうち６つがある

（a）手足をそわそわ動かす
（b）座っておくべき場面でも席を立ってしまう
（c）走り回ったり、高いところへ登る、など落ち着きがない
（d）静かにしていられない
（e）長時間じっとしていられない
（f）しゃべり過ぎる
（g）質問が終わる前に答えてしまう
（h）順番を待てない
（i）他人の行動、言動を遮って邪魔をしてしまう

それぞれ似ていて区別が付きづらい項目もありますが、大体の特徴は何となく分かると思います。

重症から正常までスペクトラムとなっているASDと同様に、ADHDに関しても病気と正常を分けるのはなかなか困難です。上記の特徴を見てもらえば分かるように、誰でも多少は心当たりがある特性です。そもそも子どもに関しては、落ち着きがなく、静かにできず、騒がしく、言うことを聞かないのがむしろ普通ですから、どこからが異常かの判断は非常に難しいです。周囲の環境によって判断も変わります。おおらかな学校であれば少々うるさくしていても怒られませんが、厳しい学校なら少しの私語でも注意されるでしょう。

大人になってからも、職場や業種によって求められる厳格さはかなり異なります。少しの遅刻も許されない職場もあれば、外資系大手の大企業などでは時間も服装もかなり自由だったりします。

ADHDは大人になるにつれて減っていきます。改善していく、とも言えますし、成長につれて持っている特性以上に適応能力も発達してくる、とも言えます。子どもから大人に成長する、というのはそういうものですから、そう考えると子どものころの特性を病気と呼ぶべきかは難しいところです。実際、学校で困っていても、歳を取ると何とか社会に適応できてくる、ということも多くあります。

また、ADHDには「治療薬がある」ことも難しい問題です。脳内のドパミンやアドレナリンを増やすことで集中力を高める効果がある薬剤があります。確かに薬剤で症状が改善すること自体は良いことですが、依存性などの副作用もあるため安易な処方は控えるべきです。しかし、診断が容易にできてしまうこと、薬を売りたい製薬会社が喧伝することなどにより、過剰診断が生じて薬が乱発されている、という問題も米国では指摘されています。

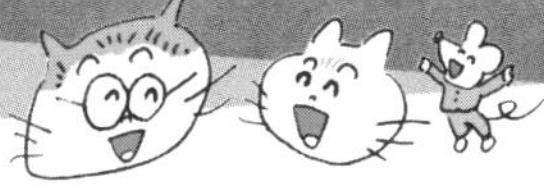

神経発達症が有利に働くケースとは

ここからはASD、ADHDをまとめて見ていきましょう。有病率は、ASDが1%、ADHDが子どもで5%、大人で2.5%といわれています。かなりたくさんいることが分かります。両者はしばしば合併します。どちらも男性に多いです。

最初にも少し言いましたが、これらの疾患の特性は、障害が生じるだけでなく、有利に働くこともあります。

例えば、ASDの性質を持っている人は、同じことを繰り返すことに適しているので事務仕事が得意であることもあります。また、こだわりの強さは職人や研究職向きとも言われます。もっと言うと医師にも向いているとされています。実際、ASDの特性を持っていると思われる医師をたくさん見かけます。というか、私自身もよく言われます。有名人では、115ページでも紹介したテスラ社CEOのイーロン・マスクは、自らASDであることを公言[※1]しています。

ADHDも有利に働くことがあります。ベンチャー企業の経営者などは、ある程度多動でなければできないかもしれません。ホリエモンこと堀江貴文氏は疾患名を逆手にとって『多動力』という本を出版し、多動が良い特性である可能性を示したりしています。著名人で言うと、マイクロソフト社の創業者、ビル・ゲイツもADHDの特性があると指摘されています。

こう聞くと、神経発達症は本当に病気なのか、という疑問も湧いてきます。何せ歴代の世界一の大富豪、イーロン・マスクもビル・ゲイツも神経発達症なのですから、むしろ神経発達症じゃないと富豪になれないのではないか、とすら思えてきます。著名で傑出した人物にその人が持っていた精神疾患が及ぼした影響、特にその良い面を研究する「病跡学」という学問もあるぐらいです。必ずしも、精神疾患は悪いことばかりとも考えられないのです。神経発達症はその最たるものです。

病気とは「困っていること」である

さて、ここでもう一度、病気とは何か、に立ち返りましょう。この話をするために24ページから伏線を張っていたようなものです。ようやく回収できます。

病気とは何か、それは「困っていること」である、と説明しました。それではイーロン・マスクやビル・ゲイツは病気でしょうか。一般人から見たらあれほどの大富豪が何かに困っているようには見えません。つまり病気ではないのです。

いや、もしかしたら彼らは大富豪ではあるけれど、内面では自分の特性に困っているのかもしれません。そうだとしたら病気と呼ぶべきでしょう。

病気か病気でないかは、このように主観的なものです。外面的には何不自由ない暮らしをする大富豪ですが、内面の葛藤までは分かりません。主観的に困っているかどうか、それだけで病気かどうかを判断すればいいのです。

カサンドラ症候群という「状態」

しかし、本人は全く気にしていなさそうだが、周囲の人にとってはとても困った人、ということもあります。それについてはどう考えたらよいのでしょうか。その状態にも名前がついているのです。これは現時点では「病名」とは認められていませんが、カサンドラ症候群という「状態」があると言われています。

カサンドラ症候群とは、ASDを持つ人の特性に困ってしまう、

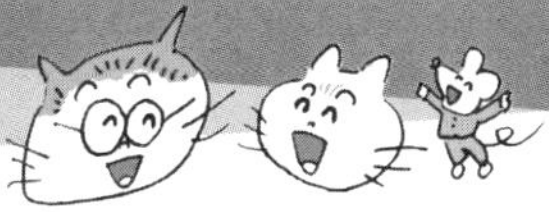

周囲の人の状態を指しています（カサンドラの名前は、ギリシャ神話由来で長くなるので、気になる方はWikipediaをご参照ください）。ASDの特性をもう一度見てみましょう。社会性の障害、コミュニケーションの障害、興味の限定です。この比較的軽症な状態、つまり従来「アスペルガー症候群」と呼ばれたような状態を、ものすごく口語的に大ざっぱに言えば、マイペースで空気の読めない人、となります。

そのようなマイペースで空気の読めない人が、他の能力は通常レベル以上であった場合、本人としては何の問題もなく平然と社会生活を送れている、ということはよくあります。むしろ先ほど紹介したように、社会的地位が高いことすら珍しくありません。しかし、その特性のために周囲の人が困っている、という状況もしばしば起こり得ます。

ASDは男性に多いので、分かりやすさのために「困っている周囲の人」を、「恋人である女性」と仮定しましょう。その男性のマイペースさ、空気の読めなさに振り回されて、恋人の女性が困り果てる、という状況が典型的なカサンドラ症候群です。このような名前が付けられていることから、これが決して珍しい状況ではない、ということが分かります。

さて、この場合、病気の人は誰でしょうか。ASDの特性を持った、マイペースで空気の読めない男性か、その隣で困り果てている恋人の女性か。もう一度、病気とは何かを考えてください。病気とは「困っていること」です。ということは、困っているのはどちらですか。そうですね。マイペースな人の隣で「困り果てている」女性です。つまりこの場合、「病気」なのはアスペルガー症候群ではなく、カサンドラ症候群なのです。

カサンドラ症候群の「治し方」

もう少し説明を加えましょう。確かに、重症のASDの人は社会生活で困るでしょう。しかし、軽症な人の中には困っていない人も少なくありません。ということは、重要なのはその特性自体ではなかったわけです。犯罪をしているわけでもなく、社会的に問題行動を取っているわけでもないのなら、何の問題もありません。むしろ、社会的に有利な特性でもあり得ます。

一方で、横で悩んでいるカサンドラ症候群の人は、単に自分の価値観を他人に過度に期待して、それに応えてもらえないことに困っているだけ、とも言えます。カサンドラ症候群はある意味で適応反応症的な心因性疾患と言ってもいいでしょう。周囲の環境に適応できていない、つまり、社会生活上何の問題もなく、ただ人よりマイペースで空気が読めない人の隣にいて、どうしていいか分からなくなっているわけです。解決方法としては、ストレス源から離れればいいだけです。単に別れてしまえばいいでしょう。

とはいえ、そういうわけにはいきません。いきませんよね。人の心、感情、愛情とはそんなに簡単に割り切れるものでもありません。であれば、どうするか。精神科医としては、寄り添って支えるしかありません。カウンセリングでもいいし、対症療法的に薬物の処方も考えられます。このように、カサンドラ症候群は実際に治療対象の「病気」となり得るわけです。

いや、実は他にも方法はあるかもしれません。それは例えば、マイペースで空気が読めない男性に、隣にいる恋人がその特性のために困っていることをきちんと伝えてみることです。場合によっては別れるしかないかもしれない、ということも伝えてみましょう。もしも男性がそうなっては「困る」としたら、そこで初めてASDの特性に「病気」として医療的に介入する余地が生まれるわけです。

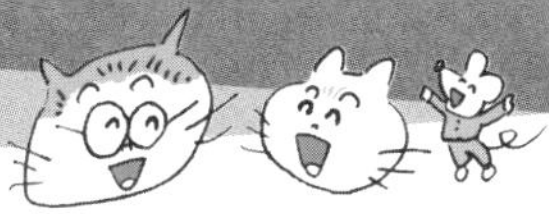

特性は変えられないとしても対処法をカウンセリングで相談することはできます。これも適応反応症的な心因性疾患と想定した治療的アプローチと考えていいでしょう。

ただ……別れるしかないかもしれない、と伝えても「それなら別れてもいいよ」とあっさり言われるかもしれません。その場合はカサンドラ症候群の方を慰めるしかないですね。そういうこともあり得るのがASDの特性でもあります。

「困っている人」を助けるのが医療である

いずれにしても、このように「困っていること」を軸に考えれば、誰にどのようにアプローチすればいいかは分かってきます。単に何かの特性がある人に「病気」というレッテルを貼って問題視して排除すればいい、というものではありません。

これは神経発達症が分かりやすい例となりましたが、他の疾患でも同じことです。何らかの価値観や規範を押し付ける手段として病名を利用するのではなく、あくまで「困っている人」を助けるのが医療である、ということは医療に携わる者として、とても大事な根幹的理念ではないかと思います。

ということで、いよいよ次章が最後の疾患、認知症です。その後、全体のまとめを一回入れて締めとなります。次章、認知症は精神疾患である、そう捉えることが超高齢社会を生きる現代日本人にとってとても重要である、という話になります。お楽しみに。

※1　BBC NEWS JAPAN「イーロン・マスク氏、アスペルガー症候群だと明かす　米人気番組で」(https://www.bbc.com/japanese/57059511) 2021年5月11日公開

第5章

認知症

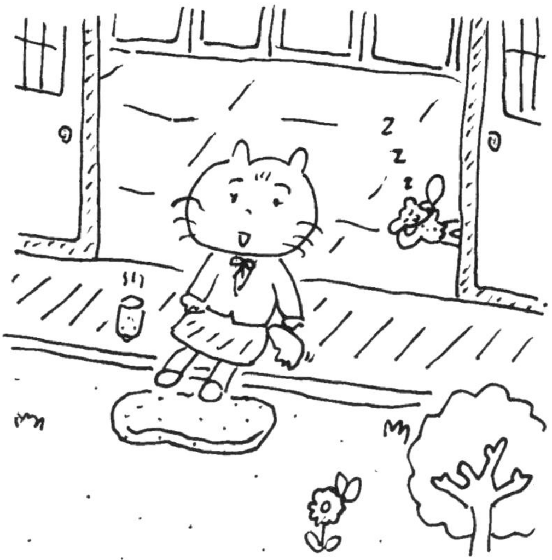

認知症——初級編

誰もが避けては通れない疾患「認知症」

私は 2016 年から認知症啓発団体「おれんじ畑」を立ち上げて、認知症の知識と認知症の方への対応方法を「一般の人」に啓発する活動をしています。認知症対応は、専門的知識がなくても誰でもできるものであり、誰かに任せるのではなく、社会全体でやっていかないといけないもの、というコンセプトです。

今回はまずはその一般の人向けの解説を紹介します。これだけでも十分な内容ですが、それに少し専門的な話を足していく、という形になります。

３行で語る認知症の定義

まず、認知症の人はどれぐらいいるか、ご存じでしょうか。統計によって細かい値は違いますが、2012 年には日本に認知症の人は約 460 万人いて、2025 年には 700 万人に達するそうです。別の観点では、認知症は 65 歳以上の約７人に１人、認知症の前段階と言われる軽度認知障害（MCI）と呼ばれる人も含めるとなんと４人に１人とされています。つまり、認知症とはそれほどまでにありふれた身近な疾患で、しかもこれから増え続けていくということです。

認知症の定義は、以前、厚生労働省のウェブサイトに書いてあったものが（いつの間にか変わってしまいましたが）、とても簡潔で分かりやすかったので、紹介します。

生後いったん正常に発達した種々の精神機能が
慢性的に減退・消失することで
日常生活・社会生活を営めない状態

1行目から見ていきます。「生後いったん正常に発達した」は、知的発達症（知的能力障害）などにより、生まれつき認知機能が低いわけではない、ということです。

2行目、「慢性的に減退・消失する」は、ゆっくり精神機能が衰えていく、ということです。逆に言うと、急性ではない、つまり、脳出血や脳炎などの疾患や事故など、何らかの誘因で急に起こったものではない、ということです。

3行目、「日常生活・社会生活を営めない状態」。これがいつも言っているように、「困っている」ということで、最も重要な疾患の本質です。

少し言い換えると、認知症とは、生活において困っている状態であり、その原因が精神機能の低下によるもので、それは生まれつきでも、急な疾患によるものでもない、ということです。認知症という名前ですが、認知機能が低下していても生活に困っていなければ認知症ではない、ということも重要です。

精神機能が慢性的に衰えるのはなぜか？

それでは精神機能が慢性的に衰える仕組みとは何でしょうか。認知症の機序を簡単に説明します。

そもそも脳は神経細胞の塊です。多数の神経細胞が脳の中を三次元的に網目状に手を取り合って電気信号を送り合っています。

それによって、神経活動を活性化したり精神機能が働いたりしているわけです。しかし、その神経細胞は加齢に伴って徐々に減っ

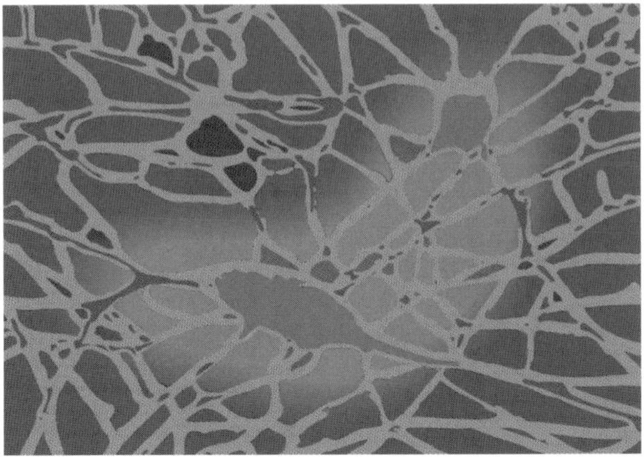

ていきます。諸説ありますが、神経細胞は基本的には増えません。全体的には年齢とともに減る一方なのです。そうすると、このネットワークに穴ができていきます。それによって20歳台をピークに認知機能が徐々に衰えていく。そして、あるところまで減り続けると、日常生活、社会生活を営めなくなる、つまり簡単に言うと、老化現象によって生活に支障を来すのが認知症ということです。

神経細胞の減り方には代表的な４パターンがあり、４大認知症と呼ばれています。

(1) アルツハイマー型認知症
(2) レビー小体型認知症
(3) 血管性認知症
(4) 前頭側頭型認知症

こちらも統計によって細かい数字は違いますが、認知症全体における割合は、アルツハイマー型認知症67.6%、血管性認知症19.5%、レビー小体型認知症4.3%、前頭側頭型認知症1.0%と言わ

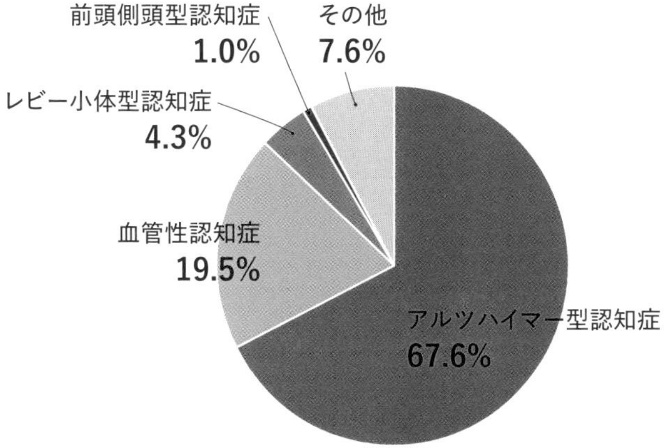

れています（平成25年「都市部における認知症有症率と認知症の生活機能への障害への対応」より）。これらの4大認知症で全体の90%以上を占めています。

アルツハイマー型が最も多いため、認知症の代名詞的な型となっています。その他としてはアルコール性認知症、正常圧水頭症、進行性核上性麻痺などがありますが、キリがなくなるので今回は説明を省かせてもらいます。

認知症の中核症状

認知症の症状はさまざまですが、大きく2つに分けて考えると理解しやすくなります。それが中核症状と周辺症状（BPSD: Behavioral and Psychological Symptoms of Dementia）です。

中核症状とは物忘れを中心とした認知機能の障害で、誰にでも表れ、誰でも進行するというものです。周辺症状とは、人によって異なり、一時的なことが多いものです。

認知症は先述の通り、老化現象によって起こる疾患なので、根本的に治療することはできません。現在の科学では基本的に「認知症は治らない」と捉えるしかありません。これを治すことができれば不老不死の達成と言えるほどです。その不可避な老化によって起こる症状が中核症状です。

一方で、周辺症状は「一時的」なことが多いです。つまり、こちらは治る可能性がある、ということです。なので、認知症を治療する、とは主に周辺症状を改善する、ということになります。

中核症状から見ていきましょう。代表的なものを挙げます。

記憶障害	昔のことや、直近にあった事柄がすっぽり抜け落ちてしまうこと
見当識障害	見当識とは日時・場所の理解や方向感覚のことで、それらが分からなくなること
実行機能障害	目的を持った一連の動作ができなくなること（例：料理ができない、電化製品が使えない）

など

他には以下のような高次脳機能障害が起こります。

失語	「聞く、話す、読む、書く」といった音声・文字などの言語情報に関わる機能が失われた状態
失認	五感（視覚、聴覚、触覚、嗅覚、味覚）により状況を正しく把握することが難しい状態
失行	体は動いて運動することができるのにもかかわらず、目的とする行動の方法が分からなくなる状態

など

これらの中核症状は、誰にでも起こり、誰でも進行するわけです

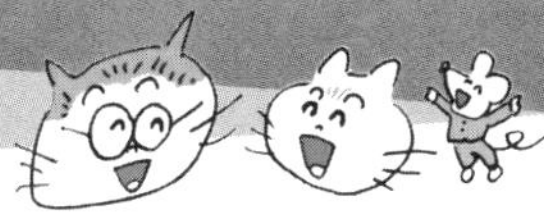

が、それは認知症に限りません。認知症の仕組みとは、神経細胞が減ることです。それに伴い認知機能も低下します。これは20歳台をピークに誰でも起こっています。その結果が中核症状です。つまり、認知症ではなくとも、徐々にこれらの症状は生じているわけです。大人であれば誰しも若い頃より短期的な記憶力が良くなることはない、というのは実感できるはずです。これは言わば軽い中核症状が起こっているわけです。それが、生活に支障を来すレベルになっているかどうかだけの違いです。そういう観点で考えると、認知症も統合失調症や自閉スペクトラム症と同じように、正常と病気の境目は曖昧であることが分かると思います。

認知症の周辺症状

次に周辺症状を見ていきます。大きく2つに分けると、精神症状、行動異常になります。精神症状としては、物盗られ妄想、せん妄、幻覚、錯覚、抑うつなどがあります。

「物盗られ妄想」は、妄想と書いていますが、いわゆる統合失調症の了解不能な妄想ではなく、「財布を引き出しにしまったが、それを忘れてしまい、誰かが盗ったに違いない、と思い込む」というほぼ了解可能な「勘違い」と言うべき症状です。

「せん妄」は、意識障害の一種で、簡単に言うと夢と現実の区別がつかないような状態です。せん妄は夜間せん妄、術後せん妄、ICUせん妄など色々な状況で起こります。認知症では特に起こりやすくなります。

「幻覚」は統合失調症と同様の幻視、幻聴のことですが、レビー小体型などでは小動物が見える、など特徴的な幻視もあります。「錯覚」は実際にあるものが別のものに見えることで、例えば天井の模様が虫に見えたりすること、などです。

「抑うつ」はうつ病の症状と同じで、意欲低下、食思不振などが生じます。

行動異常としては、徘徊、暴力・暴言、失禁、弄便、不眠・昼夜逆転、不食・異食・過食などがあります。

「徘徊」という言葉は、適切ではないとの批判もあります。辞書的な意味では、徘徊は「あてもなくさまようこと」とされていますが、認知症の場合は、あてがあることがほとんどだからです。スーパーに行こうとして帰ってこられなくなったなど、実質的には「迷子」と言うべき状況です。しかし、子どもではないので迷子とは呼べません。現在は適切な用語がないため、何かいい言葉が見つかるまでは、個人的には徘徊と呼ぶのもやむを得ないと考えています。

「失禁」は、神経細胞の脱落の結果、排尿・排便に関する自律神経系が正常に働かなくなった状況なので中核症状とも言えますが、ケア・対応を考えると行動異常と捉えた方が分かりやすいでしょう。

「弄便」は、便を弄ぶ（もてあそぶ）ということですが、排泄物をそれと認識できなくなるために起こる行動です。

「不眠・昼夜逆転」などの睡眠障害は非常に多くの介護者が悩まされる問題です。正常な状態ではサーカディアンリズムという約24時間周期の体内リズムがありますが、それが崩れると、夜寝なくなる→寝ていないので昼に寝てしまう→昼寝したので夜寝なくなる、という悪循環に至ります。

食事の問題も深刻です。「不食」の原因も複数あり、食欲自体を感じなくなっている場合や、被毒妄想で食事を嫌がるケースもあります。不食は命に関わるので放置できません。「異食」は食物でないもの、例えばトイレットペーパーやおむつのポリマーなどを食べてしまいます。「過食」は食べ過ぎです。満腹感が感じられなくなると、食事を摂った直後におなかが空いた、と訴えるなど、食事に関する問題は数多くあります。

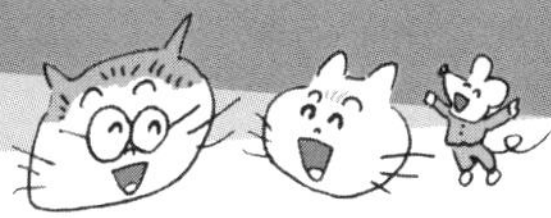

これらが一般の方でも大体理解できる、認知症の大ざっぱな説明になります。これを「初級編」として紹介しています。これで認知症の全体像はつかんでいただけたかと思います。

次項から、「中級編」として４大認知症の概要について説明し、最後に認知症の人への対応のコツをお示しします。お楽しみに。

認知症——中級編

認知症ケアで最も効果がある対応法とは

ついに、精神医学入門の本編はこれで最後です。ここまで「初級編」として認知症の総論的な解説をしました。ここからは「中級編」の各論として、４大認知症それぞれについて簡単に説明していきます（ちなみに「上級編」は現場で実際に認知症の人と接すること、ですので本書で学ぶことはここで終了です）。一つひとつ丁寧に取り上げると長くなり過ぎるので、大ざっぱな内容になることはご了承ください。

まずはアルツハイマー型認知症（別名：アルツハイマー病）についてもう少し深く掘り下げましょう。アルツハイマー型認知症は認知症全体の約７割と最も多い型です。アルツハイマー型の特徴を理解して、その対比で他の型を捉えると理解しやすくなります。

アルツハイマー型認知症の発症リスク低下因子と上昇因子

アルツハイマー型認知症の発症リスクに影響する因子がいくつか知られています。発症予防効果の有無、程度はともかく、主なものを挙げておきます。リスク低下因子には、ビタミンC、ビタミンE、βカロテン、フラボノイド、魚、茶、ポリフェノールの摂取、運動、認知トレーニングなどがあります。上昇因子は、高血圧、糖尿病、喫煙、うつ病、年齢、頭部外傷などです。

と説明すると、皆さん急にメモを取り始めます。認知症予防には極めて関心が高いのです。何としても認知症になりたくないという気迫を感じます。しかし、274ページで説明した通り、認知症は老化現象です。老化自体はどうやっても止めることができません。リスク対策をまとめると、バランスの良い食事と適度な運動、に集約されます。要するに、いわゆる「健康的な生活」のことです。それとて予防効果はほとんどありません。よく話題になる脳トレなども実質的には効果がありません（Butler M,et al. Ann Intern Med . 2018;168:63-8.）。つまり、基本的に予防は無理であり、予防のための努力はほとんど無駄と考えるのが妥当でしょう。やるべきこととしては、日々を楽しく生活すること、くらいのものです。

次に病因・病態としては、アミロイド仮説というものが提唱されています。アミロイドβという蛋白質が脳内に沈着して神経細胞の死を促進するという仮説です。2021年に米国で承認された新しいアルツハイマー型認知症治療薬アデュカヌマブも、このアミロイドβの沈着を阻害する薬です。この薬も今のところ、進行をわずかに遅くするという微々たる効果が見られるのみで、このレベルの効果を「治療」や「進行予防」と言えるかはかなり疑問です。むしろアミロイド仮説が正しい可能性を示した、という程度の成果でしょう。

発症が65歳未満では早発性（若年性）、65歳以上では晩発性と言われます。一般的に、発症が若いほど進行が早いです。晩発性の標準的な経過としては、発症数年後に失語、失行、失認、実行機能障害が出現し、発症から5±3年で歩行障害→寝たきり、8～10年で死亡と言われています。逆に言うと認知症は、寿命が尽きる最

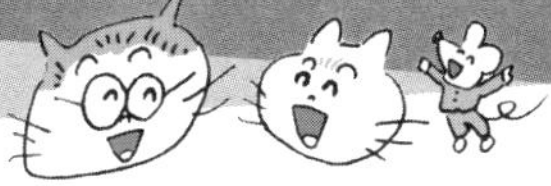

後の約 10 年の、認知機能が衰えていく期間と考えた方が分かりやすいかもしれません。

3 種類のうち特に障害されやすい「近時記憶」

アルツハイマー型の初期症状は記憶障害です。記憶には大きく分けて 3 種類あります。即時記憶、近時記憶、遠隔記憶です。

即時記憶は直近 1 分ほどの記憶です。これはアルツハイマー型ではおおむね保たれます。つまり、今さっき言った内容は覚えておけるので、簡単な会話は可能ということです。近時記憶は数分から数カ月の記憶です。これが早期から障害されます。エピソード記憶が障害され、何度も同じことを聞く、約束を忘れる、物をなくすといった症状が起こります。遠隔記憶は数カ月以上昔の記憶ですが、これは保たれることが多いです。

近時記憶は早期から障害されるが遠隔記憶は比較的保たれる、ということが重要で、後で説明する回想法につながります。周辺症状としては、初期では物盗られ妄想、嫉妬妄想、病前性格の先鋭化が起こります。病前性格の先鋭化とは、もともとの性格がより強調された形で表れるという意味で、性格がすっかり変わってしまうわけではない、という点もポイントです。

初期では自分に物忘れがあることに悩み、取り繕おうと無理をすることも多いですが、中期には、逆に物忘れがあるという病識がなくなり、かえってストレスなく多幸的に楽しく過ごす場合もあります。末期では中核症状が進み、並行して身体的にも衰えていき、最終的には無関心、無感動になっていきます。

アルツハイマー型認知症の診断と治療

診断は、MMSE（Mini Mental State Examination）で30点中23点以下、あるいは改訂長谷川式簡易知能評価スケール（HDS-R）で30点中20点以下などを目安に認知機能低下があること、それが身体的な疾患による影響ではないことを確認しつつ、本人、家族から生活の様子を聞いて総合的に判断します。275ページでも強調しましたが、生活で困っていることが本質で、認知機能検査の値はあくまでも目安です。もう一つのポイントとしては、即断せずに、少なくとも6カ月間は経過を観察し、症状の進行を確認してから診断することです。認知症は慢性的な変化であり、その点をチェックします。

治療は、デイケア利用、運動療法、レクリエーションなどにより生活、情動の安定を図ることが中心になります。治療法の一つとして、先ほど少し触れた回想法があります。これは、遠隔記憶が保たれていることを利用して、昔話や写真などで過去の記憶を刺激し、精神活動を活性化する、という方法です。認知機能の改善（中核症状）というよりは情動の安定（周辺症状）が目的と考えた方がいいでしょう。実際、昔の話をしてもらうよう促すと、生き生きと語られる方が多いです。家族にも、今の物忘れを責めることよりも、一緒に昔の楽しかった話をすることを勧めています。

薬物療法については、中核症状を改善する薬はほとんどありません。ドネペジルなどのアセチルコリンエステラーゼ阻害薬は前頭葉を刺激して、1年分ほど進行を遅らせたように見える効果があります。しかし、中止すると服用前の経過と変わらなくなります。つまり、無理やり前頭葉機能を賦活していたようなもの、と考えると分かりやすいでしょう。副作用として、興奮、易怒性などがあります。

私は、この薬の効果は、「ずっとお尻をたたき続けているようなもの」と想像しています。お尻をたたかれるとちょっとシャキッとして、その時は物忘れも減るかもしれません。しかし、効果は一時的ですし、ずっとお尻をたたかれていたらイライラしてしまうでしょう。この場合、前頭葉≒お尻という比喩です。そう考えると、周辺症状が出ている場合は原則、中止して様子を見るのがいい、ということが理解できると思います。また先述の、アミロイドβの沈着を阻害する新薬に関しても、今後の研究に期待されるものの、現状では効果は乏しく、「どうしても飲まないといけない」ほどの薬とは言えないでしょう。

周辺症状に関する薬物療法としては、抗精神症薬（抗精神病薬）、抗うつ薬、漢方薬などの使用があります。これは対症療法になります。基本的には軽く鎮静をかけて行動を抑制する、という形です。特に抗精神症薬の服用は、転倒や誤嚥性肺炎が起こりやすくなり、死亡率が上がってしまいます。なので使用は最小限にしなければいけません。統合失調症に対して使う10分の1の量でも多いぐらいです。ただ、それでもある程度は使用しないと介護者がケアを続けられないほど不穏が続く、という事態がしばしば起こるのが悩ましいところです。

幻聴より幻視が多いレビー小体型認知症

次に解説するのは、レビー小体型認知症です。レビー小体型認知症は基本的にはパーキンソン病と同じ病態です。脳内にαシヌクレインという蛋白が蓄積し、レビー小体と呼ばれる構造物が形成されます。それによって神経細胞の変性を引き起こすという仕組みです。

パーキンソン病でも経過とともに認知機能は低下しますし、レビー小体型認知症ではパーキンソン症状が出現します。つまり、パーキンソン症状が先に出る場合をパーキンソン病と呼び、認知機能低下が先に表れる場合をレビー小体型認知症と呼ぶ、という程度の違いです。

症状としては、小動物が見えるなど特有の幻視が表れることがあります。小さな虫や子どもが見える、という訴えは比較的多くあります。統合失調症の幻覚は幻聴が多いですが、幻聴より幻視がよく見られるのがレビー小体型の特徴です。

周辺症状の治療としては、アルツハイマー型認知症と同様に、対症療法的に抗精神症薬を使うことも少なからずあります。しかし、ここで問題なのは抗精神症薬の副作用にパーキンソン症候群があることです。統合失調症の話（77ページ参照）を思い出してください。ドパミンが枯渇した状態であるパーキンソン病は、ドパミン受容体遮断薬を主戦力とする精神科の天敵と言える疾患です。レビー小体型認知症とパーキンソン病は同じ病態と考えていいと言いましたが、そのレビー小体型認知症にパーキンソン症候群を起こす薬を使うと、当然パーキンソン症候群が表れます。なので、抗精神症薬を使うとしてもパーキンソン症候群を比較的起こしにくい薬を少量に限り投与するなど、繊細な工夫が必要になるのが悩みの種です。

社会行動、感情、日常生活の変化が表れる
前頭側頭型認知症

前頭側頭型認知症は脳の前頭葉、側頭葉に変性が生じるために起こる認知症の総称です。前頭葉、側頭葉は脳の部位の名前ですが、前頭葉、特にその中でも重要な前頭前野を一言で表すと、「思考、推論、情操などの人間らしさを生み出し、言語、記憶、遂行といった機能をさらに高次で統合する部位」です（出典：日経メディカルOnline「では前頭葉は何をしているのか？」）。これが強く障害されるのが、前頭側頭型の特徴と考えると分かりやすくなります。私

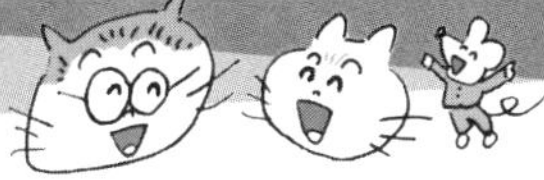

見を交えて表現するなら、「行動が子どもっぽくなる」とまとめられると思います。

アルツハイマー型の初発症状は記憶障害、見当識障害が主ですが、前頭側頭型では社会行動、感情、日常生活の変化が強く表れます。性格も病前とはかなり変わって、子どもっぽい短絡的な性格になってしまうことが多いです。また、自発性の低下、常同行動も特徴的です。常同行動はケアに応用できる場合もあります。毎日同じ道を散歩しようとするといった特性が分かっていると、あえてその道を歩いてもらうようにするなど、対応がしやすくなります。また、幻覚、妄想、抑うつ気分などの精神症状が少ないのもアルツハイマー型との違いです。

意欲や自発性の低下が表れやすい血管性認知症

血管性認知症は、名前の通り、脳梗塞、脳出血などの脳血管障害に関連して出現した認知症の総称です。脳の障害部位によって症状がそれぞれ変わるため、特徴をひとまとめで言うのは困難です。ただその中でも、意欲、自発性の低下は多く表れます。また、脳血管障害に伴って神経細胞も損傷を受けるので、神経症状、身体症状が出やすい、というのも特徴です。治療に関しては基本的に生活のサポートと対症療法で、アルツハイマー型と大きな変化はありません。

認知症の治療で重要なのは「生活支援」

さて、もう一度治療について見ておきます。狭義の医療的な治療としては、薬物治療に目が行きがちですが、実際のところ、最も重要になるのは「生活支援」です。というのも、前に説明したように、認知症は「日常生活・社会生活を営めない状態」だからです。

そして、周辺症状の治療としても、薬物療法以上に対応の仕方が重要になってきます。一般の人向けの啓発活動でも強調しているのはこの部分です。うまく対応できると、薬物療法が不要になることもあります(薬は要らない、とまでは言えませんが)。対応法として、ケアの対象となる人の人間らしさを尊重する「ユマニチュード」という技法などが有名ですが、重要なのは「認知症の方の立場に立って、気持ちを知る」ということです。認知症になったら、もう何を言っても理解できない、などと考えてしまいがちですが、そうではなく、その人となりを知り、その人の気持ちを想像した上でケアをする、ということが重要かつ有用になります。それを理解して対応を工夫すると、認知症にまつわるそれぞれの人の生きづらさを軽減する、つまり周辺症状を「治す」ことが可能になります。

対応法を詳しく説明すると、それだけで一冊の本になるので全部は説明できませんが、私がオススメする対応のコツを2つだけ紹介します。

認知症を持つ方へ、2つのオススメの対応法

一つは、目線を下げること、つまり腰をかがめることです。「上から目線」という言葉は心理的な上下のことを主に指しているわけですが、物理的にも上から目線になると高圧的に感じられます。まずは目線を合わせることが大事です。より重要なのは、実際に腰をかがめることで、ケアする側の気持ちが変わることです。身体的に体勢を低くすると気持ちも低く謙虚になり、相手に敬意を示せるようになる効果が期待できます。

もう一つは、敬語を使うことです。敬語といっても丁寧語で十分です。というよりタメ口を使わないことです。病棟や施設でも、認知症の人を子ども扱いするように、タメ口で話しているのをよく見

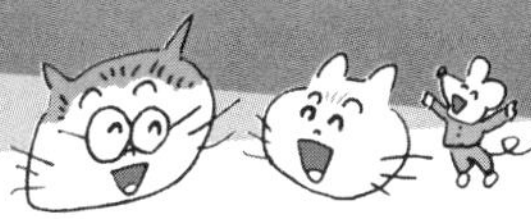

かけます。認知症の人は認知機能が衰えているとはいえ大人です。敬意が感じられなければ、尊厳を傷付け、機嫌を損ねます。すると、かたくなに拒否的な態度を取ったり、心を閉ざしがちになります。結果的に、周辺症状が増えます。しかし、丁寧な言葉遣いを意識するだけで、自然と心の中に敬意も生じてきます。それによって不要な拒否感を減らし、周辺症状を「治す」ことができるのです。

たった2つですが、これがなかなかできません。病棟や施設で見ていても、多くのスタッフはできていないように見えます。車椅子に座っている人に、立ったままタメ口で話しかけているのは残念ながら日常的な光景です。実際やってみたら分かりますが、この2つをずっと続けるのは心理的にも肉体的にもかなり負担があります。ついおろそかになりがちですが、しかし、だからこそできるようになれば効果もある、というわけです。

何より大事なのは、認知症を持つ方と一人の人間として向き合い、接することです。これに尽きます。それが治療、ケアの根幹になります。これは認知症に限らず、人と人との関係性において最も重要なことと言えるでしょう。これまで、さまざまな精神疾患について説明してきましたが、必要なのは「一人の人間として向き合い、接すること」、これだけなのかもしれません。

以上で、精神医学入門の本編は終わりです。お疲れさまでした。入門ですからもちろん全てを説明することはできませんでしたが、精神医学の大ざっぱな理解はしていただけたものと信じています。この後、全体のまとめをして、締めくくりとします。お楽しみに。

【参考文献】

日本認知症学会『認知症テキストブック』（中外医学社、2008）
日本精神神経学会認知症委員会『認知症診療医テキスト』（新興医学出版社、2019）

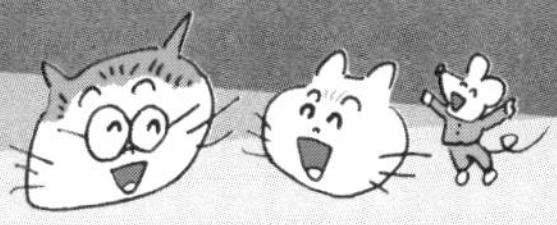

認知症の方との接し方・コミュニケーション

認知症の方との接し方やコミュニケーションで困ったご経験はありますか？ 認知症啓発団体「おれんじ畑」の認知症講座で説明している認知症の方とのコミュニケーション、接し方のポイントをご紹介します（おれんじ畑主任講師の増本敬子氏より資料提供）。参考にしてみてください。

（1）ゆっくり・はっきり・短く・簡潔に話しましょう

複数の人が一度に声を掛けたり、たくさんの内容を伝えられたりすると混乱します。話が伝わりにくいときは、騒々しい場所よりもできるだけ静かな場所を選びましょう。短い分かりやすい言葉でゆっくり伝えましょう。高齢者は低い声のほうが聞き取りやすいです。

なじみのある言葉や方言を使用するのも効果的です。

（例）「お昼ご飯を食べる前に、先に買い物へ行きましょう」
　→「お買い物に行きましょう」「それからご飯を食べましょう」
（例）「よかよか」「よろしおす」など、方言を使ってみましょう。

（2）笑顔のあいさつを心がけましょう

あいさつは「私はあなたの仲間（敵ではない）です」というメッセージが含まれます。相手が心地良いと感じる表現や、声・表情などを考えてみましょう。あいさつはいつでもどこでも誰にでもできる、なじみの関係作り、より良い介護につながる第一歩です。

（3）尊厳を傷つけない対応

もの忘れや思考力・判断力・理解力の障害によって私たちにとって異常と思える行動であっても、それを否定したり、「何でそんなことするの？」など問い詰めたりしないこと。

なぜこの行動を取ったのか？ 相手の立場に立って行動の原因や思いを想像しましょう。

失敗したことに対し、「ダメ」「いけない」等、否定的な言葉ではなく、肯定的な言葉で言い換えてみましょう。

（例）「ここに座らないで」→「あちらに座ってくださいね」

記憶障害によって同じことを繰り返し話されても、話している人にとってはいつも初めてのこと。まず相手の話を聴き、思いを受け止めましょう。そして興味をひく話題に転換するのも一つの方法です。

（例）「おなかが減った～おなかが減った～……」
→「おなかが減るとつらいですね。ご飯ができるまでテレビを見て待っててくださいね」

介護者がどのようなときでも穏やかな表情や対応が良い効果をもたらします。イライラしたときは、まず深呼吸、心を落ち着けましょう。笑顔を整えて一旦その場を離れる。自分に合った気持ちの切り替え方を見つけましょう。

当たり前のことですが、認知症を生きる方も立派な大人です。子ども扱いするような言動はNGです。

（4）私は○○○と思います。……（アイメッセージ）

（例）（支度をしているが）「遅いなあ～まだできないの？」と言われると自分に非があり責められているように感じますが……
→「私は遅いと思うんだけど……もう少し早くしてくれないかな？」と言われると（あ、そうか、遅いと思われているんだな）、「私は急いでいるんだけどなあ」と伝えやすくなります。

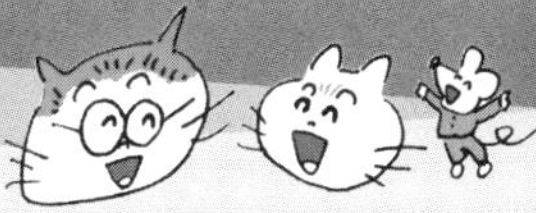

（例）お父さんの歩行が不安定で心配。「危ないな〜、しっかり歩いてよ」
→「お父さん、大丈夫？ 私、お父さんがこけないかと心配してるの。
気を付けて歩いてね」

（5）言葉以外でコミュニケーションを取りましょう

言葉が理解できない方には、表情、ジェスチャーなど、ボディーランゲージを使いましょう。例えば、お風呂に入って体を洗うしぐさや、ご飯を食べるしぐさ、ありがとうと合掌するといった動きが有用です。また、写真や絵を見せて伝えるのもいいでしょう。文字で書いて伝えましょう。

（NG）上から見下す、腕を組む、怖い顔つきなどは不安や怒りにつながります。態度・表情にも注意しましょう。

（6）時間・場所・人物を取り入れた声掛けをしましょう

おはよう、暑いですね、など、時間や季節が分かる言葉を取り入れてあいさつをしましょう。名前を呼んでから話し掛けるようにしましょう。

（例）「〇〇さん、おはようございます。桜が満開になりましたね」
「雪が降ってきましたよ。比叡山にも雪が積もってきれいですね」

（7）もの忘れによって伝えたい言葉が出てこないときは……

「はい」「いいえ」で答えられたり、言葉を選べる簡単な問い掛けや声掛けをしましょう。

（例）「歌は好きですか？」→「はい」or「いいえ」
「夕飯は、お肉と魚どちらが食べたいですか」→「魚が食べたい」

話の途中に言葉が出てこないときは、相手の人が伝えたい内容を想像し、言葉にしましょう。

（例）「ほらほら赤ちゃんが出てくる果物……」「桃ですか？」

(8)「十人十色」。「あなた」と「私」の違いを受けとめましょう

傾聴……先入観を持たずに相手の話を聞く。相手が話している途中は話をさえぎらない、割り込まない、自分の意見を押し付けない。

受容……相手の言葉を肯定も否定もせずにそのまま受け止める。自分の考えをもとに、相手を判断したり評価をしたりしないこと。手法としては、相手の言葉を繰り返す。強調する。相手の表情をまねる。

（例）「つらい」→「おつらいんですね」、「今までの人生で一番つらかったんですね」

共感……相手の立場に立って相手の考えや思い（喜怒哀楽）を感じ理解すること。同情とは異なります。

認知症の方には、説得よりも、納得してもらえる対応が大切です。介護＝快語（相手が快くなる言葉を使う）と考えましょう。

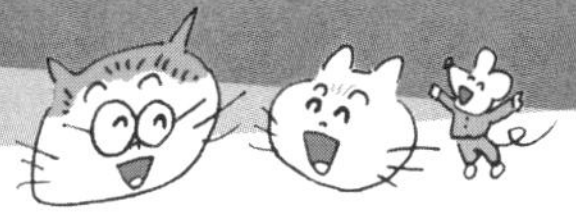

まとめ

精神医学とAIの美しい関係

ここまでで精神医学入門、本編は完結しました。本項では、改めて本書の意図と目的をおさらいしつつ、ついでと言っては話が大き過ぎますが、今後の精神医学の展望を見ながら、それについてどうすべきか、そのためにこの精神医学入門の役割は何か、という話をして締めたいと思います。

本書の趣旨は、「はじめに」で説明しているので読み直していただけるとよく分かりますが、ここで簡単に振り返ってみます。

精神医学の現場目線を分かりやすく紹介したい

目的の一つは「精神医療の現場からの目線で、精神医学について理解してもらいたい、そのために、なるべく分かりやすく紹介したい」ということでした。教科書は、難しい単語が出てきたり、漏れなく説明するため、かえって分かりにくい説明になる、というのが宿命のようなものです。実際、本書執筆のために診断基準のバイブルDSM-5-TRや不動の定番教科書カプランを改めて参照すると、回りくどく分かりづらい表現が多くありました。それよりは平易な言葉で説明できた気がしています。そして同時に、現場目線での説明を心がけました。現場目線とは患者さんと接している場所からの視点です。理論的に隙のない説明は幾分諦めながらも、どういう人とどのように接していくか、という観点からの話にはなっていると思います。もちろん、十分に説明し切れていない点や、現場目線と言っても異論のある方もいるでしょうが、なるべく実践に即した感覚を客観的に書こう、と意識しました。

もう１つの目的として、「精神医学という広大でえたいの知れない世界に足を踏み入れるための『門』から『入』るお手伝いをしたい」ということがありました。主な疾患については説明してきましたが、言及していない疾患も多くありますし、精神医学の全貌のほんの一部しか紹介できていません。ということをご理解いただければ、逆にこの連載は成功ではないかと思います。それは私の力が足りなくて語り切れなかった、ということもありますが、それ以上に、精神医学の対象とする範囲が広過ぎるということ、そしてそれについて人類が分かっていることがあまりにも少な過ぎる、ということでもあります。

現場目線での説明とは言いましたが、いくつか私のオリジナルの視点も交えています。それに関しては、第１章にほぼまとめています。独自の疾患分類法や、「精神とは何か」という観点、「病気とは何か」についての解釈などです。これらもオリジナルとは言うものの、現場で多くの人が持っている感覚を改めて言語化するとこういう表現になるのではないか、という予想と提案であり、全く誰も考えていないことを作り出した、というわけではありません。現場目線の再定義とでも言うべきでしょうか。

他にも各論の中で、観点の偏りについては注意深く明らかにして、私の解釈が正しいとは限らない、多くある中の一つの見方である、ということは説明してきたつもりです。例えば、私は生物学的な理系の精神科医であり、心理学的な文系の方面は苦手であることなどです。全体的には私は精神科医の多数派に属していて、多数派の見解を述べてきたとは思いますが、色々な考え方と立場があることは改めて強調しておきます。

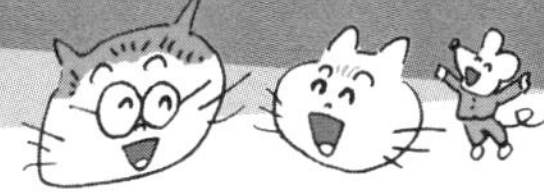

「精神医学という広大でえたいの知れない世界」の例示

そんな中でも、かなり私のオリジナルな見方をお示ししたのが、「精神医学が『最新の科学』であることの証明」（56ページ）です。これは「精神医学という広大でえたいの知れない世界」の例示でもありました。改めて振り返りながら、今後の精神医学の展望について思いを馳せてみたいと思います。

この項の要点をまとめると以下のようなものです。

- 他の医学分野に比べると生物学的、化学的、物理的な情報は著しく少ないが、客観的にまとめることさえできれば精神科も科学的に判断できる。
- DSMに基づく精神医学も、情報をまとめて統計学的に処理することで、客観的な成果を判別し、それを利用して個々の患者さんの生活に貢献している。
- 現在世間を席巻している人工知能（AI）も、ビッグデータをディープラーニングで分析するという、いわばブラックボックスの科学。
- 同様に、精神医学は統計学という最強の学問をバックボーンとした、まさに最新の科学的手法と言える。
- 統計学に深く根ざした精神医学では、むしろ他の分野よりもブレイクスルーが起こる可能性がある。

このような意味で、精神医学が「最新の科学」である、という仮説を掲げました。現代精神医学とAIは親和性が高い、というのは以前から私が感じていたことでした。

AIが精神科の診察に陪席したら?

2022年7月に連載の原稿を書いてからまだ1年もたっていないのですが、その間にAIの方で世界全体のあり方を揺るがすような革新が起こりました。OpenAIという会社が作ったAI「ChatGPT」が目覚ましい進化を遂げました。質問すると、人と話しているかのような自然な会話ができます。難しいプログラミングもできるようになったそうです。特にGPT-3.5からGPT-4への進化はシンギュラリティー（AIが人類の知能を超える転換点）と言ってもいいほどの飛躍があったそうです。私はAIの専門家でもなければ知識もありませんが、例え話程度に今後を少し予想してみます。

聞くところによると、GPT-4はテキストだけでなく、画像の入力にも対応できるようになったということです。となると、おそらくGPT-5（あるいは6か7？）では、動画と音声にも対応可能になるだろう、というのは想像に難くありません。動画と音声、つまり我々人間とほぼ同じ形式の情報入力になる、ということです。

さて、そのGPT-5が精神科の診察に陪席したらどうなるでしょう。陪席とは診察の見学を指しますが、AIはその場にいる必要はありません。録画したものをデータとして入力すればよいだけです。将来、GPT-5は古今東西全ての精神医学の書籍を読みつくしているでしょう。そのGPT-5が診察場面の実際の患者を見たら、全ての知識と目の前の患者を照らし合わせて結び付け、より深い理解を得られるに違いありません。そして、実際に見た情報を分析し、人間には分からないような特徴量を抽出して分類し始めれば、DSMよりもさらに正確な疾患分類を作れるのではないでしょうか。

「精神医学が『最新の科学』であることの証明」（56ページ）の中で、DSMという診断基準は人類が100年以上かけて、じっくりと特徴量を抽出してディープラーニングを重ねた結果と捉えられる、という私見を紹介しました。それは、クレペリン、ブロイラー、ヤスパース、シュナイダーといった偉人たちを筆頭に、人類が積み重ねた精神医学の成果の結実でもあります。

一方で、近い将来生まれるであろうGPT-5はおそらく人間一人の知識量をはるかに超え、経験の量もすぐに超えていくでしょう。そこに膨大な計算量による深い学習が重なれば、天才精神科医が出現したようなものです。精神科どころか全ての学問にも精通しているでしょうから、その能力は計り知れません。AIは新たな分類、新たな診断基準、新たな治療法を発見していくのではないでしょうか。人間とは全く違う方法ではなく、これまでの人間と同じやり方で圧倒的に人間を超えていく。私はこれが次の精神医学のブレイクスルーではないかと予想しています。

しかし、それは人間には理解できないほどの複雑さかもしれません。というのも、すでにDSM-5の時点で、診断基準をカテゴリー診断からディメンション（多元的）診断へ変更することが議論されたものの、複雑過ぎて結局見送られた、という経緯があるのです。簡単に説明すると、ディメンション的アプローチとは、精神と行動の異常を計量的尺度により評価し、統計学的な数理モデルを用いて分類する手法のことです。DSM-5から導入が検討されましたが、臨床医の一般的な感覚からかけ離れ、実際の精神科臨床には役立たない[※1]、と考えられたため見送られました。

つまり、人力で作る診断基準ですら、その複雑さは人間の感覚では理解しがたいレベルに達している、ということです。そこに、人間を上回るレベルになったAIが新たに診断基準を作り出したとしたら、それは人間にはほとんど理解できないかもしれません。

その段階に至るのはいつのことでしょう。案外早いかもしれません。きっかけさえあれば、人類の知的な積み重ねなどものの3日で超えてしまうのではないでしょうか。それは囲碁AIのAlphaGo

が3日で人類を超えてしまったのと同じように。そして、もはや人間にはなぜそうなるのかさえ理解できないような分類、診断基準、治療法を考え出したAIの前に、人間はなすすべなく道を明け渡すしかなくなるのでしょう。

まあ、これはただの想像に過ぎません。妄想かもしれません。しかし、そんな時代がいずれやってくるかもしれないとは思えるほど、AIが進歩してきているのは日々実感できます。

将棋のAIは人間のプロ棋士より強いが……

さて、先ほど囲碁AIの話が出てきましたが、少し話を変えます。将棋の話です。突然全く関係ない話が始まったように思われるかもしれませんが、後でつながりますので、しばらく雑談として聞いてください。

2023年1月から3月にかけて、藤井聡太五冠（当時）と羽生善治九段が王将戦という将棋のタイトル戦を戦っていたことをご存じでしょうか。学生時代に将棋を少しやっていた私は、新旧伝説の棋士対決に興奮し、久しぶりに、いやほぼ初めてガッツリと将棋の観戦をしました。YouTubeチャンネルに課金もして、有料解説をしっかり見ました。対戦は、2つの伝説の朝焼けと夕焼けが交錯しながら輝くような、それはそれは美しく素晴らしい戦いでした。

全6戦をじっくり観戦した結果、色々なことがよく分かりました。今となっては将棋のAIが人間のプロ棋士より強い、ということに誰も疑いは持っていません。中継動画には、AIが考える最善手が優先順に数手表示され、その時点でのお互いの勝利確率まで示されていました。以前は観戦していても、素人にはどちらが優勢なのかほとんど分からず、解説者が控えめに教えてくれる感覚だけが頼りでした。しかし、AIによる勝利確率という明確な指標が出現したことで、誰の目にもどちらが有利か、ということが明らかになり、一気に観戦するゲームとしての面白さが増した感じがしました。

さらに面白かったのは、さすがのAIといえども真の「正解」が分かるわけではなく、計算できる範囲での最有力手を示しているに過ぎないということでした。それはどうして分かるかというと、リアルタイムで最善手の表示や勝利確率が変わっていくからです。しかも、数分の間にかなり大きく変わります。10分以上たってから変わる場合もあります。つまり、AIも色々と、ああでもない、こうでもないと考えながら答えを出している様が分かり、AIの出す答えも完全ではなく、暫定的なものであるということが示されていたのです。

さらに興味深いのは、解説者であるプロ棋士の存在です。我々素人はAIが表示した最善手と勝利確率を「へー」とうのみにするのみですが、プロ棋士はさすがプロ棋士です。なぜそれが最善なのかがほとんど理解できているのです。それを解説してもらうと見ている方も分かった気になることができます。

さらにさらに興味深いのは、解説のプロ棋士がAIの手に疑問を挟むことも多くある点です。「これは人間には指せない」などと人間の感覚、限界を教えてくれることで、将棋の奥深さを垣間見ることができます。

さらにさらにさらに興味深いことに、別のYouTubeチャンネルでは一般人（といっても昔プロ棋士を目指していた人）の解説も同時に見ることができるのです。そこでは、AIの示す最善手がなぜ人間には指せないか、を同時進行でAIを使いながら検討してくれます。そして、プロ棋士がAIの手に疑問を抱くものの多くは、しばらく不利に見える局面が続くが、人間には読み切れないぐらいかなり先の場面にとても有力な手があり、そこから遡って考えて初めて今の手が最善手と分かる、という仕組みも明かされるのです。

その上でさらに面白いことに、その「これは人間には指せない」とプロ棋士も言うような手を藤井五冠（当時）や羽生九段は指してくるのです。人間の限界を超えたような瞬間に、見ているファンは大興奮です。

あるいはAIでは最善ではなかった手が、実はかなり良い手であることが後で分かったり、場合によってはAI超えをしている手を指したと思われるときもあります。人間の限界と思われた壁を、超人が跳躍していく様は頭脳スポーツとして最高に面白い場面です。それはAIが現れたことによって新たに生まれた将棋の魅力であると感じました。

精神医学の未来のために

さて、何で延々と将棋の話を聞かされたのか、と思いましたよね。ところが、これが関係あるんですよ。未来の精神医学と。

もう一度、先ほど提示した、AIが人間を追い越した先の精神医学を想像してください。それはAIによって再編された精神医学であり、それが正解であろうことは分かっても、なぜそれが正解なのか、理由までは分かりません。AIに沿った診療が提供されたとしても、患者である一般人には特に理解できないでしょう。AIは一見、人間には無理、感覚的に受け入れられない、と思われるような治療提案をしてくるかもしれません。

しかし、そのとき、プロである精神医療者は一般人よりは理解できているはずです。AIの提示する先を読むこともできるし、それがあまりに人間の感覚とずれていると思われる場合は、次善の方法を提示することも可能かもしれません。将棋の解説者のような役割を人間の精神医療者が担うことができれば、患者もより安心して病気について考え、治療方針を決めることもできるでしょう。これか

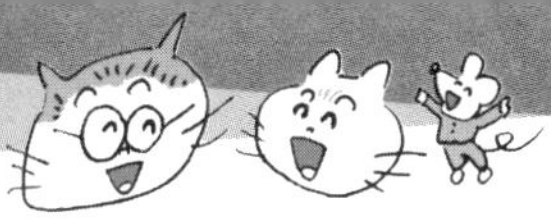

ら先に待っている精神科の新たな形とはそのように、AIが提示する「正解」に限りなく近い最有力手段を、人間の理解できる範囲に適宜変換しながら利用していくものになっていくのではないでしょうか。

そして、そのために必要なことは、これまで人類が積み上げてきた精神医学の考え方、やり方を理解しておくことだと思います。人間にとってはこれが分かりやすい、という感覚をつかんでおくことが、今後AIが人間の理解を超えてしまったときに必要なことではないかと思います。そして、そのために有用かつ必要なのが、この精神医学入門ではないか、と考えて本書を書いてきました。例えば、内因性、外因性、心因性という疾患分類は、今は正式には使われていません。しかし私は、これは人間に理解しやすい分類法だと感じたので、あえて参照しながら説明してきました。そのように、正確さと分かりやすさの間を埋める橋渡しの役割が今後ますます求められてくるのではないかと予想しています。

これはAIと患者の間だけではないでしょう。精神科医と患者の間でも意思疎通がうまくいかないことは往々にしてあります。そのときに看護師に理解の橋渡しをしてもらえたら医師も患者もありがたいと思うことが多いのではないでしょうか。あるいは、精神科と身体科の間で理解に食い違いがある場合、少しでも精神医学への理解がある人が介在してくれることで、その溝を埋めることができるかもしれません。そのために必要な知識、考え方を伝えるために、この精神医学入門を書いてきた、ということでもあります。

また全く別の観点として、AIの発達によって、人間の知能とは何か、精神とは何か、という人間としてのアイデンティティー、存在意義に、疑問や不安を持つようになる時代が到来しつつあるのではないかとも感じています。人間らしさの根幹と思われた「知能」において、それをしのぐ存在が現れつつあるからです。そのときに、病気、医学としてだけではなく、ある種の哲学としての「精神」に対する考え方、精神医学の考え方を理解してもらえると、生き方の指針や人生哲学としても役立つのではないかとも考えました。

さて、最後までかなり大げさな話にはなってしまいましたが、少しでも参考にしていただき、ご理解と共感をいただければ幸いです。そんな大風呂敷を畳まぬまま、遠い未来を見つめつつ終わりたいと思います。

みなさま、ご精読ありがとうございました。これで精神医学入門は卒業です。おめでとうございます。次は臨床の現場でお会いしましょう。お楽しみに！

※1　黒木俊秀「ディメンジョン的アプローチとはなにか?」（https://phsc.jp/dat/rsm/2013w303.pdf）2023年7月5日アクセス

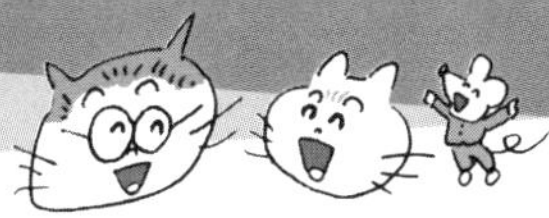

DSM-5からDSM-5-TRへの主な変更点まとめ

米国精神医学会が出版している精神疾患の診断・統計マニュアル「DSM」は2013年に第5版であるDSM-5が刊行されました。その改訂版であるDSM-5-TRが2022年3月に刊行し、日本語版が2023年6月に出版されました。

ようやくDSM-5の用語が浸透してきたところから、徐々にDSM-5-TRの用語に置き換わっていくと思われますが、その過渡期にはまとめも有用だと思います。細かい変更点はいくつもありますが、ここで大きな変更点をまとめておきたいと思います。

日本語話者としては、今回の改訂で最も大きな変化が病名、症状の訳語の変化です。これまで訳語の選択基準がまちまちだったところを、日本精神神経学会が主導してかなり統一的にまとめられました。その基本方針は以下のようなものです。

(1) 患者中心の医療が行われる中で、病名と用語はより分かりやすいもの、患者の理解と納得が得られやすいものであること
(2) 差別意識や不快感を生まない名称であること
(3) 国民の病気への認知度を高めやすいものであること
(4) 直訳がふさわしくない場合には意訳を考え、カタカナをなるべく使わないこと
(5) 原則、病名のdisorderを、disabilityの邦訳として広く使われている「障害」ではなく、「症」と訳すこと

特に（5）の「障害」がほぼ「症」という用語に置き換えられた

のが特徴的です。この是非については、いくつかの異論もあるようですが、おおむね今後はこの用語が一般的になっていくと思われますので、徐々に慣れていきましょう。

その他に注目すべき変更点としては、親密な関係にあった人の死後、少なくとも 12 カ月以上にわたる不適応的な死別反応に「**遷延性悲嘆症**」という病名が新たに作られました。

本書では可能な限り、DSM-5 の訳語、あるいはそれ以前の用語も併記しておきました。表でまとめておきます。

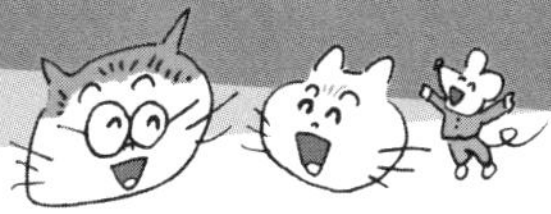

DSM-5	DSM-5-TR
統合失調症スペクトラム障害	統合失調スペクトラム症
精神病	精神症
統合失調型パーソナリティー障害	統合失調型パーソナリティー症
妄想性障害	妄想症
短期精神病性障害	短期精神症
統合失調様障害	統合失調様症
統合失調感情障害	統合失調感情症
緊張病	カタトニア
気分障害	気分症
双極性障害	双極症
抑うつ障害	抑うつ症
大うつ病性障害	うつ病
不安障害	不安症
社交不安障害	社交不安症
パニック障害	パニック症
全般性不安障害	全般不安症
強迫性障害	強迫症
心的外傷後ストレス障害	心的外傷後ストレス症
適応障害	適応反応症
解離性同一性障害	解離性同一症
解離性障害	解離症
変換症、転換性障害	機能性神経症状症
摂食障害	摂食症
アルコール使用障害	アルコール使用症
ギャンブル障害	ギャンブル行動症
パーソナリティー障害	パーソナリティー症
境界性パーソナリティー障害	ボーダーラインパーソナリティー症
知的能力障害	知的発達症
注意欠如・多動性障害	注意欠如多動症

おわりに

本書は日経メディカルOnlineの「日経メディカルAナーシング」で2022年4月から2023年4月まで連載した「誰でも分かる看護師のための精神医学入門」を書籍用に再編したものです。連載当初から、看護師だけでなく、なるべく誰にでも分かるように、と思いながら書いていたので、書籍化によって一般の人にも読んでいただける機会が得られたことをとてもうれしく思っています。

今このあとがきを読んでおられる方の中には、どんな本なのかあとがきから見てみよう、という意図でチラ見されている方もおられるでしょう。私も、精神科医になろうか迷っていた時、京都大学精神科の村井俊哉教授が翻訳した『現代精神医学原論』の訳者あとがきを立ち読みして、「この本を立ち読みして買おうか迷っている人への宣伝」が書いてあるのを読み、「見透かされた！」と思ったのが、京大精神科への入局を決断した主因の一つです。

で、この本がどのような本か、については実は、最後の「まとめ」の項に過不足なくきれいにまとめられた自信があるので、是非そちらをお読みください。最初に読んでも全体像が分かる形になっております。

◉ ◉ ◉

では、ここからが本当のあとがきです。

連載が終わってから書籍化への再編に当たって、最も重要な変化が2023年6月にDSM-5-TRの日本語版が出版されたことです。本文でも書きましたが、これは内容の変化よりも日本語訳の大幅な改

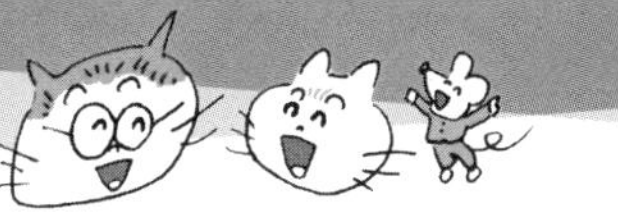

訂がなされたことにより大きな意義がありました。良いか悪いかはともかく、精神疾患の中でもトップ3に入るほど重要な疾患である「双極性障害」が「双極症」という名前に変わるなど、なかなか大きな変化になっています。そこへの対応が最も大きな編集内容でした。

ところで皆さん、今はいつですか？ これを読んでいるのは西暦何年の何月でしょうか？ ちなみに私は今、2023年7月です。なぜ、それを聞いたかというと、これがいつ読まれるかによって、用語の世間での浸透度の趨勢が変わっていると思うからです。

現時点（2023年7月）では、診療の現場で双極症という名前を使っている人はいません。適応障害という旧訳を適応反応症という新訳で呼んでいる人も見たことがありません。

このように、精神疾患の呼び名はそう簡単に切り替わるものではありません。精神科自体の時間の流れがゆっくりですし、その歴史が古くから続いているからでしょう。もっと言えば、いまだにDSMの操作的診断基準自体を否定している精神科医も少なくないほどです。

逆に、統合失調症を精神分裂病と呼ぶ人はいませんし、認知症を痴呆症と呼ぶ人もいなくなりました。このように疾患名の呼び方は少しずつ変わっていくものです。

今回、DSM-5-TRの日本語版が出版された直後に書いていますので、なるべく新旧両方の訳語を併記しつつ、新しい方を優先して記載してきました。果たして皆さんが読んでいる今、双極性障害は双極症へと生まれ変わっているのでしょうか。適応障害は適応反応症として定着したのでしょうか。ところで藤井聡太七冠（2023年7月現在）は今何冠なのでしょうか。イーロン・マスクの資産はいくらでしょう。とても気になるところです。そういう意味でもこの本は時間を置いて何度か読み返して、ああ、あの頃はこんな感じだったなあ、と思い出すための、人生のしおりとしても使っていただければ、と願っています。

最後に、この場をお借りして本書の編集を担当していただいた増谷彩さんに深く感謝をお伝えしたいと思います。元の原稿は私がほとんど誰にも相談することなく一人で書いていったものですが、どういう表現がどこまで伝わるのか、自分一人では手応えがほとんど感じられません。連載公開前の校正として、間違いの指摘をしてもらうだけでなく、分かりにくい部分の指摘をしてもらえることがほぼ唯一の手応えでした。そのおかげで、読者の方にもとても読みやすいものにすることができたと確信しています。読者のみなさまからも増谷さんに感謝の気持ちを持っていただけると、著者としても大変うれしく思います。よろしくお願いします。

最後の最後に、本音を言うと、本書は本当に会心の出来となりました。私の人生でこれほど自信を持って世間にお見せできるものは他にありません。周りの方にも是非お薦めいただければ幸いです。

異論、反論ももちろんあろうかと思いますが、それも是非お聞かせいただきたいと思っています。よろしければ「21st.century.psychiatrist@gmail.com」までご意見ください。お待ちしております。本書が少しでもみなさまのお役に立てることを願ってやみません。

2023年7月　人類史上最も熱い夏

誰でもわかる
精神医学入門

2023年 9月19日　初版第1刷発行
2023年11月 6日　初版第2刷発行

著　　者　東 徹
編　　集　日経メディカル
発 行 者　田島 健
構　　成　増谷 彩
発　　行　株式会社日経BP
発　　売　株式会社日経BPマーケティング
〒105-8308
東京都港区虎ノ門4-3-12
装丁・制作　佐藤穣太（ステンスキ）
イラスト　中村 隆
印刷・製本　大日本印刷株式会社
©Toru Higashi 2023
Printed in Japan

ISBN978-4-296-20321-5

○本書の無断複写・複製（コピーなど）は、著作権法上の例外を除き、禁じられています。
○購入者以外の第三者による電子データ化および電子書籍化は、私的使用を含め一切認められていません。
○本書籍に関するお問い合わせ、ご連絡は下記にて承ります。
https://nkbp.jp/booksQA